实用护理质量与风险管理

主　编　丁淑贞　么　莉
副主编　吴　伟　马丽梅　勇　前　吴　冰

编　者

丁淑贞　吴　伟　马丽梅　勇　前
赵春慧　孙井梅　王　涛　张晓霞
孙晗潇　于　虹　郝丽娜　崔　云
马忠华　焦　洁　郑晓娜　姜淑久
潘冬梅　白雅君　刘春鸣　王丽莹
韩　炜　么　莉　吴　冰

中国协和医科大学出版社

图书在版编目（CIP）数据

实用护理质量与风险管理／丁淑贞，么莉主编．—北京：中国协和医科大学出版社，2013.8

ISBN 978 - 7 - 81136 - 872 - 7

Ⅰ. ①实… Ⅱ. ①丁… ②么… Ⅲ. ①护理 - 质量管理 ②护理 - 风险管理 Ⅳ. ①R47

中国版本图书馆 CIP 数据核字（2013）第 124433 号

实用护理质量与风险管理

主　　编：丁淑贞　么　莉
责任编辑：吴桂梅　林　娜

出版发行：**中国协和医科大学出版社**
　　　　　（北京东单三条九号　邮编100730　电话65260378）
网　　址：www. pumcp. com
经　　销：新华书店总店北京发行所
印　　刷：北京佳艺恒彩印刷有限公司

开　　本：700×1000　　1/16 开
印　　张：23.5
字　　数：360千字
版　　次：2014 年 1 月第一版　　2014 年 1 月第一次印刷
印　　数：1 — 3000
定　　价：48.00 元

ISBN 978 - 7 - 81136 - 872 - 7

内容简介

　　本书从提高护理质量的角度出发，根据临床实践经验，结合护理专业特点编写。内容包括护理部管理制度、各护理单元管理制度、护理基本查对制度、各级护理人员职责、护理风险管理制度五大部分，将理论与实践相结合，具有很强的实用性和可操作性。本书内容翔实，可作为广大护理管理者和临床各级护理人员日常工作的行为指导书，也非常适用于护理人员岗前培训。

前　言

随着科学技术的发展、社会的进步，人们对健康和医疗服务质量提出了更高的要求，医院面临着如何改进服务、提高医疗护理质量的重要问题。临床护理在医院工作中是必不可少的重要组成部分，因此，护理质量是保证医院工作发展的核心之一。护理人员在医院里占卫生技术人员总数的一半，大量的医疗实践证明，正确的诊疗与优良的护理相结合是取得良好医疗效果的基本保证。目前，我国多数医院护理质量管理没有完全走出经验型管理模式，常出现医护配合矛盾，加上合同制护士比例逐年增高、人员流动性大、队伍不稳定等因素，增加了医院护理管理的难度。鉴于此，第41届南丁格尔奖章获得者丁淑贞教授，组织具有临床丰富工作经验的资深作者，共同编写了《实用护理质量与风险管理》一书，目的是满足临床护理工作的实际需要。

本书内容共五章，包括护理部管理制度、各护理单元管理制度、护理基本查对制度、各级护理人员职责及护理风险管理制度。本书与现代管理科学技术和国家卫生和计划生育委员会的法规紧密结合，系统、详细地介绍了临床护理工作质量管理及风险管理的内容，融科学性、实用性及可操作性为一体，适合广大护理人员、护理管理者及护理院校师生阅读。

限于编者学识和水平，虽然参考了大量的护理书籍和资料，但疏漏和错误之处在所难免，敬请读者和同仁不吝赐教。

编　者

2013 年 3 月

目 录

第一章　护理部管理制度

第一节　护理部常规管理制度

一、护理部工作制度

1. 根据医院工作计划，结合临床医疗和护理工作实际，定期拟定护理工作计划，经院长批准后，具体组织实施。

2. 经常督促检查工作制度和护理技术操作常规及护理人员工作职责的贯彻执行，提高基础护理和疾病护理的质量。

3. 合理计划和调配使用护理人员，做到护理任务和力量的基本平衡，加强对护士长工作的具体指导，充分发挥护士长的作用。组织护士长查房和各科之间定期交叉检查和不定期抽查。

4. 负责全院护理人员的业务培训。开展业务知识的学习和操作技术的训练，制定常规技术的操作规程和定期考核。加强护理工作的技术管理，开展护理工作的科研和技术革新活动，不断提高护理技术水平。

5. 做好病房管理，达到环境整洁、安静、舒适、安全，工作有序的要求。对患者进行住院指导和生活管理，做好基础护理，合理控制陪护，积极创造条件，搞好病房设置规范化。

6. 定期对各科（病房）常备药品、器械物品的领取、保管和使用情况进行检查。

7. 了解或参加各科（病房）开展的新业务、新技术及危重患者的抢救。

8. 经常深入科室了解实际情况，督促检查各项工作的落实，杜绝护理事故，减少护理差错的发生，分析护理工作质量，发现问题及时解决，并做好记录。定期向院长汇报工作，提出改进工作措施。

9. 掌握全院护理人员的工作、学习、思想情况，做好政治思想工作，关心护士生活。

10. 每季度进行住院患者、门诊患者的满意度调查。

11. 坚持夜班督导查岗制，同一科室每周抽查不少于一次，并有记录。

12．执行护理会议制度，按时召开各种会议。

13．教学工作

（1）有各类人员（护生、进修生、在职护士等）的教学计划，有考核，有总结。

（2）组织全院护士业务学习，每年不少于 12 次，进修生讲课每月 1 次。

（3）护士业务考试每季度一次。

（4）新护士岗前培训一周。

（5）各类学生实习前集中入院教育。

二、护理部会议制度

1．护士长例会制度。护理部每月组织一次护士长例会，传达上级指示，反馈护理质量检查情况，对存在问题进行分析，并提出整改措施，拟定阶段工作的目标和任务。

2．护士长例会征询、研究、商讨全院护理质量、安全，交流先进经验，学习管理知识及护理发展新动态的内容。

3．每季度召开质量管理小组会议，讨论、分析护理工作中存在的问题，提出改进措施。

4．每季度召开一次护士长读书报告会，结合实际工作谈体会，以达共同学习、共同提高的目的。

5．每年召开 1~2 次全院护士大会，传达上级指示精神、护理部工作计划和总结，介绍新业务、新技术和护理工作发展方向，表彰先进。

6．每日晨间各科室召开晨会，结合夜班护士的交班情况，由护士长简明扼要布置当日工作，提出工作中应注意的问题，进行短时间的业务学习。

7．按时参加各种会议，并做好记录，不迟到、不早退，有事请假并安排其他人员参加会议，及时传达会议内容，认真贯彻落实工作任务。

8．护理部业务技术管理委员会，如护理质量管理委员会、护理学术委员会、教育委员会等，定期召开会议，研讨、部署工作或学习任务。

9．会议是为解决问题、沟通信息而召开，因此每次会议前主持人必须精心组织，有完整的会议程序和会议记录，会后归纳汇总，达成的共识要认真执行，做到开短会、开好会，提高会议质量。

三、护士执业准入制度

1．从事临床护理工作的人员，必须遵守《中华人民共和国护士管理办法》。

2. 护理人员必须持有《护士执业注册证》上岗。

3. 护理人员必须按规定每 5 年注册一次，每年继续医学教育学分不得低于 25 分（其中 I 类学分不少于 10 分）。

4. 护理人员被吊销执业证书的，自执业证书被吊销之日起，2 年内不得申请执业注册。

5. 无护士执业证者，不允许从事临床护理工作。

四、护士排班与值班制度

1. 排班原则

（1）以患者为中心原则：充分掌握工作规律及患者的需求，分清主次、缓急，全面安排，使护理工作既可保证重点又能照顾一般，要有利于诊疗、护理、预防等工作的顺利进行。

（2）弹性排班原则：增加护理高峰时段的护理力量，以患者最需要的护理时间为护士的工作时间，并遵循护理工作 24 小时不间断的特性，合理安排人力衔接，保证患者能得到及时、正确的治疗和护理。

（3）人性化原则：尽量满足个体需要，提高护士接受度。护士可根据自己家庭、学习、工作等个人情况，对排班提出要求，护士长根据科室情况，在保证护理工作质量的前提下尽量满足护理人员的要求，满足每周工作时数（以《劳动法》为依据）。避免超负荷工作，保证护士有足够的休息时间。同时，尽量满足日夜护理人力均衡。

（4）合理搭配原则：充分发挥高年资护理人员的作用，根据患者人数、病情及护士的工作能力合理搭配。一般资历高、经验丰富的护士分管危重患者；夜班患者多、病情重的情况下，随时呼叫二线值班人员，二线值班人员应及时到位。急危重患者多，护理任务繁重的护理单元，夜班护士人数不少于 2 人。

2. 排班方法

（1）传统式护理排班：按传统的三班制排班，但大小夜交接班的时间可根据科室的意见调整。

（2）APN 护理排班：即按 A 班（8：00～16：00）、P 班（16：00～0：00）、N 班（0：00～8：00）三班的原则安排班次。为了减少交接班次数，为患者提供连续性、全程护理服务，采用 APN 排班模式。

（3）双班制排班：中夜班治疗护理集中时段，安排双人值班，保证护理质量和护理安全。

（4）手术室排班：根据手术时间的长短决定下班时间，超时补休，欠时加班。除手术时间过长或工作人员有特殊情况需要由中班接替外，在常规手术完成后，护士按规定时间即可下班。由考勤员统计各人周工作时数供护士长排班参考，均衡各周工作时间，控制在 40 小时左右。

（5）急诊科排班方法：将年龄大或有特殊情况护士固定在门急诊输液室，其余护士分设到分诊、抢救治疗（含手术、出诊）和观察室。根据患者的多少、病情轻重，实行弹性排班，轮流在值班室休息待命的方法。遇有抢救、手术、出诊人手不足，先通知负责抢救治疗护士参与，然后是休息待命护士参与，遇有疑难问题需解决，护士长随叫随到。

3．护士值班制度

（1）医院临床各科及急诊科均实行 24 小时值班制。门诊及医技科室的护理人员可根据实际工作需要合理排班。

（2）护士应按照周排班表安排进行值班。

（3）值班护士必须按照医院统一要求着装上岗，遵守劳动纪律，不擅自脱岗、离岗。坚守护理岗位，认真履行岗位职责。

（4）值班护士按照分级护理要求做好病情巡视和临床护理工作，认真执行查对制度，按时、准确完成各项治疗措施和基础护理，密切观察、记录危重患者病情变化，做好抢救准备和抢救配合，如实记录抢救过程。

（5）值班护士应认真履行病区管理制度，做好患者和陪伴人员管理，维持好病房秩序，保证病区安全，创造有利于患者治疗和休养的良好环境。

（6）值班护理人员应将本班内患者的重要情况记入护理记录，班班交接，异常情况逐级上报。

（7）为了加强病房管理和业务领导，护士长在正常情况下不值夜班或按照护理部规定值夜班。

（8）护士调班须经护士长同意，并在值班表上注明，未经护士长同意不得擅自调换班。

4．护理二线值班制度　二线值班护士必须由具备夜班护士资格、主管护师及以上专业技术职称或高级责任护士以上的护士担任。其主要职责包括：

（1）二线值班护士必须具备丰富的业务知识和较强的工作责任心，参与正常轮班，晚上轮流上二线班，保证接到呼叫后及时到位。

（2）二线值班护士接班前应到科室巡视病室，了解危重患者情况，遇特殊情况或科室工作较忙时到病房指导或参与护理工作；组织或协助抢救；解决护理疑难问题；处理护理纠纷等。发现问题及时解决，并在护理二线值班登记本上做好记录。

（3）二线值班护士解决不了的护理问题，应及时向护士长或护理总值班汇报，使问题得到妥善解决。

（4）护士长应每个月总结二线值班护士工作情况，讨论并分析存在的问题解决措施并落实。

（5）为使二线值班护士能有效地发挥作用，应进行培训。

5．护理人员轮值中夜班管理规定　为了合理利用护理人力资源，加强轮值中夜班护理人员的力量，确保护理安全，特制定护理人员轮值中夜班管理规定。

（1）科室固定轮值中夜班的护理人员人数不低于全科护理人员人数的60%。

（2）护理人员按年龄段轮值中夜班规定：大于45岁者，原则上不值中夜班；40～45岁者，中夜班数至少1个/月；35～39岁者，中夜班数至少2个/月；30～34岁者，中夜班数至少4个/月；30岁以下者，为科室固定轮值中夜班人员；特殊情况除外（如产假等）。

（3）护士长到科室夜班查房至少4次/月，将查房时间分布于各个时段（如交接班、治疗护理集中时段、特易疲劳时段）并将查房情况用红笔记录在护士长查房本上。从事护理管理≤5年的护士长参与轮值中夜班至少1次/季，从事护理管理5年以上的护士长参与轮值中夜班至少1次/半年。

6．考核与奖惩

（1）护理部每月对科室护理人员轮值夜班情况进行统计考核，严格按奖惩标准兑现。

（2）护理人员值中夜班数与晋升、晋级、评先、进修、外出学习等挂钩。

（3）对轮值中夜班达一定数目者护理部予以奖励，以中夜班数达到120个/年为基线，超额部分奖30元/班次。

（4）若未执行上述规定，扣护士长的管理、执行力考核相应分值。

五、护理部奖惩制度

1．护理部为表彰优秀，弘扬先进，激励全体护士共同进步，定期对各级护理人员进行绩效考核，评选出各类先进的单元及个人进行精神及物质奖励。

2．每年通过擂台赛的方式评选出在"病房管理、学科建设、临床教学、护理安全、优质服务"方面成绩突出的病区,作为单项最佳病区进行奖励和表彰。

3. 根据护理质量排行榜和院部对出院患者满意度的调查结果,护理部制订相关奖惩方案。

4. 对管理工作中具有奉献开拓精神,经"德、能、勤、绩"方面综合考评,评选出优秀护士长,进行奖励和表彰。

5. 每年对在临床带教工作中认真负责、关爱学生,按计划保质保量完成带教计划,受学生爱戴并经学生推荐的优秀带教老师进行奖励。每年护理部对全院护理论文进行筛选后,组织护理论文演讲比赛,经专家评审及与会护士评选出一等奖 1 名、二等奖 2 名、三等奖若干名进行奖励。

6. 每年全院评选 10 名"五心护理服务明星"。

7. 每年组织全院护理人员理论、操作考试,前 10 名给予表彰和奖励。

8. 积极鼓励护理人员撰写护理论文及参加科研课题活动,年内在正式期刊上发表论文者、承担院级以上课题科研和市级继续教育项目的主要负责人进行奖励。

9. 患者发生护理不良投诉,配合医院投诉办公室参照医院相关制度进行处理。

10. 护理部查房发现的一般问题扣质量分 0.2 ~ 0.5 分,原则性问题扣质量分 1 ~ 2 分。

六、护理人员管理制度

1. 护理人员必须获得《中华人民共和国护士执业证书》,经护士执业注册后方可从事护士工作。

2. 凡经院人事科分配或招聘来院的护理人员,均由护理部统一安排调配,并报分管护理的院长审核。

3. 护理部依据人事科下达的编制,合理分配护理人员至各护理单元,由护士长安排上岗,护理人员调整由护理部统一安排。

4. 为保证医院大型抢救及临床救护、外援等紧急任务,护理部与护士长联系后有权抽调各科护理人员,各科室护士长应予以支持。

5. 护理人员不安心护理工作,无充足理由要求调离原科室时,由本人提出申请,护理部讨论同意,报分管院长、院领导审批,方可调离护理队伍或本院。

6. 护理人员入院后,经培训后上岗,上岗后经 3 ~ 5 年的内科、外科、妇科、儿科轮转后再定科室，不得自行选择。凡定科后不得再调科室，若有特殊情况，经本人申请，护理部讨论同意，报分管院长审批后，方可调整科室。

7. 为提高护理人员专业水平，护理部依据工作计划，每年选送德才兼备的人员外出进修学习。

8. 护理人员按职称或能力上岗。

七、轮转护士管理制度

1. 护理部根据医院护理工作及护士培训计划，制定护士转科计划，每个病区轮转3个月。

2. 科室应按护理部制定的计划定出具体的落实措施，安排中级职称或高年资护师担任带教老师。

3. 科室严格要求，严格训练，做好基础护理、专科护理、专科护理技术的培训，培养提高护士分析思考、解决问题的能力。

4. 认真执行各项规章制度和技术操作规程，防止差错事故的发生。

5. 认真履行岗位责任制，工作勤恳，不擅离职守，不以职谋私。

6. 虚心请教，善钻好学，积极参加护理查房及疑难护理病例讨论，尽快提高专科护理水平。

7. 轮转结束后，由所在科室进行理论、操作考试，其考试结果存于护理人员档案中。

八、护理质量管理制度

1. 成立由分管院长、护理部主任、护士长组成的护理质量管理委员会，负责全面督导、检查工作。

2. 制定各项护理质量检查标准，采取定期检查、随机抽查、夜查等形式进行检查督导，将质量检查结果及时反馈给护士长或当事人。

3. 护理部每月抽项查、每季度全面查、每周护士长夜查、科室质控小组每周抽查1~2次，检查结果及时反馈，并实行护士签字制。

4. 护理部每季度召开一次质量管理委员会会议，每月召开护士长例会，总结质量检查中存在的问题，分析原因，并提出整改措施。

5. 科室根据存在问题及反馈意见提出整改措施并改进。

6. 护理工作质量检查结果作为科室进一步质量改进的参考及护士长管理考核重点。

九、各级护理人员录用和聘用制度

（一）护理部主任　应公开选拔、竞争上岗。

1．基本原则

（1）公开、公平、公正。

（2）竞争上岗，择优聘用。

（3）民主推荐和民主测评相结合。

2．职位基本要求

（1）符合本职位任职资格。

（2）德才兼备，团结同志，身体健康。

（3）接受过省、市卫生行政主管部门组织或委托的护理部主任管理学课程训练，经考核和认证，获得省、市卫生行政主管部门委托或认可的机构颁发的合格证书。

（4）能胜任并履行本岗位职责，具有较高的行政管理水平。

（二）护士长　应公开选拔、竞争上岗。

1．基本原则

（1）公开、公平、公正。

（2）竞争上岗，择优聘用。

（3）民主推荐和民主测评相结合。

（4）人事科负责组织考核。

（5）科、病区护士长由医院党委任命。

2．职位基本要求

（1）符合本职位任职资格。

（2）有良好的职业道德和思想品质，有团队精神。

（3）接受过省、市卫生行政主管部门组织或委托的护士长岗位培训。

（4）能胜任并履行本岗位职责，具有良好的行政意识和管理能力。

（5）身体健康，能够完成相应的工作。

3．选拔任用程序

（1）确定、公布选拔任用条件。

（2）民主推荐。

（3）竞争考核。

（4）民主测评。

（5）组织考察。

（6）讨论决定。

（7）公布任免和办理任免手续。

（三）护士　应公开录用或聘用。

1．聘用原则

（1）坚持标准、保证质量、全面考核、公正评价、平等竞争、双向选择、择优聘任。

（2）坚持按需设岗，按岗计酬，同工同酬。

2．聘用条件　医院为适应护理工作需要，按照一定程序，从正规护理专业学校毕业后取得《中华人民共和国护士执业证书》，并经注册的人员中，依据其德、才、体、能等诸方面条件，可以聘用到医院护理岗位，从事临床护理工作。

（1）德才兼备，遵纪守法，热爱护理专业，自愿到医院从事护理工作。

（2）经过正规护理专业院校培训获得大专以上毕业文凭，取得《中华人民共和国护士执业证书》，并经注册者优先录用。

（3）热爱护理专业，品学兼优，工作责任心强，经考核合格。

（4）身体健康，五官端正，经体检合格。

3．聘用程序

（1）公布聘用条件。

（2）人事科组织报名并进行资格审查。

（3）聘用考试包括理论、操作考试及面试。

（4）讨论决定。

（5）公布录用人员。

十、助理护士管理制度

1．凡入院的大、中专毕业生1～2年内，未取得《中华人民共和国护士执业证书》及未通过执业注册的护理人员。

2．助理护士必须参加人事科、护理部组织的岗前培训。认真完成培训计划，经考试合格后方能上岗。

3．上岗时，护士长必须安排临床经验丰富、工作责任感强的主管护师进行带教，不得单独排班。

4．上岗1年内，必须参加护理部组织的基础护理理论考试及护理技术操作考核并达标。否则，将延期转正，工资比同级人员低15%～20%。

5．助理护士必须遵守医院的各项规章制度和基础护理工作规范，服从管理,同时加强学习,若 1~2 年内未获取《护士执业证书》将待岗、转岗。

6. 服从调配,如要辞职,必须履行合同,提前 1 个月递交辞职申请,到期办理终止协议手续,方可离开医院。

十一、各级护理管理人员考核评价制度

根据医院专业技术人员进行年度考核的有关规定,护理部对各级护理人员政治思想、工作态度、业务技术水平、出勤率进行全面年度考核。

(一) 护理部的考核

1. 对护理技术人员的考核

(1) 护理人员必须热爱本职工作,爱岗敬业,勇于奉献精神。

(2) 护理人员必须努力学习,刻苦钻研业务,技术精湛,达到合格护士标准,并努力达到标兵护士标准。

(3) 护理人员必须遵守医院各项规章制度、技术操作规程和质量标准,合格率达 100%。

(4) 护士转正定级考试:新分配入院护士转正前,应参加人事科组织的转正定级考试,成绩合格,并通过临床考核评价确认后方可转正定级,否则延期。

(5) 护士(师)每年参加护理部组织的护理理论、技术操作考核,成绩记入技术档案。

(6) 主管护师以上人员每年在省级以上杂志上发表护理论文 1 篇以上,年龄小于 40 岁者都必须参加护理部组织的各项护理理论及基础护理操作考试,成绩记入个人技术档案。

2. 对护士长的考核

(1) 对护士长的工作质量每季度进行 1 次考核,根据护士长工作质量标准进行。

(2) 护理部对护士长每半年进行管理和业务知识考试,成绩记入个人技术档案。

(3) 对护士长的管理能力每年度考评 1 次,成绩作为下一年度续聘的依据。

(二) 护士长对护理人员的考核

1. 护士长每天(周一至周五)对各班护士的工作质量进行考核检查,其结果记入"护士长查房记录本",并作为年终考核的依据。

2. 护士长每个月对所属病区护士进行一次理论考试和一次基护操作考

试，成绩记入业务学习考核登记本。

3．根据医院年度考核的有关规定，护士长年终对所属病区护士进行一次全面考核评分，并将结果上报护理部。

十二、请示报告制度

1．按照分级分工负责制的要求，逐级落实请示报告制度，原则上不得越级汇报。

2．各项工作都要事前早请示，事后及时汇报，保证事事有结果、件件有回音。

3．请示报告可采取口头或书面形式，重大事项的请示报告必须采取书面形式。请示报告时，要同时提出意见建议，为领导做决策提供依据。

4．以下情况可越级请示、当面报告或电话报告：因上一级领导外出等原因，按照正常程序请示、报告不能进行的；主要领导或分管领导直接交办的事情；须在一定范围内保密的事项；非工作时间发生的重大事件；需紧急办理事项。

5．凡遇下列情况，必须逐级上报护理部

（1）遇到严重工伤、重大交通事故、大批中毒、大批烧伤、甲类传染病及必须动员全院力量抢救患者，及时报护理部。

（2）发生护理差错事故、护理纠纷及违章、违纪行为时，24小时内上报护理部，3天内上交书面材料，填写"护理缺陷事故登记表"。

（3）病房发生不安全情况，如被盗及患者逃跑、失踪、伤人、自杀、受伤以及有自杀迹象，要及时上报。

（4）科室开展护理管理改革及创新、护理新业务、新技术，以书面形式及时报护理部。

十三、护理技术档案管理制度

1．护理业务技术资料档案内容

（1）护理技术资料：包括本院指定的各种疾病护理常规、各项技术操作规程，每年制定的科研计划，护理学术论文，国内外科技新动态以及全国、省、市有关护理学术论文资料等，编目存档。

（2）护理业务工作档案：包括护理工作制度、季度计划、工作总结以及上级有关护理文件，申报上级有关文件存底；年度、季度护理工作检查评比总结；院内外有关护理工作制度；各种有关会议纪要、记录；护理人员的执业注册、进修、学习、出勤情况，奖、惩、差错事故资料，均应登记存档。

（3）各级护理人员业务技术档案：包括护士的一般资料（姓名、年龄、婚否、性别、家庭住址和电话号码、学历、职称、职务、毕业学校、毕业时间、执业注册、业务培训、业务技术考核情况、科研成果、学术论文、奖惩及晋升材料等）、护士年度行为评价资料、继续教育情况及一些特殊情况记录。

2. 护理业务技术资料档案管理方法

（1）护理人员技术档案由护理部指定专人负责管理，负责收集资料、整理、登记和档案保管工作，档案用专柜存放并上锁。

（2）建立保管制度，平时分卷、分档存放，年终进行分类、分册装订，长期保管。

（3）技术档案登记完善、准确，不得随意涂改、伪造或遗失，保管者调动工作时应及时移交。

（4）每年核对补充整理档案，发现问题及时解决。

（5）技术档案不得外借，以确保档案保密性。

十四、护理投诉管理制度

1. 凡是医疗护理工作中，因服务态度、服务质量及自身原因或技术原因发生的护理工作缺陷，引起的患者或家属不满，反映到护理部或有关部门转回护理部的意见，均为护理投诉。

2. 护理部设专人接待护理投诉，认真倾听投诉者意见，使患者有机会陈述自己的观点，耐心安抚投诉者，并做好投诉记录。

3. 接待投诉人员要做到耐心细致，认真做好解释说明工作，避免引发新的冲突。

4. 护理部设有护理投诉专项记录本，记录投诉事件的发生原因、分析和处理经过及整改措施。

5. 护理部接到护理投诉后，及时反馈，并调查核实，告知有关科室的护士长。科室应认真分析事发原因，总结经验，接受教训，提出整改措施。

6. 投诉经核实后，护理部可根据事件情节严重程度，做出以下处理：

（1）给予当事人批评教育。

（2）当事人认真做书面检查，并在护士长处备案。

（3）向投诉患者诚意道歉，取得患者的谅解。

（4）根据情节严重程度给予一定的经济处罚。

7. 护理部每月在全院护士长会上总结、分析，并制定相应措施，对全年无护理投诉的科室给予表扬。

第二节　护理部教研管理制度

一、护士分层培训管理制度

健全护理教育管理体制，实行院、科、病区三级教育负责制。有目标、有计划实施各级护理人员的教育，每年都有教育计划和实施细则，落实率≥95%。必须认真落实卫生部各级护理人员继续教育要求，按期完成继续教育学分，按期办理护士注册登记。护理部有健全的各级护理人员技术档案。每年护理教育计划中，除业务技能培训提高外，必须含有法律规范和职业道德的教育（有记录）。

对各级护理人员实施分层次的护理教育和考核。

1. 主任、副主任护师

教学目标	了解国内、外护理发展趋势，学习新理论、新知识、新业务、新方法，更新知识，掌握信息，拓展思维，提升专业水平和组织、管理能力
教育途径	以自学文献书籍、博览护理杂志为主要渠道。参加高质量的学习研讨班，国内外参观、学习进修，实地考察、锻炼
考核标准	①每年主办或承办省市级继续教育项目至少1项，并亲自承担课程 ②每年承担全院护理人员业务讲座1次 ③每年发表学术论文至少1篇（核心期刊或公开杂志） ④每年进行护理查房2~3次 ⑤主持或参与护理科研项目至少1次

2. 主管护师

教学目标	具有本专业扎实的基础理论和专业知识，掌握国内本专业先进技术，并能在临床实践中应用，提高解决本专业临床护理中疑难病的技能，提升带教和管理能力
教育途径	①以自身学习提高为主，积极参与临床护理实践和管理 ②护理部搭建平台，参与全院质量管理。参与病区管理教学工作 ③参与护理部科研课题设计、研究、论文写作等项活动 ④参加国内、市内各类学习、学习班和学术交流会 ⑤通过网络拓宽学习途径
考核标准	①每年承担全院业务学习讲课至少1次，承担病区业务学习2次 ②参加护理部的组织，如质控组、论文写作组、科研组等，至少参加1项 ③每年完成专科技能考核至少1次 ④每年撰写并发表论文至少1篇 ⑤参与重症疑难患者的护理会诊和临床护理难题的解决

3. 护师

教学目标	以提高专科知识和技能水平为主进行教育，逐步掌握专科新知识、新技术，提高专科护理技术操作水平和危重患者护理技能，提升临床带教工作能力
教育途径	①参与临床护理实践，注重实践工作经验的累积和学习 ②参加院内、外举办的各类学习、学习班及学术交流 ③积极参与护理部组织的各类活动和擂台赛 ④积极参加各类业务讲座 ⑤参与临床带教及临床质量管理工作
考核标准	①每个月参加三基理论考试，每半年参加理论汇考 ②每年参加专科护理技能考试1次，成绩必须合格 ③承担病区业务小讲课或实习同学小讲课，每年至少1次 ④承担带教工作，并主持教育查房1次 ⑤每年撰写护理心得体会或读书报告至少1篇

4. 3~5 年护士

教学目标	强化基础护理技术操作技能、基本理论知识、基本概念，培养扎实的三基水平和技能，逐步掌握专科护理知识和技能
教育途径	①参与临床实践 ②参与院、科组织的业务学习、护理查房、教学查房等活动 ③接受护理部、科室组织的各种考评、考试 ④参加Ⅰ类、Ⅱ类学习班的学习及护理学术论文交流 ⑤参加重症护理实践
考核标准	①每个月、季度接受护理部或科室三基理论考试，分数≥60 分 ②每个月、季度接受护理部或科室三基技术操作考试，分数≥80 分 ③能指导护生的临床实习

5. 1~2 年护士

教学目标	以岗位适应教育为主，重点做好三基培训，掌握各班工作职责和程序，熟悉并逐步掌握一般护理常规和各项工作制度，适应护士岗位职责要求
教育途径	①参加岗位培训，提高专业认识，快速适应环境 ②参加临床实践，按计划完成科室轮转和出科考核 ③参加每个月 1 次应知应会理论考试和年底会考 ④参加每个月、每季度 1 次的护理技术考试
考核标准	①应知应会考试分数≥85 分 ②基本技能考试分数≥80 分 ③按期进行综合性考核

6. 助理护士

教学目标	以具备注册护士的资质为目标，重点进行护士执业素质和基础知识、基础操作、基本技能的培训、教育
教育途径	①参加岗前培训，尽快熟悉医院工作环境，适应护士岗位 ②在老师带领下，参加临床实践，但不能独立上班，不能从事创伤性护理操作 ③完成所在科室理论和操作考试 ④参加科室、护理部组织的相关业务学习 ⑤参加护理部每个月组织的应知应会考试 ⑥参加护理部每个月组织的"全国护士专业考试"预考 ⑦参加"全国护士执业考试"，合格者方具备聘用护士的聘职资格，根据德、绩，医院统一聘为具有法律责任的正式护士 ⑧病事假超过医院规定的天数，不得参加执业考试
考核标准	①通过护理部、科室护士长组织的理论和操作考试 ②通过注册护士资质考试，拿到注册护士资质证书

7. 新护士

教学目标	新护士入院必须接受为期 10~14 天岗前培训，帮助其尽快适应工作环境，进入准护士角色
岗前培训	①工作环境介绍：医院各项规章制度、医院环境、护理组织结构、护理队伍概况、工作排班、护理程序应用等 ②工作态度培训：学习医德规范、工作准则、有关规定和要求等 ③护士素质培训：仪表、仪容、举止、行为、语言、护理工作服务理念、协作配合、安全防范意识、法律意识等培训
考核标准	岗前培训结束，必须参加培训期理论和基本操作的考核，写出小结，合格者方可分配工作
试岗期	试岗 1 年，各科室必须安排老师认真带教，尽快适应工作环境
试岗结束	必须基本掌握所在科室规章制度、基本护理技术操作规范和各项工作流程及常见疾病的护理，并做好自我鉴定。护理部组织人员对试岗者进行相关的考试，考评合格转正后可在上级护士指导下，独立从事准护士的岗位职责

二、护士分层培训考核制度

1. 护理部对各级护理人员必须实行分层教育，各级护士的职后教育应有明确目标和教育计划。

2. 定期依据各级护理人员培训内容分层次进行抽考。

（1）科室：每个月组织全员理论考试 1 次，操作考试 1 次，内容包括基础和专科理论、操作。

（2）护理部：1 年内护士，每个月基础理论、操作组织考试 1 次；护士每季度组织基础理论、操作考试 1 次；护师每半年组织基础理论、专科理论、操作考试 1 次；主管护师每年组织专科理论、操作考试 1 次。

3. 每半年对职后教育计划进行自检并评估 1 次，检查进度，改进工作。

4. 每次学习班集中培训结束后都必须有考评和小结，并存档。

5. 每年年底全面检查职后教育计划的落实，检查各级护理人员培训目标的完成情况，纳入个人技术档案，并根据实际需要，制定明年教育方案。

三、进修护士管理制度

1. 进修来院护士必须持有护士执业证书，必须经过医院教育管理处审批同意办理正常进修手续。

2. 进修学习的科室、项目、内容，必须以进修申请表填写内容为准，不得随意更改要求。

3. 进修期间应自觉遵守所在科室、部门规章制度和操作规程等，服从护理部和护士长安排，在带教老师指导下完成科室相应岗位的工作。

4. 为保证进修期间培训质量，护理部必须提供进修手册，进修者按进修计划，在护士长指导下，完成进修项目，并认真填写进修手册，及时做好出科小结，交护士长评定。

5. 进修时间一般不少于 3 个月，特殊情况可 6 个月，但不能经常请假、缺席，自行要求提前结束时，必须与进修单位协商，取得同意。为此不能如期完成进修计划应由本人承担，并不予作进修鉴定。

6. 适时、适宜安排进修人员参加本院各项业务活动、教学查房及科室新技术、新业务观摩学习。

7. 进修科室应根据进修要求制定切实可行的进修计划，指导专人带教，定期进行小讲课、示教等辅导。

8. 护理部总带教负责人应经常深入科室，掌握进修护士学习情况，定期评估进修质量，确保学习实效。

四、实习护生管理制度

1. 实习期间，严格遵守医院各项规章制度，服从医院的管理。

2. 服从带教老师安排，不私自换班，尊重老师，团结协作，及时完成老师交给的任务，树立良好的医德、医风，对患者有高度的同情心和责任心，全心全意为患者服务。

3. 严格遵守医院劳动纪律，上班不迟到、不早退，工作时间不串岗、不闲谈、不打私人电话，不阅读与专业无关的书籍，因病或因事不能上班者，必须按规定办理请假手续。病假者需经医师证明开具病假单，并将病假单交带教老师或护士长，护理部同意后方能离开。

4. 仪表端庄，服装、鞋帽、口罩整齐清洁，必须佩戴胸卡，如胸卡遗失应及时补上，上班时间不能佩戴耳环、戒指等饰品，不留长指甲，不涂指甲油，不浓妆艳抹。

5. 实习期间，贯彻理论联系实际的原则和实事求是的科学态度，严格遵守各项操作规程，培养认真踏实、虚心好学、一丝不苟的工作作风，加强基本功训练，熟练做好基础护理工作和各项专科护理。

6. 工作中忠诚老实，严肃认真，避免差错，杜绝事故，一旦发生护理缺陷、事故，应及时向科室护士长及带教老师汇报。

7. 爱护公物，厉行节约。

8. 认真填写各科实习手册，并在出科前及时将实习手册交给带教老师。

五、临床教学管理制度

1. 建立院、科二级临床教学管理组织，二级都有专职或兼职带教老师，带教老师的资质与实习生的学历相匹配，即本科生有本科学历主管护师以上老师带教，大、中专生必须有大专以上学历的主管护师或高年资护师带教。

2. 护理部专职临床带教老师负责，每年组织各科带教老师工作会议至少两次，认真讨论各校实习大纲，制定具体带教计划，分片实施，保证教学计划的圆满落实。

3. 带教老师必须具有良好的职业素质和专业技术水平，热爱教学，关爱学生，采取擂台赛进行选拔聘任，任期2年。每年实习生离院前，由护理部专职教学老师设表，以不记名的方式，请实习生对带教老师综合素质、能力等进行测评，护理部将资料分析归类，及时反馈本人，优秀者给予表彰，不称职者取消资格。

4. 各科必须按学校、各层次实习大纲，认真带教，严格落实。对罕见病、疑难少见的技术操作，应及时组织现场病例讨论、教学、查房、观摩等，尽力拓宽实习生的视野，增强感性认识。

5. 加强理论联系实际，注重技能和工作能力培养，各科室应如期完成实习小讲课、操作演习、常用设备的应用等辅导。

6. 贯彻教、学相济原则，尊重学生，调动学生的积极性和主动性，营造良好的学习氛围。病区酌情组织专题讨论会、教学查房等活动，应实施预先告示制，让学生做好充分准备，积极参与，大胆发表意见，培育良好学习氛围。

7. 带教老师必须处处以身作则，为人师表，全面施教。

8. 督促学生严格遵守医院各项规章制度，不得随意请假、调班。

9. 按期完成出科考评。

六、临床教学考核制度

1. 护理部应有专人负责临床带教工作，并建立、健全各项带教档案，记录齐全。

2. 根据各校实习大纲要求举办带教老师、护士长学习班，制订学习计划和具体带教方案。

3. 各临床科室根据实习计划，制定科内代课计划和专科操作示教，并如期实施。

4. 学生入科必须有入科介绍，出科必须有实习小结、评语、理论和技术操作考试，完成率100%。

5. 定期召开实习同学和带教老师会议，听取实习带教工作的意见，及时改进工作，提高带教质量，并有记录。

6. 各病区建立教学档案，有学生的考勤、操作项目、考试成绩、差错等事宜记录，便于检查带教计划的落实。

7. 护理教研组须经常深入临床第一线，了解各科带教情况，每季度至少进行教学检查评估1次。

8. 每年对各临床实习科室进行教学质量综合评估，评出最佳科室。

9. 每年对带教老师进行带教能力、综合素质评估，确定第二年带教老师资质，并选出年度优秀带教老师。

七、护理科研管理制度

1. 组建护理部科研小组，在护理部主任直接领导下，挑选一名具有科研能力和水平的副主任护师为组长，负责护理科研小组日常工作。

2. 科研小组成员一般 10 人左右，参加对象以副主任护师、主管护师、本科生为主，采取自愿报名，护理部审核的方法。

3. 科研小组主要研究项目是针对临床护理实践中的难点、热点、关键点，开展应用性研究，解决临床护理工作中的问题，探索新的工作方法、途径，提升护理品质，创造条件开展基础性、开发性研究。

4. 科研小组实行目标管理，每年必须有 1 ~ 2 项市级科研课题和护理部课题若干。

5. 负责组织并召开课题开题报告、中期评估、结题报告。做好课题全程管理工作，保持正常运转。

6. 每季度召开科研小组工作会议 1 次，汇报工作，交流信息，拓宽思路，定期组织专业知识学习，为提升科研能力和写作水平搭建平台。

·7. 每人每年发表护理学术论文至少 1 篇。

八、护理科研基金管理制度

1. 科研基金是科研活动发展的有力保证，经费管理是对科研项目费用、预算、分配、使用等进行动态调控的有效管理。

2. 科研经费必须单独建账，严格做到专款专用，并采取一式三联的票据管理，一联交财务科，一联交学科部门。

3. 项目负责人有权全面掌握经费使用情况，但启动使用支付必须两人经手，账目清晰。

4. 科研经费是按科研项目申报的预算给予分配，原则是鼓励竞争，择优支持，多渠道争取费用，专项专用，量入为出，适当调配。

（1）经费使用必须坚持政策原则、计划原则和节约原则：经费使用过程中，必须严格遵守财务规定，加强使用过程中的督促检查，对不符合财务规定的行为坚决给予制止批评。使用前必须做到先计划后使用，保证费用按科研计划运行，坚持勤俭办事的原则，使有限的经费发挥最大的效能。

（2）护理部定期对科研基金的使用情况进行审计、评估。

九、新技术、新业务管理制度

1. 申报程序完善　由新开展科室护士长填写"申请表"，经科主任签字同意，递交护理部，护理部组织相关专家，对科室护理人员资质能力、设备条件等进行评估后上交医务科，讨论核准。

2. 申报表内容　申报表内容包括开展项目、应用范围、应用前景、使用材料（设备）、操作规范（流程）、操作人员培训方法、注意事项、预期效果、可能发生并发症等。

3. 制定操作规范（流程）　护理部协助科室制定出新项目操作规范（流程）和相关护理常规、管理制度等。

4. 培训考核　新项目开展之前，必须对相关护理人员进行系统培训和考核，合格后方可开展。

5. 跟踪监管　获准开展的新项目在实施过程中。护理部应由专人跟踪指导监管，发现问题及时纠正，保证项目顺利开展。

6. 总结完善　对开展的新项目应自始至终给予重视关注，不断总结、完善，制定出可行的护理常规、完善的操作流程、科学有效的管理制度。

十、护理人员岗前培训制度

1. 新分配的毕业生及医院聘用的护理人员须参加医院组织的岗前培训，时间为一周。

2. 对新调入医院的护士，由护理部组织培训。

3. 培训结束后进行考核，成绩合格者方可上岗，考核成绩记入个人技术档案。

4. 培训内容

（1）进行医德医风、职业道德教育，牢固树立专业思想，全心全意为患者服务。

（2）介绍医院现状、发展规划及护理发展前景，使之树立有理想、有抱负、愿为医院无私奉献一生的思想。

（3）介绍医院规章制度和各级各类护理人员职责，做到有章可循、有责可依。

（4）护理技术操作培训，采用看录像、专人指导、集中培训考核。

（5）院内感染知识培训。

（6）护士仪表、礼仪规范的培训。

5. 对新上岗的护士长也要进行岗前培训，培训内容按护士长的管理标准进行。

6. 岗前教育期间要进行讨论、学习并考核，以保证培训效果。

十一、护理人员教育培训制度

1. 护理人员的教育培训是指各级护理人员因业务需要而接受的以知识更新、岗位培训为主题的一种终身性再教育，因此必须从实际需要出发，分层次、有目标、有计划实施，不断提高各级护理人员的专业技术水平和职业道德。

2. 护理部有专人重点负责在职培训，每年根据各级护理人员的培养目标制定实施细则，并及时认真组织实施，每年分析评估 1 次，有记录。

3. 护理人才培养是护理事业持续发展的根本保证，护理部必须有护理梯队建设和各类护理人才培养计划（近期和远期），按计划进行培养，动态观察，跟踪关怀，定期考察评估，保证脱颖而出的优秀人才健康成长。

4. 护理部对护理人员应多渠道、多途径培养，如有计划安排出国进修、国内学习、挂职锻炼、角色模拟、重点科室轮转等。

5. 注重新生力量培养使用，研究生、本科生入院后实行重点科室轮转，如急诊科、ICU、CCU、手术室、内科、外科等，每处 6 个月，然后定岗专业，创造条件，让他们学有所用，充分调动积极性。

6. 加快专科护士的培养，急诊、血透、ICU、CCU、手术室等护理人员送往相关医院接受专科知识培训，力争让上述科室护理人员 50% 拿到专科上岗证书，提高专科护理水平。

7. 护理部积极创造条件，鼓励各级护理人员岗位成才、自学成才，着力整体素质和学术水平的提高。

8. 根据医院业务发展的需要，每个月组织全院性业务学习 1~2 次，各科、各病区根据自己的专业，每个月组织业务学习、业务查房 1 次以上。

9. 护理部有计划积极申办、举办 I 类或 II 类学分学习班每年 2~3 次，举办本院护士长学习班、新护士岗前培训班、专项业务技术强化培训班等。

10. 教育培训目标的实现，贵在自身学习，因此，护理部在实施教育培训中应注重护理人员学习能力的培训，营造学习环境和条件，每年组织读书报告会，知识竞赛，技术操作比武、擂台赛等，单项活动至少 1~2 次，积极为大家展现才华搭建平台。

11. 各级护理人员必须自觉按卫生部规定，每年完成继教学分和学时，未完成者不予注册。

12. 各级护理人员培训目标和教育培训主要内容

（1）对毕业 1~2 年的新护士进行岗位培训，着力提高三基水平和能力，并抓好爱岗敬业、巩固专业思想等方面的教育。

（2）对 3~5 年护士，在巩固、强化三基理论和基本技能操作的基础上提高综合护理水平，逐步渗入专科护理知识和技能培训。

（3）护师着重于专科护理技能、综合护理能力及临床带教能力的培训和提高。

（4）主管护师以上职称者，主要补充新理论、新知识、新方法的知识更新和专科护理技能及科研能力的培训和提高。

十二、护理人员"三基三严"考核制度

1. 组织管理　由继续教育组制定各级护理人员培训规划和年度计划，护理部由专人负责管理。

2. 三基培训考核方法

（1）护理部考核方法：①每个月组织助理护士基础知识、应知应会、基础操作、基本技能考试1次；②每季度组织护士职称基础知识、应知应会考试1次（3、6、9、12月的8～15日）；③每半年组织护师职称基础知识、专科知识、应知应会考试1次（6月、12月的8～15日）；④每年组织主管护师职称基础知识、专科知识、应知应会考试1次（9月的8～15日）；⑤每季度对主管护师进行专科护理技能操作考试，每次抽各护理单元主管护师总人数的1/4参考，成绩纳入科室护理质量总分和个人技术档案，做到全年全覆盖；⑥每季度随机抽考各护理单元护士总人数的25%参加护理部组织的基础操作和基本技能考试，由继续教育组到各护理单元现场抽考，特殊项目在教室考，做到全年全覆盖。

（2）科室考核方法：①晨间提问每周不少于2次，病区业务讲座每个月不少于1次；②护士长护理业务查房每个月1次，专科护理查房每周1次；③应知应会考试每个月1次，每个月对护士进行基本技能考核每人1次；④对助理护士基础护理操作考核每人每个月至少2～3项，保证全年全覆盖。

3. 达标值

（1）根据卷面的难易程度和平均分确定三基理论达标分值。

（2）专科护理技能操作、基础操作和基本技能考试达标分值≥80分，不达标者扣减理论考核分值，并补考1次。

4. 管理

（1）所有的成绩纳入各科室综合质量分考核，个人成绩与晋升、晋级、评优、评先、下一轮续聘挂钩。

（2）每次考试前10名者，免考1次。成绩排名前10名者，给予相应的奖励。

（3）全年考试平均分在前10名的护理人员，年终给予特殊表彰奖励。

（4）三基理论考核未达标时，扣减理论考核分值，并补考1次。

（5）考试未达标者，扣科室继续教育质量分 1 分/人次（以首次考试为准）。

（6）因各种假期未按时参加相应考试者，假期结束需参加补考。

（7）凡孕 7 个月以上和哺乳 10 个月以下者，考试未达标者，仅需参加补考。

（8）考试当月 1~15 号内，不得休公休假、择期手术病假、事假等，特殊情况除外。

十三、护理人员进修（培训）管理规定

为了充分发挥外出进修（培训）护理人员的带动作用，将上级医院的先进管理模式、新理念、新业务、新技术在全院引进并推广，带动医院护理管理、质量、服务、技术的全面提高，护理部将对外出进修（培训）护理人员实行"三严"管理，即严格选拔、严格要求、严格考核。

1. 严格选拔

（1）进修（培训）人员的基本条件：大专以上学历，工作时间≥5 年，从事本专业护理≥1 年，上一年度未发生严重护理缺陷，无服务投诉记录，无三基考试不及格记录。获得"五手"护士或其他荣誉者优先。

（2）符合基本条件者向护士长提交书面进修（培训）申请书。

（3）护士长、科主任根据科室工作计划，拟定进修指标，确定本科室参加护理部组织的年度进修（培训）护理人员资格选拔赛的名额及名单。

（4）护理部于上年度末组织三基考试，根据成绩选拔合格的护理人员外出进修（培训）。

2. 严格要求

（1）确定进修内容与时间：外出进修（培训）护理人员要与科主任、护士长一起讨论确定进修专业、主攻的方向，需引进的新技术、新业务项目，进修时间等，进修培训时间一般专业 1~3 个月，特殊专业（手术室、急诊科、ICU 等）3~6 个月。

（2）选定进修具体单位：要充分了解本专业国内外发展现状，根据具体情况由科室或护理部联系省内或全国本专业最好的医院进修（培训）。

（3）办理相关手续：填写正式的进修申请表，与人事科、护理部签订进修（培训）合同书。

（4）拟定学习计划和预期工作目标：其内容包括调研情况、查阅文献的具体出处、目标、具体工作学习计划、周程安排以及所进修专业要达到的水平和目标，并交护士长审核，进修期间认真执行。

3．严格考核

（1）进修（培训）结束后1周内，书写进修（培训）总结上交护士长、护理部，内容包括上级医院一般情况介绍，专科护理发展现状，科室特色，个人感受与体会，拟定引进的管理、业务、技术项目推广落实方案，需要协助支持的方面等。

（2）1个月内根据专业情况为科室或全院护理人员授课。

（3）将所学知识、技能在科室应用、推广，并不断总结创新。

（4）科室、护理部根据个人进修总结制定考核评分细则（科室、姓名、进修专业、引进新业务新技术、临床效果评价、科内或院内授课、科研论文、评价等级），每半年进行1次考核，连续考核3年。

（5）根据第一次考核结果报销进修（培训）费用，报销比例：考核优秀，100％，并按照相关规定进行奖励；良好，95％；合格，80％；不合格，70％。

（6）短期学习（1个月以内）参照上述有关规定执行。

第二章　各护理单元管理制度

第一节　病区管理制度

一、病区工作管理制度

1. 各护理单元实行护士长负责制，护士长在护理部、科护士长领导及科主任业务指导下，负责全病区护理工作。

2. 各护理单元应有各级护理人员岗位职责、工作流程、质量标准、操作规范、疾病护理常规、消毒隔离制度、护理文件书写标准等，并严格执行。

3. 各护理单元须有与护理部相对应的护理质量、安全、教学等匹配的兼管人员，并认真履行职责。

4. 各种抢救设备、仪器、物品，定点放置，专人管理，定时清点，定期检查、维护，定量供应，呈备用状态。

5. 加强病区药品管理。严格执行药品、制剂分类管理，各类药品管理符合要求。

6. 病区设施安全、规范，物品放置有序，位置固定，病区仪器、设备除全院调配外未经护士长同意，不得随意外借、挪用或任意搬动，禁止使用电炉、明火，病房冰箱不准放置私人物品。

7. 病区保持整齐、舒适、安全、安静，避免噪声，禁止吸烟，工作人员做到走路轻、说话轻、开门关门轻、操作轻。

8. 病区使用护理部统一标识、指示、警示牌，提示牌应醒目、清晰、明确、温馨，使用规范，病区走廊、各出入口、通道保持通畅、安全。

9. 加强对患者及陪护人员安全知识教育和管理，确保人身及财产安全。

10. 病区应备有护理安全约束保护用具以及轮椅平车等，并保持功能良好，使用安全、方便。

11. 病区财产、设备、精密贵重仪器，建立账目，定期清点，有记录，如有损坏或遗失应及时查明原因，及时维修，保证安全使用，指定专人管理。管理人员变动时，应办妥交接手续。

12. 病区每天按时进行卫生清扫，保持病区清洁卫生，注意通风。住院患者要穿病员服，床单位的被套、床单、枕套定时换洗，保持清洁卫生。出院后，按医院感染要求终末处理。

13. 在班医务人员，必须穿工作服、戴工作帽，着装整洁。进行无菌操作必须戴口罩。在班期间不准在办公室聊天、打闹嬉笑、玩牌等，无特殊情况不准打私人电话，不准干私活和看非医学书籍、报纸、杂志。

14. 定期对患者及家属进行健康教育、科普知识宣传，定期召开座谈会沟通交流，征求意见，改进工作。做好陪护的管理工作。

15. 督促患者自觉遵守住院规则。患者未经许可不得进入办公室及治疗室等工作场所。未经医师或护士同意不得随意离开病房。

16. 护士长负责召开本护理单元护士工作讨论会或护理质量讲评会。

二、病区安全管理制度

1. 有健全的护理安全告知制度　凡为患者进行有创性检查及特殊治疗时，必须认真履行告知制度，如深静脉穿刺置管、化疗等，实行口头或书面告知，并填写"知情同意书"，签署全名存档。如患者不能自理，依照法律法规向具有法律监护资质人员告知和签署"知情同意书"。

2. 有规范的护理安全警示制度　对安全隐患应及时、规范使用警示标识，如药物过敏、注射特殊药物、防滑、防跌倒、防走失、防坠床等，提示适时、醒目，做到防患于未然。

3. 有护理安全制度　各护理单元定期查找安全隐患，进行安全教育，强化安全意识，加强安全管理。

4. 有安全保护措施和保护用具　护理人员须掌握职业暴露和职业防护基本知识；医院应提供必需的防护用具如手套、口罩、隔离衣等；为危重患者提供正确、规范并有效使用护理安全防护用具，如约束带、护栏等。

5. 有完善的安全检查制度　护理部定期对各护理单元进行安全检查；护理单元定期对本病区护理用具、仪器、设备、建筑通道等进行安全检查，发现隐患及时上报，督促维修并做好记录。

6. 有严格的护理缺陷管理制度及上报流程　发现缺陷、事故及时汇报，采取补救措施，将损害减至最轻。及时组织讨论分析，吸取教训，制定有效措施，严防重复发生。

7. 有护理危险因素防范预案和应急处理流程　有跌倒、坠床、烫伤、压疮、自杀、药液外渗等预防措施及发生后的应急处理流程。护士应人人知晓，熟练运用。

三、病区规范要求

1. 病室规范

（1）病室要安静整洁、优雅美观，空气新鲜，温、湿度适宜。

（2）病床摆放合理，方便检查和治疗。

（3）患者床单应整洁、无杂物并按要求设置，如暂空床、备用床、麻醉床等。

（4）患者床头柜内食品、用物，分开放置。

（5）病室窗台、小桌、地面、暖气上无杂物，无悬挂物。桌面、窗帘保持清洁、无破损、无污渍。床号、门号按规定位置粘贴。

（6）患者呼叫系统，放置合理，方便患者使用。

（7）护理标记齐全，全院统一规格。

（8）患者一览表卡上的病危、一级护理、二级护理有标记。

（9）床头卡眉栏齐全，饮食、护理级别、药物过敏有标记。

2. 病房各工作室及楼道规范

（1）办公室家具摆放整齐有序、固定、整洁无灰尘，室内无杂物。

（2）仪器存放整齐、清洁、有专人保管，设有使用说明和维修记录本，定期检查保持完好。

（3）各种治疗盘位置固定，盘内有用物名称卡片，设有专人管理。

（4）护士站台面、水池及周围环境干净、整齐，无食物及私人用品。

（5）各抽屉、柜内物品按要求放置，干净、整齐。

（6）病房走廊清洁，无多余物品。

（7）禁止随便粘贴宣传画、广告画、告示、通告及便条等。

（8）紧急通道及公共区域不堆放杂物，保证通道畅通。

（9）护士休息室整洁、美观，床褥叠放整齐，不放置白大衣，个人用物放置在柜内。

（10）垃圾筐或垃圾篓及时清理，无溢出。

四、病区交接班制度

1. 交接班制度

（1）护理人员实行三班制，特殊情况科室根据工作需要排班。值班人员应严格遵照医嘱和护士长安排，对患者进行护理。

（2）每班必须按时交接班，接班者提前 15 分钟进入科室，阅读交班记录、病历等记录，做好各种物品、药品等交接，及时记录。

（3）在接班者未到之前，交班者不得离开岗位。

（4）值班者必须在交班前完成本班的各项工作，遇有特殊情况，必须做详细交待，与接班者共同做好交接工作方可离去，必须完成交班记录及护理记录等，实习护士、未取得执业资格护士等须有带教老师确认签名。处理好用过的物品。白班为夜班做好用物准备，如消毒敷料、试管、标本瓶、注射器、常备器械、被服等，便于夜班工作。

（5）交班中如发现病情、治疗、器械、物品交代不清，应立即查问。接班时如发现问题，应由交班者负责。接班后如因交班不清，发生差错、事故或物品遗失，应由接班者负责。

（6）晨会集体交班由护士长主持，全体人员应严肃认真地听取夜班交班报告。要求做到交班记录要写清、口头要讲清、患者床头要看清，如交代不清不得下班。

2. 交接班内容

（1）患者总数，出院、入院、转科、转院、分娩、手术、死亡人数，危重症患者、抢救患者，大手术前后或有特殊检查处理，病情变化及思想情绪波动的患者均应详细交班。

（2）医嘱执行情况，重症护理记录，各种检查标本采集及各种处置完成情况，对尚未完成的工作，应向接班者交代清楚。

（3）查看昏迷、瘫痪等危重病患者有无压疮，基础护理完成情况，各种导管固定和通畅情况。

（4）常备、贵重、毒、麻、精神药品及抢救药品、器械、仪器的数量、技术状态等，交接班者均应签全名。

（5）交接班者共同巡视检查病房是否达到清洁、整齐、安静的要求及各项工作的落实情况。

3. "五看"、"五查"、"一巡视"

（1）五看

1）看计算机：医嘱是否录入，是否执行无误。

2）看病室报告：包括全日患者流动情况，新入院患者、危重手术及有特殊变化患者的重点病情，给予的医疗处理及护理措施等是否记录正确，有无遗漏。

3）看体温本：是否按要求测试体温，有无高热或突然发热患者。

4）看各项护理记录：是否真实、客观、准确、及时、完整，有无遗漏或错误。

5）看特殊治疗、护理是否落实。

（2）五查

1）查新入院患者的初步处理是否妥善，病情有特殊变化者是否已及时处理。

2）查手术患者准备是否完善。

3）查危、重、瘫痪患者是否按时翻身，床铺是否平整，有无压疮。

4）查尿、便失禁患者护理是否到位，皮肤、被服是否清洁干燥。

5）查大手术后患者创口有无渗血，敷料是否妥帖，是否排气、排尿，各种管道是否通畅。

（3）一巡视：对危重、大手术及病情有特殊变化的患者，交接班人员应共同巡视，进行床旁交接班。

五、病区消毒隔离制度

1. 严格执行无菌操作规程，做无菌操作时必须衣帽整齐，戴口罩，无菌器械、容器、敷料筒、持物钳等定期清洗、消毒、灭菌和更换，并注明灭菌日期和开启日期。

2. 治疗室、换药室要坚持清洁、消毒制度，地面湿式清扫，用消毒液擦地，工作人员进入治疗室要戴帽子、口罩，私人物品不准带入室内，抹布、拖把专室专用。

3. 治疗室、产房、手术室、换药室要定期进行空气消毒及空气培养。

4. 病室定期通风换气，晨间护理采用湿式扫床，一床一套，床头桌每日擦拭，一桌一布，均浸泡消毒后晾干。

5. 每周至少更换被服一次，并根据情况随时更换，脏被服放入污物车内。

6. 暖瓶、痰盂、便盆等用具专人专用。

7. 体温计一人一表，用后浸泡消毒。

8. 注射操作实行一人一针一管一止血带，用后消毒。

9. 单位隔离

（1）隔离患者有条件时住单间或相对独立区域，病室内或病室门口要备隔离衣，悬挂方法正确。

（2）清洁区挂避污纸，以便随时使用。

（3）隔离单位门外应备有洗手盆，内盛消毒液。

（4）患者专用体温表、药杯、便器，应用一次性注射器、输液器、餐具，使用后回收集中处理。

（5）隔离患者用过的医疗器械应用 1%～2% 含溴或含氯消毒剂浸泡消毒，血压计、听诊器等用消毒液擦拭，血压计袖带若被血液或体液污染，应在清洁的基础上使用含有效溴或有效氯的消毒剂浸泡 30 分钟，然后清洗干净，晒干备用。

10. 凡患者有气性坏疽、铜绿假单胞菌等特殊感染伤口，应严格隔离。所用的器械、被服均要进行"双蒸"处理，所用敷料放入专用塑料袋烧毁。口腔科、放射科要求一律使用一次性漱口杯，口腔科牙钻针必须经过高压灭菌方可使用。

11. 对麻醉机螺旋管、呼吸气囊、气管套管、氧气用的湿化瓶、牙垫、舌钳、开口器等使用后应严格消毒灭菌。

12. 各种内镜使用后必须认真清洗，彻底消毒，对乙肝患者应固定内镜，用后进行严格消毒。

13. 诊疗、换药、注射、处置工作前后，认真洗手，必要时用消毒液泡手。

14. 出院患者做好终末消毒处理，床、床头橱用消毒液擦拭。

六、病房医嘱制度

1. 医嘱一般在上班后 2 小时内开出，要求层次分明，内容清楚，转抄和整理必须准确，如需更改撤销时，要用红笔填"取消"并签名。临时医嘱必须及时向护理人员交代清楚，医嘱要按时执行。

2. 开写、执行医嘱必须有医、护人员用楷书签全名，要注明时间。

3. 医师开出医嘱后要仔细复查，无误后交护理人员执行，护理人员对可疑医嘱必须询问清楚后方可执行。

4. 在抢救和手术中，不得不下达口头医嘱时，由经治医师下达口头医嘱，护士复述一遍，经医师核实无误后方可执行，事后医师要及时补记医嘱。

5. 医师下达医嘱要认真负责，不允许不见患者下医嘱。

6. 计算机打印出输液卡、注射单、处置单、口服药单、化验粘贴单，须经两人核对后方可执行。一人当班处理医嘱，准确执行后，须由下一班再次查对，并于注射单和输液卡上签名。

7. 医嘱每天大查对 1 次，阶段小核对 4 次，做到"五看"：看输液卡、注射单、口服药单、病历、记事板，护士长每周总查对 2 次并签名。

8. 手术后和产后患者要停止术前和产前医嘱，重开医嘱，并且分别转抄于医嘱本和各项执行单上。

9. 需要下一班护士执行的临时医嘱交接班时，要说明并在护士值班记录上标明。

10. 一般情况下，无医嘱，护士不得对患者做对症处理。如在抢救危重症患者的紧急情况下，医师不在场，护士可针对病情给予临时的必要处理，但处理后做好记录，并及时向经治医师报告。

七、分级护理制度

分级护理是指患者在住院期间，医护人员根据患者病情和生活自理能力，确定并实施不同级别的护理。分级护理分为四个级别，即特级护理、一级护理、二级护理和三级护理。分别设有标记。

1. 特级护理

（1）病情依据：①重症监护患者；②病情危重，随时可能发生病情变化需要进行抢救的患者；③各种复杂或大手术后的患者；④严重创伤或大面积烧伤的患者；⑤使用呼吸机辅助呼吸，并需要严密监护病情的患者；⑥实施连续性肾脏替代治疗（CRRT），并需要严密监护生命体征的患者；⑦其他有生命危险，需要严密监护生命体征的患者。

（2）护理要求：①严密观察患者病情变化，监测生命体征；②根据医嘱，正确实施治疗、给药措施；③根据医嘱，准确测量出入量；④根据病情，正确实施基础护理和专科护理，如口腔护理、压疮护理、呼吸道护理及管路护理等，实施安全措施；⑤保持患者的舒适和功能体位；⑥实施床旁交接班。

2. 一级护理

（1）病情依据：①病情趋向稳定的重症患者；②各种大手术后需严格卧床休息以及生活不能自理的患者；③生活部分自理，但病情随时可能发生变化的患者；④生活完全不能自理且病情不稳定的患者。

（2）护理要求：①每小时巡视患者，观察患者病情变化；②根据患者病情，测量生命体征；③根据医嘱，正确实施治疗、给药措施；④根据患者病情，正确实施基础护理和专科护理，如口腔护理、压疮护理、呼吸道护理及管路护理等，实施安全措施；⑤提供护理相关的健康指导。

3. 二级护理

（1）病情依据：①病情趋于稳定，仍需要卧床的患者；②生活部分自理的患者。

（2）护理要求：①每2小时巡视患者，观察患者病情变化；②根据病情，测量生命体征；③根据医嘱，正确实施治疗、给药措施；④根据患者病情，正确实施护理措施和安全措施；⑤提供护理相关的健康指导。

4．三级护理

（1）病情依据：①生活完全自理且病情稳定的患者；②生活完全自理且处于康复期的患者。

（2）护理要求：①每3小时巡视患者，观察患者病情变化；②根据患者病情，测量生命体征；③根据医嘱，正确实施治疗、给药措施；④提供护理相关的健康指导。

八、患者入院管理制度

1．入院患者应持门诊、急诊医师签发的入院证到住院处，办理入院手续。护士在护送危重患者时应密切观察病情，注意保暖，防止输液或用氧中断。注意外伤者体位，以确保安全。

2．病房护士接到入院通知后应准备床位及用物，对急诊手术或危重患者，需先做预处理：吸氧、吸痰、开放静脉通道等，等医师赶到后立即配合抢救。

3．病房护士应与门诊急诊科护士做好交接工作，做到治疗、病情、护理处置清楚，并尽快将患者安置到病房。

4．测量体温、脉搏、呼吸、血压。填写住院病历及各种登记手续，必须要验证患者的医保病历并核对照片、姓名、性别、年龄，防止冒名顶替住院。

5．护士应了解患者参保参合类型，并告知患者及时备齐医保局审批资料。

6．除危重患者需要立即投入抢救及其他特殊情况外，应仔细评估患者并向患者详尽地做入院宣教，包括住院规则和有关病房制度、安全告知，协助患者熟悉环境，主动了解病情和患者的心理状态、生活习惯等。对危重、老年患者进行跌倒、烫伤、压疮、导管等高危状况评估，酌情采取护理保护措施和上报。药物过敏者根据医院规定悬挂统一醒目的标识。填写安全告知书，并请患者及家属签名。

7．通知医师检查患者，及时准确执行医嘱。

九、患者住院管理制度

1．护士有职责不断向患者进行安全、健康教育；住院患者应尊重医务人员，听从医护人员的指导，遵守住院规则，遵从医嘱，与医护人员密切合作，为治疗疾病，恢复健康，共同努力创建和谐就医环境。

2. 患者应按时作息。在查房、诊疗时间内请勿擅自离开病房。特殊情况外出时，应请假并签字，经值班医务人员同意后方可离开。

3. 搞好个人卫生，患者原则上穿病服，定时更换。

4. 患者请勿进入治疗室和医护办公室，不得翻阅医疗文书，不准私自到院外求医购药，或自行邀请院外医师到医院为个人诊治。

5. 患者的饮食、护理级别由医师根据病情决定，不得随意更改。陪护人员送来的食物，须经医务人员同意后方可食用。

6. 患者可携带必需生活用品，其他物品谢绝带入病房。

7. 患者请勿串病房或私自调换床位，非探视时间不会客，预防院内交叉感染。

8. 管理好医院及个人财产，病区内禁止吸烟及使用电器，节约水、电，爱护公物，保持病区环境整洁、安静、安全、舒适。

9. 发扬团结友爱精神，患者之间应当做到互相关心，互相爱护，互相帮助。

10. 医护患密切配合，凡事进行有效沟通，避免信息不畅造成的隐患，特别是进行有创治疗、检查、护理前须沟通和告知；住院期间患者对治疗、护理、管理方面有意见可向护士长和科主任反映，管理者应及时处理、反馈。

11. 病员如有不遵守院规或违反纪律者，院方必要时可以给予劝阻教育。

十、患者出院管理制度

1. 患者出院由主治医师和经管医师决定，护士按医嘱预先通知患者及其家属。病情不宜出院而患者或家属要求出院者，医师应加以劝阻，如说服无效，应报上级医师和科主任批准，并由患者或其家属签字。应出院而不出院者，通知有关部门或所在单位接回或送走。

2. 护理人员应根据医嘱办理出院手续。停止住院期间的一切治疗、护理，撤出所有诊疗、治疗、护理卡片，核对治疗、护理、检查、实验室检查等项目申请单与费用，做好出院登记，办理出科。

3. 将出院卡片、出院小结及诊断证明交与患者，嘱患者及家属携带相关资料到住院收费处办理结算手续。

4. 取得出院结算清单后，做好出院指导，告知注意事项，将出院带药交给患者，并说明服用方法，主动征求患者对医院的意见。对患者或家属提出的相关问题做出说明。

5. 协助患者整理物品，收回医院用物。热情送患者至电梯口，向患者道别。

6. 整理病床单位，按常规进行各类物品的终末消毒处理。

7. 按出院病历顺序整理病历，及时归档。

十一、危重患者安全制度

1. 危重患者的特点是病情重而复杂，变化快，随时都有发生生命危险的可能，因此对危重患者必须给予严密、全面的观察，及时分析、评估病情变化和治疗护理的效果，严防业务技术导致的不安全。

2. 危重患者初诊或病变时，如医师未到场，接诊护士应做初步抢救处理，如吸氧、建立静脉通道等，待医师赶到后密切配合抢救，执行口头医嘱必须复述无误后方可执行，并保留所有安瓿，经两人核对后方可弃之。抢救结束后督促医师及时、据实补记医嘱，护士签名。

3. 危重护理记录应正确、准时、清晰，记录患者病情、用药、特殊治疗及检查的时间、出入量等，时间记录到分，并签署全名。

4. 做好各项临床基础护理，如眼、口、皮肤、尿便及呼吸道的护理，防止并发症的发生。

5. 做好各种管道护理。当患者身上导管较多时，各导管标识应明确、醒目、清晰，衔接正确、牢固，避免误用，观察各引流液的色、质、量并准确记录，保持通畅。

6. 及时正确采集各种血、尿、便、痰、引流液等标本，及时送检。

7. 严密观察和记录患者病情及生命体征的变化，掌握患者主要治疗、护理及潜在并发症的风险，做好预防性护理。

8. 对意识丧失、谵妄、躁动的患者主要保护其安全，酌情使用保护用具，防止意外发生（使用保护用具必须告知）。

9. 严格按操作规程进行各项操作，注意安全，必要时两人配合进行，严防误伤、烫伤、咬伤、抓伤、撞伤、坠床等情况的发生而加重病情、危及生命。

10. 加强与患者家属的沟通交流，增加了解、支持，对创伤性检查、护理必须取得患者或家人知情同意，尊重患者人格，维护患者隐私和自主权。

11. 护理中遇到疑难问题时，本病区护士长应及时组织讨论，酌情申请院内护理会诊，解决护理难题。

12. 因病情需要转科、转院、手术时，须严格执行转交接制度。

十二、危重患者抢救制度

1. 抢救危重患者应按照病情严重程度和复杂情况决定抢救组织工作，一般抢救工作应有值班医师和护士负责；危重患者抢救应由科主任和护士长组织抢救；遇有大批患者、严重多发伤等情况时，应立即报告医务科、护理部，由医院组织相关科室共同抢救。

2. 临床护士遇有危重患者，应及时通知值班医师，做好抢救准备工作，并给予必要的处理，如吸氧、吸痰、测体温、血压、脉搏、呼吸等。

3. 参加抢救的医护人员要严肃认真、积极主动，听从指挥，既要明确分工，又要密切协作。

4. 抢救工作中遇有治疗、技术操作等方面的困难时，应及时请示上级护士或护士长，迅速予以解决，必要时上级护士或护士长迅速参加抢救工作。

5. 一切抢救工作均要做好记录，做到及时、准确、清楚、扼要、完整，并要注明执行时间。

6. 口头医嘱要准确、清楚，尤其是药名、剂量、给药途径与时间等，护士要复述一遍，避免有误，及时记录于病历上，并补开医嘱和处方。

7. 各种急救药物的安瓿、输液空瓶、输血空袋等用完后应暂行保留，以便统计与查对，避免医疗差错。

8. 一切急救用品实行"四固定"制度（定数量、定地点、定人管理、定期检查维修），各类仪器要保证性能良好。急诊室抢救物品一律不外借，用后归放原处，清理补充。

9. 严格交接班，详细交接病情、治疗、护理及注意事项等情况。

10. 急救中心的患者经抢救病情稳定或需转入病房或需手术室治疗者，应专人护送，病情不允许搬动者，应专人看护或经常巡视。

11. 抢救工作结束后，应认真总结抢救的经过，并做好记录。

十三、危重患者转交接制度

1. 凡大手术、危重患者转运，必须由护理人员全程陪护。

2. 根据转科医嘱，评估患者，填写急危重患者院内转科交接本，电话通知转入科室。

3. 保证转运工具功能完好，确保患者在转运过程中的安全，酌情准备应急物品及药品。

4. 转入科室在接到患者转科通知后，护士立即准备备用床及必需物品。

5. 患者入科时，护士主动迎接并妥善安置患者。

6. 认真评估患者，转出、转入双方必须做到"五交清"：患者生命体征要交清、患者身上各种导管要交清、患者使用各种仪器要交清、患者皮肤情况要交清、患者病情要交清。据实填写急危重患者院内转科交接本及护理记录单，并通知医师诊治患者。

十四、患者饮食管理制度

1. 患者饮食由医师根据病情决定，护士根据医嘱，输入电脑，新患者通知营养室。

2. 进餐前 30 分钟停止一切非紧急的治疗及检查，停止清扫工作，保持安静整洁的环境。住院患者的床头牌上应有饮食标记，禁食患者应在饮食牌或床尾设有醒目标志，并告诉患者禁食的原因和时限。掌握当日需要禁食或限量以及延迟进食等要求，防止差错。

3. 对卧床患者协助洗手，扶持老弱患者坐起。

4. 患者进食时护士应巡视并观察患者的进食情况，随时征求患者的意见，及时与营养室联系，对不能自行进食的患者协助进食。

5. 护士有责任主动关心患者家属送来的食物，在病情允许情况下指导患者食用。进食后，协助危重患者漱口或口腔护理，必要时做好记录。

6. 特殊病情需要的饮食，如鼻饲流质、无渣饮食及对温度、时间、喂食量有严格要求的饮食，护士应严格执行医嘱，必要时对家属给予指导。

7. 对治疗饮食、试验饮食的患者向患者说明治疗饮食的目的，对禁食或限制的食品要多向患者解释，争取配合。开饭时护士必须亲临患者床边，指导患者正确进食。

8. 新患者入院后已过开饭时间，应主动关心与配餐员和营养室联系，保证患者吃到热饭、热菜。

9. 餐具每餐消毒，传染病患者使用一次性餐具。

10. 饮食护理中注意患者文化差异，尊重患者风俗习惯，尽量给予满足。

十五、患者告知制度

患者作为一名特殊的消费者，有权利了解自己患病的信息和治疗、护理方案，并做出适当选择。因此护理人员必须自觉维护患者的合法权益，充分尊重患者的知情同意权、选择权、健康自主权及隐私权，侵袭性操作前，护士有义务如实告知，并尊重其选择。

1. 护理人员在实施护理过程中，应与患者和家属进行有效的交流沟通，及时解答患者和家属的有关问题，在不影响治疗前提下，应如实告知患者和家属护理计划、护理措施、护理风险等，以取得患者和家属的理解、知情和合作，酌情作相应记录。

2. 患者入院后须先征求患者意见是否需要委托他人履行自己在医院期间的有关法律手续，如需要应由患者亲自签订委托书，并告知住院期间注意事项。

3. 患者病情危重时，医师出示病危通知，告知并交与家属。

4. 患者住院期间，病情突变、急需抢救、手术等，应立即告诉监护人和委托人，来不及告知应报告院总值班或医务科。

5. 尊重患者的自主权、知情权，给患者实施特殊治疗、检查、用药、护理时，做到知情同意，特别是实施化疗、创伤性护理、治疗，护理人员须切实履行告知义务，必要时填写"告知书"。

6. 护士执行护理活动中，应尊重患者人格，保护患者的隐私权，任何人任何时间不得向他人泄露患者的隐私，各类检查室均有隐私保护性措施。

以下列举一些告知技巧：

（1）告知态度要诚恳、和蔼、耐心、诚心，充满关切，忌训斥、命令。语言要通俗易懂，忌用医学术语、暗示诱导、误导、欺骗、隐瞒，确保患者在理解的基础上行使自己的权利。

（2）告知内容应有利于治疗操作或康复，无关内容不可告知。一次告知内容不能太多，使用资料、数据准确无误，不能含混。

（3）告知过程中，对患者提问耐心解答，难以理解的应反复解释，防止用语不当。

（4）操作失误时，要诚恳道歉，操作结束时，要感谢患者及家属的合作。

十六、探视、陪护制度

1. 应当按医院规定探视患者，监护室患者、新生儿病房患儿不得入室探视、陪护，传染病患者（儿童除外）不得陪护。

2. 每次探视要领取"探视证"，每次不超过 2 人，不得带学龄前儿童入病房。

3. 需要陪护的患者由主治医师、护士长共同商讨并发给"陪护证"，停止陪护时应将陪护证收回。

4. 探视和陪护人员必须遵守院规，文明礼貌，服从医护人员的管理并遵守以下规定：

（1）不得翻阅医疗文书及资料，查房或进行诊疗工作时，陪护应退出病房。不得谈论有碍患者健康的事宜，不得私自将患者带出院外。

（2）探视和陪护者只允许到所探视、陪护的病房，不得进入其他病房或进入办公区域逗留。

（3）不得使用患者的用具，吃患者的膳食，不得在患者的床上坐、卧和在病区（病房）内洗涤。

（4）探视和陪护者发生传染性疾病（如上呼吸道感染时），不得探视和陪护。

（5）爱护公物，节约水、电，保持病区（病房）的清洁整齐，不得在病房内吸烟和随地吐痰。

十七、健康教育制度

1. 患者入院后，首诊护士应热情接待安置患者，应在入院 4 小时内对患者或家属进行入院介绍，包括病区环境、疾病相关知识、生活作息制度、饮食、安全等有关事宜，语言通俗易懂，态度平易近人。

2. 结合患者疾病具体情况，制定有关疾病治疗、饮食、用药、护理、功能锻炼及注意事项等健康教育计划，分阶段实施，并及时评估患者认识水平和自我管理现状。

3. 结合病区收治的病种、季节变化等特点，对病区患者、家属、陪护进行健康知识普及和安全防范教育，也可利用工休座谈会进行相关内容的传播。

4. 各病区备有语言简明、通俗易懂的健康教育宣传手册、宣传折页供患者自行阅读。

5. 各病区备有展板，进行专科疾病健康知识普及，展板做到标题醒目、图文并茂。

6. 患者出院前，责任护士必须做好出院前健康指导，如出院后药物治疗的重要性，药物的疗效、剂量、不良反应及饮食起居、康复训练、复诊等事宜。

7. 护士长、护理部定期对患者健康教育实施情况进行评估、调查，及时反馈，确保健康教育的覆盖率和知晓率符合医院质量标准。

十八、医疗文件管理制度

1. 由病房护士长负责医疗文件的管理，护士长不在时，由主班护士负责管理。各班人员均须按管理要求执行。

2. 各护理单元应当严格管理医疗文件，病历中各种表格应排列整齐，病历不得随意放置，应放置于病历柜内并上锁，病历用后必须归还原处，严禁任何人涂改、伪造、隐匿、销毁、抢夺、窃取病历。

3. 患者不得翻阅病历及自行携带病历出病区。住院病历因医疗活动或复印、复制等需要带离病区时，由病区指定专门人员负责携带和保管。

4. 患者出院或死亡后，病历须按规定排列整齐，由情报信息科负责保管。

5. 病室工作日志交情报信息科保管。

十九、紧急病例、实物封存管理制度

1. 发生医疗事故争议时，需要紧急封存的病历内容　死亡病例讨论记录、疑难病例讨论记录、上级医师查房记录、会诊意见、病程记录。

2. 应当在医患双方在场的情况下封存和启封并加盖印记证明。封存的病历资料可以是复印件，由医疗机构保管。

3. 疑似输液、输血、注射、药物等引起不良后果的，医患双方应当共同对现场实物（包括输液器、注射器、残存的药液、血液、药物以及服药使用的器皿等）进行封存和启封，封存的现场实物由医疗机构保管；需要检验的，应当由双方共同指定的、依法具有检验资格的检验机构进行检验；双方无法共同指定时，由卫生行政部门指定。封存物品送检启封时，也要双方当事人共同在场，在场的双方当事人应具有完全民事行为能力，均保证 2 人以上。

4. 封存病历前护士应完善的工作

（1）完善护理记录，要求护理记录完整、准确、及时，护理记录内容全面，与医疗记录一致，如患者死亡时间、病情变化时间、疾病诊断等。

（2）检查体温单、医嘱单记录是否完整，包括医师的口头医嘱是否及时记录。

（3）病历封存后，由医务科指定专职人员保管。

5. 可复印病历资料　门（急）诊病历和住院病历中的住院志（即入院记录）、体温单、医嘱单、化验单（检验报告）、医学影像检查资料、特殊检查、治疗同意书、手术同意书、手术及麻醉记录单、病历报告、护理记录、出院记录。

二十、护理病例讨论制度

1. 在护理工作中凡遇有特殊病例、危重抢救病例、疑难病例均应进行会诊、讨论，集思广益，提高护理质量。

2. 对需要特别护理的抢救患者，护士长应组织全体护理人员进行讨论，分析病情，拟订护理计划，并成立特别护理小组进行护理或转 ICU 病房。

3. 如需要其他科室协助制定护理方案的，应由护士长提出会诊讨论申请，由护理部组织相关科室的护士长或高年资护师（主管、副主任护师）参与讨论；讨论时由科室责任护士介绍病情及护理过程，提出需要讨论和协助解决的难题，参与会诊者应查看患者、分析病历，提出解决问题的方法。

4. 在疑难病例护理讨论过程中，可邀请主管医师参与讨论。

5. 讨论情况经整理后，记录在护理查房记录本中。

二十一、护理会诊制度

1. 对于本专科不能解决的护理问题，需进行护理会诊的患者，先汇报护理部，护理部组织相关科室进行会诊。

2. 护理部负责会诊的组织协调工作，确定会诊时间、通知申请科室，负责组织有关护理人员进行护理会诊。

3. 非多科护理会诊的患者由会诊科室填写护理会诊申请单（注明患者一般资料，填写请求护理会诊的理由等），经护士长签字后方可进行会诊。

4. 会诊地点常规设在申请科室。

5. 护理会诊的意见由会诊人员写在护理会诊单上。

6. 参加护理会诊的人员应是由护士长选派的主管护师职称以上的人员。

二十二、抢救室工作制度

1. 抢救室专为抢救患者而设，非抢救患者原则上不得占用。

2. 抢救室应备齐一切抢救药品、物品、器械和敷料等，并放在固定位置，有明显标记，不准任意挪动、挪用或外借。

3. 药品、器械用后均需立即清理、消毒，然后放回原处，消耗部分及时补充，以备再用。对药品还应经常检查，发现过期或变质等情况要随时报告并更换。

4. 抢救室一切物品、药品、器械应指定专人负责管理，定期检查核对，必须每班交接，并认真做好记录。

5. 无菌物品须注明灭菌日期，每周定期消毒灭菌，保证在有效期内。

6. 抢救室严禁烟火，每周彻底清扫、消毒 1 次，保证整洁及安全。

7. 抢救时，抢救人员按照各种疾病的常规抢救程序进行工作，并做好记录。每次抢救结束后，要总结经验。

二十三、治疗室工作制度

1. 进入治疗室必须穿工作服、戴工作帽及口罩，非工作人员严禁入内。

2. 器械、物品放在固定位置，及时请领，上报损耗，严格执行交接手续。

3. 各种药品分类放置，标签醒目，字迹清楚。

4. 医用毒性药品、精神药品、麻醉药品、贵重药品及特殊药品应加锁保管，严格交接班。

5. 严格执行无菌技术操作原则。无菌物品开启后记录开启时间，保持无菌物品的有效性，定时更换。保存的无菌物品、消毒物品必须注明有效期，超过有效期应重新消毒灭菌。消毒瓶每周定期消毒灭菌 2 次。

6. 碘酒、乙醇盛于已消毒瓶内，注意随时加盖并保持其有效浓度。

7. 已用过的一次性注射器、输液器、针头，要随手清理、分类处置，并存放于专用箱内，每日由专人回收 1~2 次。

8. 随时保持室内清洁，每做完一项处置，须随时清理。每日行紫外线照射消毒 1 次，照射时间为 30~60 分钟，并做好记录。每日用消毒液擦拭台面、桌面及拖地至少 2~3 次。

9. 按"五常法"管理治疗室。室内每周大扫除 1 次，指定专人对室内物品、药品、器械做好清点、消毒、保养工作。每日必须检测各消毒液浓度并登记。

二十四、换药室工作制度

1. 严格执行无菌技术操作规程，非换药人员不得入内。

2. 换药室内物品定数量、定位置、定专人管理，用后及时请领补充。一切换药物品均需保持无菌，并注明灭菌日期和有效期时间。

3. 换药时，先处理清洁伤口，后处理感染伤口，特殊感染不得在换药室处理。

4. 无菌物品开启后，注明开启时间，无菌敷料有效使用不超过 24 小时，无菌干罐有效使用不超过 4 小时。

5. 随时保持换药室清洁，每日紫外线照射消毒 1 次，照射时间为 30~60 分钟，并做好记录。每日用消毒液擦拭台面、桌面及拖地至少 2~3 次。

二十五、更衣室管理制度

1. 更衣室是医护人员上、下班更衣的场所，非本科室工作人员不得随意进入。

2. 保持室内卫生清洁，衣物放置有序，每日清扫，护士长定期检查。

3. 室内不得存放变质、腐烂、有异味的食品，严禁存放易燃、易爆物品，禁止将自行车和其他私人用物存入室内。

4. 个人贵重物品，应放入更衣柜并上锁，出入更衣室应随手关门，确保安全。

5. 工作服应挂在固定的位置上，更衣架上不准乱挂其他衣物，以防交叉感染。

6. 上班更换护士工作鞋，保持鞋面清洁，下班后鞋放于更衣橱内。

7. 调离本科室时，及时交回更衣柜钥匙和更衣室钥匙。

二十六、引流管专项护理要求

1. 向患者介绍带管的不适和防止管道脱出的注意事项。

2. 妥善固定，管道不可扭曲、受压，各接口衔接好。

3. 保持引流管通畅，及时排空引流物。

4. 观察引流液的颜色、性质、量，做好记录，如有异常及时汇报主管医师。

5. 管道及附属装置按要求更换。

6. 管道及周围皮肤清洁无胶布残留痕迹。

7. 引流部位的敷料清洁干燥。

8. 做好患者带管的健康教育指导。

二十七、导管滑脱管理制度

1. 护理人员应认真评估患者管道情况，如管道数量、置入部位、固定情况等，并在护理记录单上进行记录。

2. 做好管道护理的交接班。

3. 对患者及其家属进行必要的宣教，使其充分了解预防管道滑脱的重要性、预防方法以及发生管道脱落时应及时向医务人员报告。

4. 加强巡视，观察患者管道固定情况，并做好护理记录。

5. 制定管道滑脱紧急处理预案。发生管道滑脱时，护理人员要采取补救措施，避免或减轻对患者的伤害。

6. 患者发生管道滑脱后应填写"护理不良事件上报表"。上报表由护士长或责任护士填写，24 小时内上报护理部。患者发生较严重伤害或引起纠纷时应立即上报护理部。

7. 护士长组织相关人员认真分析讨论管道滑脱发生的原因，制定针对性的改进措施并实施。

8．护理部对管道滑脱管理质量定期进行评价。每个月对所发生的管道滑脱事件进行汇总分析，找出管道滑脱原因，提出进一步防范的对策并传达到各科室。

二十八、防跌倒管理制度

1．入院 8 小时内用住院评估表完成对新患者跌倒的风险评估。用跌倒评估表对住院期间病情发生变化有跌倒倾向或发生跌倒后的患者进行再次评估。

2．病区张贴"预防跌倒＋知道"标牌，卫生间、配餐间有"谨防湿滑跌倒"。

3．对所有的新患者及家属、陪护人员进行跌倒预防的健康教育，指导后评价患者及照顾者对于指导内容的了解程度。

4．保持病房光线充足，地面干燥，地面无障碍物。

5．定期对病房呼叫系统、床单元等安全设施进行检测并有记录；发现仪器设施有问题时，及时与相关部门联系维修。

6．跌倒风险高的患者床头贴"预防跌倒"标识。

7．中、夜班护理人员主动协助跌倒风险高的患者完成临睡前如厕的需求（特别是睡前服用镇静催眠药者）以及告知夜间活动需注意事项。

8．尽可能将患者于夜间可能使用的物品，如眼镜、拖鞋、拐杖或助行器、轮椅、便器、呼叫器等固定并置于随手可取得之处。

9．患者发生跌倒应填写"护理不良事件上报表"。上报表由护士长或责任护士填写，24 小时内上报护理部。患者发生较严重伤害或引起纠纷时应立即上报护理部。

二十九、防烫伤管理制度

1．住院期间应注意水的温度，在冷、热水管旁边贴上明显的警示标识，谨防热水烫伤。

2．告知家属及陪伴，对婴幼儿、麻醉手术后肢体痛觉未恢复的患者、脑血管意外偏瘫的患者禁止使用热水袋。

3．防止医源性烫伤，在理疗（艾条灸、拔火罐、电疗、光疗等）和使用高频电刀时应注意严格遵守操作规范，防止意外烫伤。

4．注意管理周围环境，如热水瓶应摆放安全、稳妥的地方，使得不易撞到或儿童触摸到，预防意外烫伤。

5．严格交接班，交班时注意查看患者皮肤情况。

6. 护士值班时应加强巡视，对于怕冷的患者应及时为其添加棉被，调节空调温度，避免使用热水袋，防止烫伤。

7. 患者发生烫伤应填写"护理不良事件上报表"。上报表由护士长或责任护士填写，24小时内上报护理部。患者发生较严重伤害或引起纠纷时应立即上报护理部。

三十、使用保护性约束具告知制度

1. 根据病情对患者实施保护性约束，如应用有创通气、治疗不配合、烦躁等患者。

2. 通知家属说明目的和必要性，取得家属理解和配合。

3. 清醒患者需实施保护性约束时，应向患者讲清保护性约束的必要性，取得患者的配合。

4. 对昏迷或精神障碍患者，先向家属讲清必要性，取得家属的理解和配合后实施强制性约束，以保证患者的医疗安全。

5. 注意做好约束处皮肤的护理，防止不必要的损伤。

6. 对昏迷或精神障碍患者，若家属不同意保护性约束则需要签字注明，由此发生的意外后果自负。

三十一、压疮防治管理制度

1. 对新入院或在院患者进行"压疮发生危险因素评估——诺顿评分"，评分小于12分者，填写难免压疮申报及护理措施表，上报护理部，并采取压疮预防措施。

2. 发现压疮，无论是院内发生还是院外带入者均应立即填写"压疮上报、评价表"，并报告科室护士长，科室护士长必须在24小时内上报伤口组。

3. 伤口组成员到科室核查，必要时组织全院会诊。

4. 科室在24小时内组织床边查房，要求人人掌握压疮的护理，并按PIO方式记录于护理记录单上。

5. 当患者转科时，将难免压疮申报及护理措施表交由所转科室继续填写。

6. 当患者压疮处愈合或出院、死亡后，将压疮上报、评价表反馈到护理部。

7. 压疮上报核实流程

（1）填表：由首诊护士当班内完成，已发生压疮者，填写两份压疮上报、评价表；对新入院或在院患者进行压疮发生危险因素评估——诺顿评分，评分小于 12 分者填写两份难免压疮申报及护理措施表，一份交护理部，一份留存于病历中。

（2）通知：首诊护士当班通知科室护士长，护士长在 24 小时内电话报告伤口组，并将表交伤口组。

（3）核实：伤口组成员在接到电话后 24 小时内到科室核实。

（4）签名：核实者签名。

（5）上交：科室每个月将核实后的表格交护理部备案。

8. 科室年压疮发生率应为 0，每次压疮护理后应认真总结经验。

9. 如隐瞒不报或虚报，一经发现与科室工作质量分挂钩，并按规定扣发护士长效益工资。

三十二、病房物品、器械管理制度

1. 急救车、急救物品、仪器定位放置，专人管理，不得随意挪动。

2. 仪器要标牌注明仪器的名称、产地、型号、操作常规、注意事项及负责人姓名。

3. 医疗器械定期检查维修、保养、消毒，保持性能良好。

4. 了解各种仪器的性能及保养方法，严格遵守操作规程，用后及时清洗、消毒。

5. 特殊抢救仪器如临时起搏器等，要班班交接有记录，保证用物齐全，以备随时使用。

6. 急救车专人管理，车内物品定量放置，每日清点、补充、整理并登记签名。

7. 一般物品要建立账目，分类保管，定期检查，做到账物相符。

8. 各类物品有护士长指定专人管理，每周核对，每月清点，每半年或一年与有关科室核对一次，如有不符，查明原因并登记。

9. 借出物品必须有登记手续，贵重物品经护士长许可后方可借出。

三十三、输血安全管理制度

1. 输血治疗前，主管医师必须与患者或家属说明并签输血治疗同意书。

2. 采集血标本时必须仔细查对医嘱、输血申请单、标本标签。

3. 领血时，认真做好三查八对（"三查"：储血袋有效期、血液质量以及输血装置是否完好；"八对"：对患者床号、姓名、性别、住院号、血袋号、血型、交叉配血试验结果、血液种类、剂量）。

4. 血液取回后在室温下放置 20~30 分钟，不宜放置时间过久。

5. 对于第一次输血的患者，应告知其血型。

6. 输血前，必须再次查对输血医嘱及执行单，严格经过两名医护人员共同到患者床边核对床号、姓名、性别、住院号、血型等，确认与配血报告相符，并核对血液后，用符合国家标准的一次性输血器进行输血。

7. 输血中要严密观察患者的生命体征，注意有无输血反应。如发现不良反应应立即停止输血，报告医师及时配合处理，并做好抢救准备，同时查明输血反应的原因，将原袋余血妥善保管 24 小时以便备查。

8. 输血时要遵循先慢后快的原则，一袋血需在 4 小时内输完，防止时间过长发生血液变质。

9. 输血结束后，认真检查穿刺部位有无血肿或渗血现象并做相应的处理。护士还应将与输血有关的化验单存入病历，尤其是交叉配血报告单及输血同意书放入病历永久保存。同时在输血反应登记本上详细记录输血的时间、种类、量、血型、血袋号以及有无输血反应等。

三十四、静脉输液管理制度

1. 加强责任心，严把药物及器具关。液体使用前要认真查看标签是否清晰、有无过期。检查瓶盖有无松动及缺损，瓶身、瓶底及瓶签处有无裂纹。药物有无变色、沉淀、杂质及澄清度的改变。输液器具及药品按有效期先后使用。

2. 严格执行无菌操作及查对制度，预防感染及差错事故的发生。

3. 合理用药，注意药物配伍禁忌。配置粉剂药品要充分振摇，待药物完全溶解方可使用。液体现用现配可避免毒性反应及溶液污染。

4. 根据病情需要安排输液顺序，并根据治疗原则，按急、缓及药物半衰期等情况合理分配药物。

5. 对需要长期输液的患者，要注意保护和合理使用静脉，一般从远端小静脉开始穿刺（抢救时可例外）。

6. 输液前要排尽输液管及针头内的空气，药液滴尽前要及时更换输液瓶或拔针，严防空气栓塞的发生。

7. 严格掌握输液的速度。对有心、肺、肾疾病的患者，老年患者、婴幼儿以及输注高渗、含钾或升压药液的患者，要适当减慢输液速度。

8. 输液过程中加强巡视，观察有无输液反应、穿刺部位有无肿胀、有无静脉炎发生，及时处理。

9. 若为静脉留置针输液法，要严格掌握留置针时间。一般静脉留置针可以保留 3～5 天。

10. 经外周穿刺中心静脉置管术导管的日常维护请参考《静脉治疗临床实践指南》。

11. 一次性用物分类放置、集中销毁，其他物品经初步处理后送消毒供应中心消毒。

三十五、输血、输液反应的处理报告制度

1. 输液反应的处理报告制度　当输液患者可疑或发生输液反应时，及时报告值班医师，积极配合对症治疗，寒战者给予保暖，高热者给予冰敷，必要时吸氧，并按医嘱予药物处理，同时做好下列工作：

（1）立即停止输液，更换新的输液器，改用静脉滴注生理盐水维持静脉通路，并通知值班医师。

（2）严密监测生命体征，配合值班医师对症治疗、抢救。

（3）留取标本及抽血培养。

（4）检查液体质量，输液瓶是否有裂缝，瓶盖是否有松脱；记下药液、输液器及使用的注射器名称、剂量、厂家、批号，用消毒巾、保鲜袋把输液瓶（袋）连输液器包好放冰箱保存，与药剂科、检验科联系，填写药物不良反应报告单，上报至药剂科。输液器等用具送检验科细菌室做相关的细菌学检验。

（5）上述各项均应填写输液反应报告表，24 小时内上报护理部，并做好护理记录及交班工作。

（6）准确记录病情变化及处理措施。

2. 输血反应的处理报告制度　输血中应先慢后快，再根据病情和年龄调整输注速度，并严密观察受血者有无输血不良反应，出现异常情况应及时处理。处理要求如下：

（1）减慢或停止输血，使用新的输液管静脉注射生理盐水维持静脉通道。

（2）立即通知值班医师和输血科值班人员，报告医务科、护理部，及时检查、治疗和抢救，并查找原因，做好记录。

（3）疑为溶血性或细菌污染性输血反应，应立即停止输血，启用新的滴管滴注，静脉注射生理盐水维持静脉通路，及时报告上级医师，在积极治疗抢救的同时，做以下核对检查：

1）核对用血申请单、血袋标签、交叉配血试验记录。

2）尽早检测血常规、尿常规及尿血红蛋白，如怀疑细菌污染，除上述处理外，应做血液细菌培养。

3）将血袋连输血管包好，送血库做细菌学检验。

4）准确做好护理记录。

三十六、青霉素注射管理制度

1．注射青霉素类制剂前必须做青霉素皮肤试验（皮试），阴性者方可注射。凡医师开具青霉素免试单或免试验医嘱时，护士必须询问患者有无青霉素类药物过敏史及最后一次青霉素使用日期。

2．皮试前必须询问患者"三史"，即用药史、过敏史、家族史。有过敏史者禁止做青霉素皮试，并做好"青霉素阳性"标记；如对患者青霉素阳性史有怀疑，必须在有医嘱和医师在场、备好急救药品、严密观察下重做皮试。

3．皮试期间嘱咐患者不要离开病房、不做剧烈运动、不要按压注射部位。如出现气急、胸闷、皮肤发痒等症状应立即处理，并通知医师。

4．青霉素皮试阳性患者禁用青霉素，同时在白板、医嘱单、治疗单、门诊病历、住院病历首页、护理记录单及电脑内注明青霉素阳性，并在床头挂青霉素阳性标记，告知患者、家属以及分管医师。

5．每次注射青霉素类制剂时，应严格执行三查八对制度，并询问青霉素过敏史。

6．注射青霉素类制剂时必须现配现用，并加强巡视，严密观察用药后反应。一旦患者有不适主诉，应立即停止输液，通知医师，配合对症处理并加强观察。

7．停青霉素类制剂超过3天或更换其他批号者，如需再次注射，须重做青霉素皮试。

8．不在空腹状态下注射青霉素类制剂，注射过程中严密观察患者有无过敏反应，注射完毕后嘱咐患者30分钟内不要离开，以便观察。

9．正确判断过敏反应及掌握处理方法（青霉素过敏抢救措施）

（1）立即停药，就地抢救，同时呼叫，将患者平卧，保暖。

（2）立即用0.1%盐酸肾上腺素1ml皮下注射，如症状不缓解，可每隔30分钟皮下或静脉注射0.5ml，直至脱离危险。同时建立静脉通道，保持通畅。

（3）心搏骤停者立即行胸外按压，吸氧，并通知麻醉科，做好气管插管准备。

（4）按医嘱快速、正确应用激素、呼吸兴奋药、血管活性药物等，并做好记录。

（5）保持镇静，抢救争分夺秒，密切观察体温、呼吸、脉搏、血压及尿量、神志等变化。

（6）安慰患者，在相应各处标明青霉素阳性，并将注意事项告知患者及家属。

三十七、化疗药物注射管理制度

1. 执行静脉化疗护理人员的资格要求：护师以上职称，从事本专科护理1年以上，静脉穿刺技术娴熟、准确率高。

2. 建立静脉化疗患者档案，掌握每位化疗患者的所有资料，包括一般资料、诊断、手术、化疗方案、血管评估表等，为执行化疗的护理人员提供完整的资料。

3. 操作前必须确认有效医嘱，并由经治医师向患者或家属说明化疗药物可能引起的不良反应，获得患者（家属）知情同意书。经双人核对床号、姓名、剂量、用药途径。

4. 护士必须了解患者病情及化疗方案。熟悉药物的剂量、用法、治疗作用、并发症、药物间的关系、配伍禁忌、避光等注意事项，药物必须现配现用，严格按照药物说明书配制药液和给药，联合化疗时，应注意化疗药物的先后顺序。

5. 操作前必须向患者及家属解释化疗程序、注意事项及可能出现的不良反应等，如静脉输入期间患者出现躁动不安，陪伴家属不得随意离开，如需离开必须向护士说明，以免化疗药物外渗。

6. 做好自我防护和隔离工作：戴口罩、帽子、手套，穿一次性隔离衣等。配药时最好在有生物层流室的操作台上。怀孕和哺乳期的工作人员应避免接触化疗药物。

7. 严格执行无菌操作和"三查八对一注意"制度，确保化疗药物安全输入。选择粗且弹性较好的静脉，有计划地使用静脉，提高一针见血率并妥善固定。静脉条件差或长期化疗者应考虑中心静脉穿刺。

8. 注射时必须用生理盐水做引导，确认在血管内后，方可注入化疗药，注射期间必须经常检查回血情况以及局部有无肿胀，注意倾听患者主诉，一旦滑出，立即停止，及时妥善处理，注射完毕后也必须用生理盐水冲洗，并用于棉球按压进针处5～10分钟，甚至更长时间。

9. 使用过的废弃物应放置在专用的塑料袋内集中封闭处理，以免药物蒸发污染室内空气。

10. 必须加强巡视制度，原则上 30~60 分钟巡视一次，主要观察输注局部有无肿胀、疼痛，滴液是否通畅及全身反应，在输液卡上做好巡视记录，并给予健康宣教和心理支持。

11. 加强交接班制度，在执行静脉化疗操作时，应有专人负责护理，从药物的核对、配制、静脉穿刺、用药到结束，尽量在当班内完成，如需交班，应严格床边交接。并详细记录，发现异常应及时处理并逐级上报。

12. 如果发生化疗药物外渗，要按规范及时处置并填写护理缺陷报告单，逐级上报，并进行跟踪监控。

13. 并发症处理

（1）化疗药物外渗：①立即停止，回抽针头中残留的化疗药物，予生理盐水冲洗血管；②24 小时内依据不同的化疗药物特点，局部给予冰袋冷敷或 25% 硫酸镁湿敷或金黄散外敷；或局部用利多卡因 5ml + 地塞米松 5ml 局部封闭，每日 1 次，连续 3 天（根据情况）。必要时请医师选用相关拮抗药治疗；③抬高患肢；④如局部已形成溃疡，必须按时换药处理。

（2）栓塞性静脉炎：局部用硫酸镁或金黄散湿敷。

（3）对白细胞严重减少的患者，应采取保护性隔离措施。

14. 建立定期随访制度，化疗结束患者出院时，必须提供详细的出院指导，出院后还要定期随访，了解化疗后患者的恢复情况，为患者提供必要的指导，保证下个周期化疗按期顺利执行。

三十八、病房药品管理制度

1. 病房内所有基数药品，只能供住院患者按医嘱使用，其他人员不得私自取用。

2. 病房内基数药品，应指定专人管理，负责领药、退药和保管工作。

3. 每日清点并记录，检查药品数量及质量，防止积压、变质，如发现药品有沉淀、变色、过期、标签模糊时，立即停止使用并报药房处理。

4. 抢救药品必须放置在抢救车内，定量、定位放置，标签清楚，每日检查，保证随时急用。

5. 特殊及贵重药品应注明床号、姓名，单独存放并加锁。

6. 需要冷藏的药品（如冻干血浆、清蛋白、胰岛素等）要放在冰箱冷藏室内，以保证药效。

7. 患者个人专用的特殊药物，应单独存放，并注明床号、姓名，停药后及时退药。

三十九、安全用药管理制度

1. 遵医嘱及时准确给药。

2. 用药时严格执行三查八对，准确掌握给药剂量、浓度、方法和时间，认真核对患者姓名、床号，药物名称、有效期，必要时让患者自述姓名。

3. 口服药物做到发药到口，防止存留。

4. 注射药物需两人核对，静脉药物在药瓶上应注明患者姓名、床号，药物名称、剂量、用法、配药时间。

5. 用药后应观察药效和不良反应，如过敏、中毒等反应立即停药，报告医师给予对症处理，做好护理记录，并在病历、床头牌、治疗本上做好过敏标识，封存输液瓶，与药检科联系送检。

6. 掌握药物作用、不良反应及注意事项。特殊用药及新药应认真阅读药品说明书，高危险药品加药前应做到两人再次核对药品的名称、剂量、用法等。

7. 用药知识的健康教育，向患者介绍药物名称、作用及注意事项，掌握正确的用药方法。

四十、毒麻药品管理制度

1. 病房内毒麻药品只能供应住院患者按医嘱使用，其他人员不得私自取用和借用。

2. 毒麻药品应定期检查，如有变质、过期应及时更换。

3. 毒麻药品实行班班交接，必须交接清楚并签全名，护士长每周检查核对一次并签名。

4. 设专人管理、专柜加锁、专用账册、专用处方、专册登记，并按需保持一定基数。

5. 医师开医嘱及专用处方后，方可给患者使用，使用后保留空安瓿。

6. 建立毒麻药使用登记本，注明患者姓名、床号，药名、使用日期、用法、剂量、批号、时间，有护士签名。

7. 如遇"prn"医嘱，当患者需要使用时，仍需由医师开出医嘱及专用处方后，方可给患者使用。

四十一、高危药品管理制度

1. 危险药品、毒性较大的药品应单独存放，标识明确。

2. 易引起过敏的药物与一般药物分别放置。

3. 毒性较大的药物除严格做好三查八对外，在加药前应与第二人核对药物的名称、剂量、有效期，两人再次核对无误后方可加药。

4. 护士应掌握药物的作用、不良反应、注意事项及用法。

5. 对易发生过敏的药物或特殊用药应密切观察，如有过敏现象、中毒反应应立即停止用药，并报告医师对症处理，做好记录、封存及检验等工作。

6. 做好用药知识指导，使患者了解药物的作用、不良反应及用药后的注意事项。

7. 用药过程中定时巡视，发现异常及时处理。

四十二、急救物品、药品管理制度

1. 抢救车保持清洁、整齐、规范，放置于固定位置。

2. 急救物品、仪器定位放置，专人管理，不得随意挪动，抢救车内急救物品、仪器除抢救患者外不得挪用。

3. 抢救药品必须放置在抢救车内，定量、定位放置，标签清楚，每日检查，保证随时急用。

4. 抢救药品及一次性医疗用品（如输液器、注射器、输血器等）保证一定基数，无过期，用后应及时补充。

5. 抢救物品、仪器、药品做到班班交接检查，每周总查一次，检查有无过期、变质，基数是否相符，抢救仪器是否性能完好等，交接、检查后签全名。

6. 抢救物品如舌钳、开口器等用后需消毒备用。

四十三、用药观察制度

1. 护士应熟练掌握常用药物的疗效和不良反应。

2. 对易发生过敏的药物或特殊用药应密切观察，如有过敏、中毒反应立即停止用药，并报告医师，做好记录，及时封存实物，做好检验监测等工作。

3. 应用输液泵、微量泵或化疗药物时，应建立巡视登记卡，密切观察用药效果和不良反应，及时处理，确保用药安全。

4. 根据病情和药物性质调整输液滴速，观察有无发热、皮疹、恶心、呕吐等不良反应，发现异常及时通知医师进行处理。

5. 做好患者的用药指导，使其了解药物的一般作用和不良反应，指导正确用药和应注意的问题。

6. 护士长要随时检查各班工作，注意巡视病房，发现问题及时处理。

四十四、护理差错、纠纷登记报告制度

1. 在护理活动中必须严格遵守医疗卫生管理法律、行政法规、部门规章和诊疗护理规范、常规，遵守护理服务职业道德。

2. 各护理单元有防范处理护理差错、纠纷的预案，预防差错事故的发生。

3. 各护理单元应建立护理差错登记本，及时据实登记病区的护理差错。

4. 发生护理差错事故后，要及时上报，积极采取挽救或抢救措施，尽量减少或消除由于差错事故造成的不良后果。

5. 发生差错事故后，有关的记录、标本、实验室检验结果及造成差错事故的药品、器械均应妥善保管，不得擅自涂改、销毁。

6. 凡发生差错，当事人应立即报告值班医师，由病区护士长当日报科护士长，科护士长报护理部，并提交书面报表。

7. 各科室应认真填写护理差错报告表，由本人登记发生差错的经过、原因、后果及本人对差错的认识。护士长应对差错及时调查研究，组织科内讨论并制定整改措施，防止差错再度发生，讨论结果形成文字材料1周内报送护理部。

8. 对发生的护理差错，组织护理差错鉴定委员会对事件进行讨论，提交处理意见；差错造成不良影响时，应做好有关善后工作。

9. 发生差错后，护士长对差错发生的原因、影响因素及管理等各个环节应做认真分析，及时制定改进措施，并且跟踪改进措施落实情况，定期对病区的护理安全情况分析研讨，对工作中的薄弱环节制定相关的防范措施。

10. 发生护理差错事故的科室或个人，如不按规定报告，有意隐瞒，事后经领导或他人发现，须按情节严重给予处理。

11. 护理事故的管理按《医疗事故处理条例》参照执行。

四十五、护理投诉管理制度

1. 设专人负责，并执行首次负责制（专人不在时，首次接待者负责或引给他人）。

2. 接待者态度应诚恳，倾听要认真，尽力选择合适的环境，让投诉者能无拘束地畅述不满事件及观点，酌情做有理有节的解释和说明，禁忌粗暴、冷落、强词夺理、不礼貌等行为，避免引发新的冲突。

3. 接待者必须详细记录事件概况、地点、人员、投诉者的意见、观点等。

4. 各病区设有意见箱，专人定时开启。

5. 接到投诉，应尽快做调查核实，及时反馈，责任科室、责任者必须认真分析原因、总结经验，接受教训，提出整改措施，并向投诉者反馈、致歉、致谢，护理部应根据事件情节和有关条例，给予相应的处理。

6. 事件处理完毕后，各级管理者应结合事例进行剖析、讲评，引以为戒，避免类似事件重新发生。

四十六、医疗废物分类管理制度

1. 临床科室医务人员要严格按照《医疗废物管理条例》、《医疗机构医疗废物管理办法》及有关配套文件的规定执行医疗废物管理。

2. 护士长负责本科室医务人员有关医疗废物管理知识的培训、指导、监督和管理。

3. 护士长要加强对本科室医疗废物的管理，防止医疗废物泄漏、丢失、买卖事件发生。

4. 在进行医疗废物分类收集中，医务人员要加强自我防护，防止职业暴露。

5. 临床科室要对从事医疗废物分类、收集的人员提供必要的职业防护措施。

6. 医疗废物不得与生活垃圾混放，感染性废物、病理性废物、损伤性废物、药物性废物及化学性废物不能混合收集。少量的药物性废物可以混入感染性废物，但应在标签上注明。医疗废物包装袋（箱）颜色为黄色，生活垃圾包装袋为黑色。

7. 盛装医疗废物前，应当对医疗废物包装袋（箱）进行认真检查，确保无破损、渗漏。

8. 每个盛装医疗废物的包装袋（箱）外表面有警示标识。盛装的医疗废物达到包装物或者容器的3/4时，由临床科室工作人员采用有效的封口方式进行封口，确保封口的紧密、严实，然后在每个包装袋（箱）上粘贴警示标识、不同类别医疗废物的中文标签，填写中文标签的内容：单位、科室、日期、医疗废物类别。

9. 包装袋（箱）的外表面被感染性废物污染时，应当对被污染处进行消毒处理或者增加一层包装袋。

10. 隔离的传染病患者或者疑似传染病患者产生的医疗废物应当使用双层包装物，并及时密封。

11. 科室的医疗废物暂时存放点有分类收集方法的示意图或者文字说明。

12. 每天医疗废物交接完毕后，科室工作人员对医疗废物暂存地进行清洁和消毒。

13. 科室工作人员按照规定时间与医疗废物专职接收人员履行医疗废物交接，并登记、签名。医疗废物登记本等应资料保存 3 年。

四十七、临终关怀服务制度

1. 针对濒死患者的病痛和症状予以相应专业的支持性治疗和全身心照料，尽力解除患者的痛苦，提高有限生命阶段的生活质量。

2. 帮助濒死患者维持正常的生活形态，给予人道主义的同情、关心、体贴，尊重患者的人格、权利、尊严。

3. 鼓励临终患者之间的彼此沟通和互助。

4. 加强心理治疗，医护人员发挥内在力量给予濒死患者情感、身心最大安慰和最有力的支持，消除恐惧心理。

5. 向临终患者家属提供温馨的照料和帮助。

6. 向濒死患者提供保持独立性、隐私性需要的生活空间。

第二节　急诊科护理管理制度

一、急诊预检工作管理制度

1. 预检应由急诊工作 3 年以上，具有一定临床经验的护理人员担任。

2. 遇有涉及刑事案件者应向保卫部门和派出所报告。

3. 对传染病或疑似传染病患者，应直接送传染病专科诊室就诊。

4. 对就诊伤（病）员要简要询问伤病情况，做好诊前处理，如测量生命体征，分诊后迅速通知有关科室医师及时救治。

5. 按伤情分轻、重、急依次组织就诊，对危重伤（病）员应立即送抢救室并通知医师和抢救室护士，迅速组织抢救。

6. 遇有严重工伤事故或集体中毒就诊的大批伤（病）员时，应立即报告科主任、行政总值班及院领导。

7. 严格执行登记制度，做好传染病登记、预检登记、急救患者转接登记、死亡登记、入院登记。

8. 坚持首诊医师负责制，不得随便涂改科别，或让患者去预检分诊更改科别。

9. 掌握急救绿色通道的适应证，保证绿色通道畅通。

10. 在预检中遇有困难时，应向护士长或有关医师汇报，共同协商解决，提高预检质量。

11. 努力钻研业务技术，不断提高预检分诊质量，防止误检、漏检，严防差错事故。

二、急诊护理工作管理制度

1. 急诊护理工作人员必须遵守各项规章制度，以高度的人道主义精神和责任心，严肃认真接待患者。

2. 急诊护理人员应具有 2 年以上临床经验，应掌握急症患者的抢救基本技术、胸外心脏按压术、人工呼吸等基础复苏技术及各种抢救仪器和药品的使用。

3. 急诊值班人员必须坚守工作岗位，不得擅离职守，如有正当理由需短时间离开时应有人替班，并向值班护士说明去向。

4. 严格执行交接班及查对制度，严格无菌操作，掌握配伍禁忌，根据医嘱合理用药。工作中做到迅速、准确，既要减少患者等候的时间，又要防止差错的发生。

5. 抢救药品、物品齐全，抢救仪器性能良好，均须放在指定位置，并有明显标识，不准任意挪用和外借。

6. 抢救药品、物品及仪器用后及时清理消毒，消耗部分及时补充，放回原处，备用。

7. 遇有危及生命的急诊患者，必须分秒必争，在最短时间内集中医力抢救，不得以任何理由延误抢救时间，必要时报告上级主管部门。

8. 若遇大批急诊需多方面配合抢救时，应及时向科主任、院领导报告，夜间则报院总值班，以便于组织有关科室人员协助处理。

9. 重患者入院时，护士先与病房联系，并亲自护送至病房，与病房护士做好交接。

10. 对传染病患者或疑似传染病患者，应做好登记及报告工作，并按常规做好消毒隔离。

11. 遇有交通事故、吸毒、自杀等患者涉及公安、司法情况时，应由值班人员按规定上报。

12. 凡来历不明的急诊患者，接诊护理人员必须在登记本上注明陪送人员姓名、单位、地址及发现患者的地点、时间等，必要时报警，请警方协助查找家属。

13. 任何部门或人员不容许以任何理由延误危及生命的抢救及拒收患者，违者承担相应责任。

三、急诊抢救工作制度

1. 急诊抢救工作必须组织健全，分工周密，做到随时能投入抢救工作。建立并完善各种急危重症的抢救程序。

2. 参加抢救的医护人员要严肃认真，分秒必争，工作紧张而有序，分工明确，密切协作。

3. 抢救时抢救人员必须熟练掌握抢救室中各种仪器的使用，在抢救过程中严密观察病情，采取果断措施，并有正确完善的抢救记录。

4. 抢救工作中遇有治疗、技术操作上的困难时，应及时请示，迅速解决。医护人员要密切配合，口头医嘱要核实准确清楚，并及时记录。

5. 抢救室是危重患者急救的场所，设备要齐全，制度要严格，一切急救用品必须定点、定数量、定人管理，定期检查、消毒及维修。做到班班交接，数目相符，性能良好并做好记录。

6. 抢救中急救药物的空安瓿、输液空瓶、输血空瓶等要集中存放，以便核对。

7. 患者经抢救后，如病情允许，应迅速送入病房、监护室或手术室继续治疗，并预先通知病房或手术室做好准备。

8. 抢救室物品使用后，要及时归还原处，清理补充，并保持清洁整齐。

四、急诊抢救室管理制度

1. 抢救室专为抢救急、危重患者设置，其他情况不得占用。患者病情一旦允许搬动，应转出抢救室，以备再来抢救患者的使用。

2. 抢救药品、物品、器械、敷料均须放在指定位置，并有明显标记，不经护士长同意，不得任意挪用、外借。

3. 药品、器械用后均须及时清理、消毒，消耗品应及时补充，放回原处备用。每日核对，班班交接，做到账物相符，有记录。

4. 无菌物品须注明灭菌日期、消毒标识、品名、打包人姓名，按要求进行灭菌，无过期物品。

5. 每日常规清洁消毒，每周彻底清扫消毒 1 次，室内禁止吸烟。

6. 抢救时护理人员按岗就位，遵医嘱及疾病护理常规进行。

7. 突发公共卫生事件，执行医院相关预案。

8. 抢救完毕抢救室应彻底清洁、消毒，做好抢救记录及各种登记。

五、急诊手术室管理制度

1. 进入手术室人员必须衣帽整齐，更换拖鞋及手术衣、裤、口罩，外出时应更换外出鞋，着外出衣。每次手术完毕，手术衣、裤、口罩、帽子、拖鞋须放回指定地点，外人不得擅入手术室。

2. 手术室内应保持安静，整洁，禁止吸烟及大声谈笑。

3. 手术人员应精神集中，严肃认真，严格遵守无菌操作规范，有菌手术与无菌手术应分室进行。手术前后手术室护士应详细清点手术器械、敷料及缝针等数目，应及时消毒、清洗、处理污染的器械和敷料。

4. 室内的药品、敷料、器械专人保管，定期查对，及时补充或维修，固定位置存放；急诊手术器材、设备定期检查，以保证手术正常进行。毒、麻、限制药品标识明显，严格管理。不得擅自外借一切器械、物品。

5. 严格执行交接班制度。手术室设 24 小时值班，坚守岗位，随时接收急诊抢救，不得擅自离岗。

6. 急诊手术由值班医师通知手术室，并填写手术通知单。需特殊器械或有特殊要求，应在手术通知单上注明。如有变更，应预先通知。

7. 严格执行消毒隔离制度，做好无菌管理，防止交叉感染。

六、急诊留观管理制度

1. 急诊伤病员、病情危重、诊断不明或有生命危险需监护者，由值班医师酌情决定留院观察。留观的伤病员，应留一名陪护人员，但不得携带躺椅，不得随便离开观察室。

2. 决定留观的伤病员，值班医师通知观察室护士，对于危重疑难患者接诊医师应当面向观察室医师交代病情。

3. 可疑传染病、肺结核、精神病患者，不予留观。

4. 患者到达观察室后，护士应与陪伴者交点用物和告知留观注意事项，并立即报告观察室值班医师，及时查看患者。观察室医师开出医嘱进行治疗、护理、观察。

5. 观察室医师、护士对留观患者要密切观察病情变化，要随找随到，以免贻误病情。

6. 值班护士随时巡视患者，按时进行诊疗护理并及时记录，反映情况。

7. 值班医护人员对观察床患者要按时、认真地进行交接班，必要时有书面记录。

8. 急诊科主任、护士长每日要查看留观患者，及时发现问题并解决。

9. 留观患者离室时，有值班医师下达医嘱，护士向患者交代办理离室手续，办理好出室手续和归还借用的物品后，方可离室。

七、急诊处置室管理制度

1. 主动热情接待患者，对重症和不能走动的患者，处置时应给予关照和方便。

2. 处置室保持清洁、整齐、安静、安全、空气流通、温度适宜，每日紫外线消毒二次。

3. 处置室所有器械、药品、用具、敷料等排列有序，定位放置，定期检查，保养维修，保证使用，按管理制度执行。

4. 做好处置前的一切准备工作，检查各种消毒治疗包、器械、敷料用具等是否备齐、合格。工作完毕，所有物品分别终末处置，分类整理包装送供应室消毒。

5. 严格执行查对制度、消毒隔离制度和无菌操作规范，操作时应戴口罩、帽子、手套，做好自我防护，防止交叉感染。

6. 处置时，先处理清洁伤口，后处理感染伤口。

7. 特殊感染不得在处置室内处理。

八、多发伤抢救制度

1. 多发伤抢救程序

（1）伤员到达诊室后，应先抢救后挂号，由预检护士立即通知医师、急诊科主任和医务科。

（2）首诊医师应迅速检查伤情后，立即通知急诊护士请有关科室会诊，在会诊医师到达前，首诊医师应抓紧进行抗休克等应急处理，护士在伤病员到达后应立即测量血压，并建立静脉通道。

（3）病区接到急诊室传呼抢救的电话后，应迅速通知有关人员，以免延误抢救时机。

（4）有关科室接到多发伤伤员的通知后，应立即由主治医师以上人员及时迅速赶到急诊室，争分夺秒地做好早期抢救。

（5）会诊的组织：由急诊科主任或医务科领导召集相关科室主治医师以上人员会诊，共同协商抢救方案和明确诊断，并积极参与抢救，会诊意见均应坚持谁提出谁执行的原则，在明确收治诊断后方可离开。如决定手术，由护士提前通知手术室。

（6）在病情需要搬动时，应由医务人员护送至手术室或病房。

（7）抢救结束，参加抢救的人员进行总结。

2．多发伤抢救要求

（1）所有参加抢救人员必须有高度的责任心和爱心、全力以赴、争分夺秒进行抢救。

（2）参加抢救的医务人员必须以主人翁的态度进行工作，不得推诿、拒收拒治，以免延误抢救时机。

（3）各科之间、医护之间要一切从伤病员利益出发，互相配合，互相支持。

（4）医技科室和其他有关科室都必须为抢救伤员提供方便，保证各种辅助检查随到随查。

九、危重症患者护理抢救制度

1．对危重症患者需抢救者，应立即通知相关医师进行紧急抢救。在医师未到场前，护士应立即予以急救处理：吸氧、建立静脉通路等（注：静脉通路尽量建立在右上肢）。

2．根据病情将患者移入抢救室或安置在监护室，并制定特别护理计划，严格执行各项诊疗护理措施。

3．备好各种急救药品及器械，建立危重症患者护理记录，密切观察病情变化，并保持呼吸道及各种管道通畅，及时准确填写危重症患者护理记录单。凡因抢救未及时记录的要在抢救结束后 6 小时内据实补记。危重症患者护理记录及抢救记录填写要求认真、及时、准确，时间精确到分钟。

4．积极配合医师进行抢救，认真、及时、正确地执行医嘱，在执行口头医嘱时，必须大声复述，二人核对后方可执行，并记录在危重症患者护理记录单内。

十、特殊患者处理制度

1．对于自杀、他杀、交通事故、殴斗致伤及其他涉及法律问题的伤病员，护理人员应本着人道主义精神，积极救治，同时应增强法律观念，提高警惕。

2．预检护士应立即通知医务科，并报告相关执法部门。

3．病历书写应实事求是，准确清楚，检查应全面仔细。病历要注意保管，切勿遗失或被涂改。

4．开具验伤单及证明单时，要实事求是，并经上级医师核准。对医疗工作以外的其他问题不随便发表自己看法。

5. 对服毒患者，须保留呕吐物和排泄物送毒物鉴定。

6. 对昏迷患者，需与陪送者共同清点患者的财务。家属在场时应交给家属，无人时，值班护士代为保管，但应同时有两人共同签写财务清单。

7. 涉及法律问题的伤员在留观期间，应与公安部门联系，派人看护。

十一、输液室管理制度

1. 输液室环境必须保持清洁，空气流通，每日用消毒液擦拭桌面、椅子及拖地1次。

2. 有必备的抢救设备，呈备用状态，方便患者的设施呈安全、卫生状态。

3. 热情接待患者，严格执行查对制度，凡各种注射应按医嘱执行，如有疑问及时与医师联系，对易致过敏的药物，必须按规范做好注射前的过敏试验。

4. 严格执行无菌技术规范，医务人员操作时必须戴口罩、帽子，做到一人一针一管制，用过的针筒、针头、止血带按规定集中处理。

5. 做好输液的相关告知制度及解释工作，传染病患者不得在输液室内注射，以免交叉感染。

6. 急诊输液必须按轻重缓急处理，急救用物、药品和设备呈备用状态，遇到过敏反应做到分秒必争，就地抢救。

7. 合理安排护士人力，输液流程合理，尽量缩短患者等候时间。主动巡视、关心患者，及时更换补液。

8. 输液操作室每天紫外线消毒上、下午各1次，每次30~60分钟。

十二、注射室管理制度

1. 护理人员自觉遵守规章制度，坚守工作岗位，不迟到、不早退，不脱岗，不聊天。

2. 严格执行无菌操作规程，操作时应戴口罩、帽子，操作前后要洗手。

3. 凡各种注射应按处方和医嘱执行，严格执行三查八对一注意，防止差错，对待患者热情、体贴。

4. 对易致过敏的药物，必须按规定做好注射前的药物过敏试验，询问有无过敏史。用多种药物时要注意有无配伍禁忌，掌握常用注射药剂量、用法、药理作用。

5. 配药前要检查药品质量，注意有无变质，安瓿有无裂痕，有效期和批号。凡不符合要求、标签不清者不得使用。

6．注射时，如患者提出疑问，应及时查清，方可执行。

7．肌内注射必须使用一次性注射器。

8．密切观察注射后的情况，若发生注射反应或意外，应及时进行处置并通知医师。

9．备齐抢救药品及器械，放于固定位置，定期检查，及时补充更换。

10．严格执行消毒隔离制度，防止交叉感染。

11．做好室内清洁卫生，注射室每天通风换气，室内紫外线消毒每日2次，有使用时间登记、监测记录、灯管超过有效期及时更换。

12．有定期空气培养达到标准值，并有记录。

13．药品管理有序，清洁整齐，分类放置，标签清楚，有清点交接制度。

14．合理使用冰箱，物品放置有序，药品标签清楚，有定期清洁化冰制度。

15．室内保持整洁，工作有序，布局合理，清洁区与非清洁区有明显标识。

16．医疗废物与生活垃圾严格分类，有专人回收和处理。

十三、急诊科消毒隔离制度

1．工作人员服装整洁，诊疗活动时执行无菌操作规程。

2．护士严格分诊，疑似传染病患者使用备用诊室、隔离留观室，按相关传染病要求进行隔离，防止交叉感染。传染病患者离开后，进行终末消毒。

3．治疗室、输液室、注射室、抽血室，整洁有序，区域划分合理，标识清楚。无菌物品单柜存放，有标识。每日紫外线消毒，每次30～60分钟。每季做空气培养1次。

4．各室物体表面、地面、平车、轮椅等每日清洁消毒2次，抹布、墩布分室使用，有污染随时消毒。

5．各种急救仪器使用后按规定清洁消毒，规范放置，运行良好，呼吸机管路按医院感染管理要求进行消毒和监测。

6．留观室每日清洁，每日通风2次，每次至少30分钟。

7．留观室做到一桌一抹布、一床一套，污被服放入污衣袋内。患者离开进行终末消毒。诊床、平车铺单及输液室椅套更换按医院感染管理规定执行。

8．抽血要做到一人一针一管一巾。

9．各室设流动水装置或消毒设施，护士操作前后洗手，严格执行无菌操作，必要时戴手套，做到一用一消毒或更换。

10. 医疗废物管理执行医院感染管理规定。

十四、急诊患者绿色通道制度

1. 开设急诊绿色通道的目的是以患者为中心，以医疗质量和医疗安全为核心，保证急诊绿色通道的安全、畅通、规范、高效，保障急危重患者得到有效救治，提高危重患者抢救成功率，最终达到提高人民健康水平的目的。

2. 急诊绿色通道的范围

（1）急性循环、呼吸、肾、神经、肝等各种脏器急危重症，如心脑血管病、急性消化道出血等。

（2）各种原因导致的休克、大出血、严重水电解质紊乱。

（3）各种危象及意识障碍。

（4）各种急性中毒。

（5）急性外伤。

（6）各种严重急腹症。

（7）其他急危重症患者。

3. 急诊绿色通道的实施措施　急诊的首要任务是抢救急危重患者，急诊科工作人员在工作中，要认真细致地做好各个环节的工作，对急诊患者进行及时、早期的处理。

（1）急诊护士对急诊患者须准确、及时分诊，并立即通知医师进行抢救。凡心力衰竭、呼吸衰竭、肾衰竭等脏器功能衰竭，休克，多发伤，急性大出血，急性中毒，电击伤，溺水，需心肺复苏或紧急手术挽救生命的急危重患者，凭医保证、身份证、工作证、离退休证、保险卡或银行卡等有效证件可直接进入急诊绿色通道进行救治，然后再补办挂号手续。

（2）来急诊就医的急危重患者按病情的急缓、轻重享受优先服务。检查、转诊、住院和手术由医务人员陪送。

（3）急诊绿色通道严格执行首诊负责制，使患者顺利进入急诊绿色通道。病情需要会诊时，会诊医师必须在接到电话后及时到位。必要时，急诊部值班主任与医务处有权调动院内有关专家参与抢救。急诊科急、危重患者的诊断以及是否需要手术由急诊科及有关专科总住院医师以上人员决定。

（4）设"医院急诊"印章一枚，由急诊科护士管理，根据本制度第二条规定，界定需开通绿色通道救治的患者在其处方、检查单、收费单、住院证、会诊单等盖上急诊印章。相关科室人员见此印章，必须给予紧急优先处置，不得无故推诿。

（5）需紧急抢救或紧急手术，但经费一时确有困难者，由急诊部值班主任签字同意给予临时记账，事后由患者家属及时补交诊疗或住院费用，相应专科协助催交。

（6）遇大批伤病员、中毒或传染病、严重多发伤、复合伤、外籍伤病员、高级领导干部应及时向急诊部值班主任汇报，同时向医务处、医院行政值班室或医院领导报告，以便组织抢救。

（7）必须确保急诊绿色通道的药物、仪器、设备及其他用品的充足、完全（图2-1）。

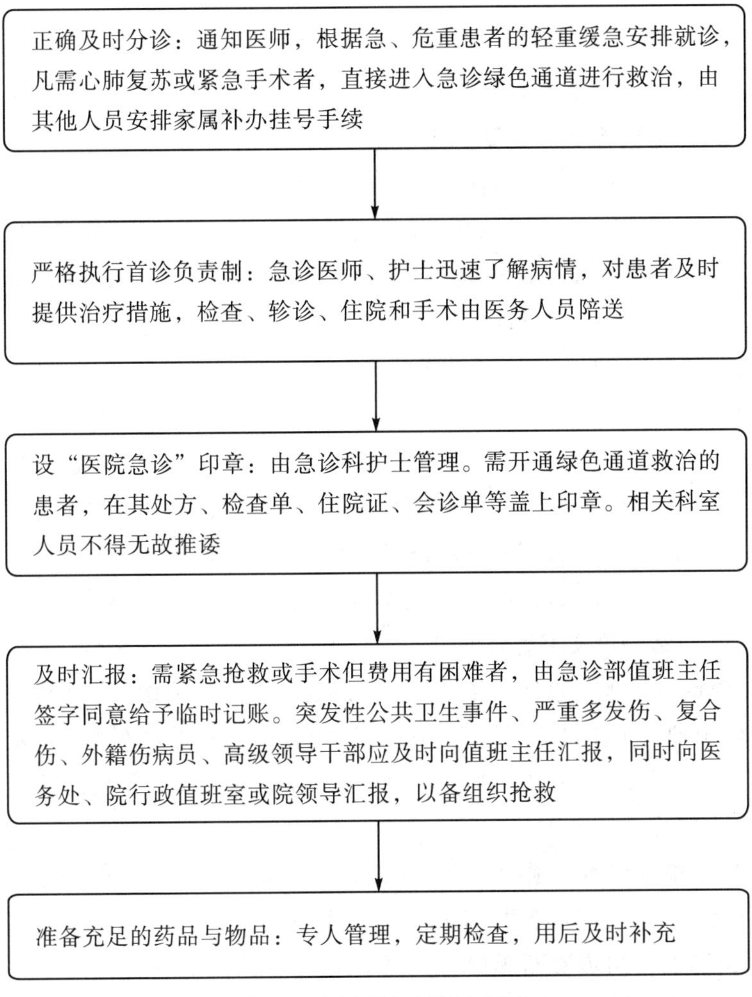

正确及时分诊：通知医师，根据急、危重患者的轻重缓急安排就诊，凡需心肺复苏或紧急手术者，直接进入急诊绿色通道进行救治，由其他人员安排家属补办挂号手续

↓

严格执行首诊负责制：急诊医师、护士迅速了解病情，对患者及时提供治疗措施，检查、转诊、住院和手术由医务人员陪送

↓

设"医院急诊"印章：由急诊科护士管理。需开通绿色通道救治的患者，在其处方、检查单、住院证、会诊单等盖上印章。相关科室人员不得无故推诿

↓

及时汇报：需紧急抢救或手术但费用有困难者，由急诊部值班主任签字同意给予临时记账。突发性公共卫生事件、严重多发伤、复合伤、外籍伤病员、高级领导干部应及时向值班主任汇报，同时向医务处、院行政值班室或院领导汇报，以备组织抢救

↓

准备充足的药品与物品：专人管理，定期检查，用后及时补充

图 2-1　急诊绿色通道流程图

十五、急诊医嘱管理制度

1. 一般医嘱处理程序　常规急诊医嘱处理需医师填写医嘱单，护士按照医嘱执行治疗，执行医嘱后签名。在药品使用前要检查药品质量，有无变质、混浊、沉淀、絮状物等。查看药物名称、批号及有效期，不符合要求者不得使用。如对医嘱有疑问，应问清后再执行。交接班时要交代清楚，以免延误治疗。

2. 抢救时医嘱处理程序　抢救患者时，以医师下达口头医嘱为主，医师可暂时不开书面医嘱，但应在空闲时或抢救后及时补记。护士听到口头医嘱时，应复述一遍，准备的药品应由二人核对后方可执行，并保留药瓶以便核对。致敏药物使用前应严格询问过敏史，做好药物过敏试验，使用毒、麻药品时应反复核对，严格按医嘱执行。所有抢救用药都要详细记录。

十六、急诊文书管理制度

（一）急诊医疗文书管理要求

1. 急诊医疗文书　急诊医疗文书包括病历、抢救治疗记录、急诊手术记录、各种检查结果等。急诊病历要简明扼要、及时、准确、字迹清楚。

2. 体格检查　体格检查既要全面细致，又要重点突出；生命体征如体温、脉搏、呼吸、血压、瞳孔等记录应写具体数据，不能以"正常"代替；症状应记录其发生的时间、部位及性质；对中毒者应写明接触毒物的时间、毒物名称、剂量、来院时间等；各种申请检查报告完整，粘贴有序。

3. 诊断及鉴别诊断　诊断及鉴别诊断要有依据；各类医嘱、病情变化、交接班以及患者来院和离院均应记录时间；对复杂、疑难、危重患者，随时记录病情变化以及上级医师、会诊医师意见及处理效果等；抢救和死亡病历应记录抢救时间和抢救过程；急诊手术记录准确、及时，麻醉记录齐全。

（二）急诊护理文书管理要求

1. 急诊登记本　急诊的各种登记本的建立方便了急诊日常护理工作的连续，也便于护理工作量和流行病学的统计和分析。书写时需按照规定的内容填写，字迹清晰、工整，不刮、粘、涂改，以方便查阅。常见急诊登记本类别如下：

（1）预检登记本：预检登记记录的是急诊就诊患者的一般信息，要求记录患者就诊日期、就诊时间，患者姓名、性别、年龄、工作单位或家庭住址（电话），科别，初步诊断等内容，每页需由值班护士签名、签时间，每24小时总结患者总数。

（2）发热患者预检登记：发热患者预检登记是严重急性呼吸综合征（SARS）流行以后开始建立的登记，是为了将疑似 SARS 的患者专册载录，便于 SARS 的预防及管理。记录内容包括日期，序号，患者姓名、性别、年龄、体温、症状、分诊科别、住址及证件号、联系方式、患者来源（本区、外区、外地）、接触史（疫区、患者）等。

（3）传染病登记：传染病登记记录的是在急诊就诊的、确诊为某种传染病的患者的一般信息，便于传染病的预防及管理。其内容包括科室、日期、门诊号或住院号，患者姓名、性别、年龄、职业、家庭住址、工作单位及地址，发病日期、初诊日期、报告日期、诊断依据（临床、实验室），处理情况（住院、转院、留观），备注（病种、病名）等。

（4）死亡登记本：死亡登记本记录的是在急诊死亡的患者的信息，内容包括日期，科别，患者姓名、年龄、性别、出生年月、死亡原因，抢救医师，抢救护士，医保、非医保，留观、非留观，家庭住址，备注等。

（5）留观患者登记本：留观患者登记记录的是急诊留观患者的一般信息及流动情况，内容包括患者姓名、床号、性别、年龄、地址、科别、诊断、是否病危、入院日期，转院日期，转至何院、转归日期（留观、死亡、出院）等。

（6）急诊抢救患者记录：急诊抢救患者记录是对在急诊抢救室接受抢救的患者的一般信息及抢救情况的记录，内容包括患者姓名、年龄、性别、单位、住址、入院时间、入院情况（既往史、主要辅助检查结果），体检情况：体温（T）、脉搏（P）、呼吸（R）、血压（BP），入院诊断、抢救经过、最后诊断、患者转归（留观、住院、出院、死亡）、转归时间等，并有首诊医师、抢救医师和抢救护士的签名。

（7）院前急救登记本：院前急救登记本是院前急救患者一般情况的资料记录，也是统计院前急救工作量的依据。内容包括出诊日期、呼救电话号码、接诊电话时间、通知急救人员出诊时间、出诊地点、出诊院前急救人员姓名、患者的一般资料（姓名、性别、年龄、生命体征等）、初步诊断、患者去向、接诊医师签名、备注等。

2. 急诊体温单

（1）书写内容：体温单是记录体温、脉搏、呼吸以及患者其他重要信息的表格，除体温、脉搏、呼吸等以外的信息，还包括：①患者出入观、出入院、死亡等情况；②摄入液体量、各种排出量、各种引流量、血压、体重等情况；③个人信息：患者姓名、年龄、性别、入院时间、入院诊断等情况。

（2）书写要求

1）用蓝黑墨水笔填写眉栏中的内容，字迹工整，客观真实，不得涂改。

2）用红墨水笔填写手术（分娩）后天数，以手术（分娩）次日为手术后第一天，依次填写直至14天为止。第二次手术在日期栏内写Ⅱ，手术后日数填写同上。若术后日期已填好，而在14天内又行二次手术，则在原日数的后面加一斜线，再写上Ⅱ，二次手术的术后日数以同法表示。

3）40～42℃的相应时间栏内，用红墨水笔纵行填写入院或死亡时间及手术、分娩、转科、出院等。

4）用蓝笔将所测体温绘于体温单上，口温用"。"表示，腋温用"×"表示，肛温用"○"表示，两次体温之间用蓝直线相连。

5）用红笔将所测脉搏绘于体温单上，用红"。"表示，两次脉搏之间用红直线相连。如遇脉搏与体温重叠，则先画体温，再将脉搏用红圈画于其外。脉搏短绌的患者，其心率用红"○"表示，两次心率之间亦用红直线相连，在心率与脉搏曲线之间用红斜线填满。

6）用蓝笔将所测呼吸绘于体温单上用，蓝"○"表示，两次呼吸之间用蓝直线相连，如无自主呼吸而应用人工呼吸机（器），则不需记录，只留空格。

3. 护理记录单　护理记录单包括一般患者护理记录单、危重患者护理记录单、特殊护理记录等。

（1）一般患者护理记录单

1）书写内容：包括患者姓名、留观床位号、页码号、记录日期和时间、病情观察情况、护理措施和效果、护士签名等。对于新留观患者，护理记录单主要书写入观时间、主诉、病情、曾行何种治疗、目前的病情、留观给予何种处置、即刻给予的治疗护理及效果，并交代下一班须观察及注意的事项。

2）书写要求：原则为客观、真实、及时、完整和准确。要求护士应根据医嘱和病情对患者留观期间的护理过程进行客观的记录。

凡一、二、三级护理患者（除病危、病重患者书写"危重患者护理记录单"外）均要求书写一般患者护理记录单。新入观患者首次记录应由当班护士完成，以后班班记录；一级护理患者，病情变化随时记录，记录时间应具体到分钟，病情稳定后每天至少记录1次；二、三级护理患者，有特殊病情变化时需及时记录，记录时间具体到分钟。出观指导有记录，有创检查应有记录。

护理记录单一律用蓝笔填写，必须字迹清楚，不得涂改。护士长应定期检查护理记录的书写情况，用红笔修改并签名。责任护士要求及时书写并做好交接班。青霉素试验阳性者首次记录体现在护理记录单上，同时落实在交班本上。护理记录单应妥善保管，随病历存档。

（2）危重患者护理记录单

1）适用范围：危重患者护理记录单适用于病危、病重、抢救患者。

2）书写要求：护士应根据医嘱和患者病情对其在留观期间的护理过程进行客观记录，记录应根据相应专科特点书写。记录内容包括患者姓名、留观床号、页码、日期和时间、出入液量、体温、脉搏、呼吸、血压等病情观察、护理措施和效果、护士签名等。记录时间应具体到分钟。

记录单书写应当文字工整，字迹清晰，表述准确，语言通顺，标点正确。书写过程中出现错字时，应用双线画在错字上，不得采用刮、粘、涂等方法掩盖或去除原来的字迹。

危重患者护理记录单一律用蓝黑墨水钢笔书写，危重患者记录需每班进行小结，24 小时进行总结。日班小结上下用蓝黑钢笔画两条横线，晚夜班用红色墨水笔画上下两条红线。对危重患者小结应顶格写，先交本班内（除夜班记录 24 小时外）出入量，然后用文字小结本班情况。病情变化随时记录，并签名。日期用阿拉伯数字表示，月、日间以短线连接，如"12 – 31"；跨年份时要在月、日前注明新的年份。除口服用药外，其他应注明药物用法，如"im"、"iv"、"胃管内注入"等。入量、出量后面免写"ml"等体积单位；所有用药应填写在摄入栏内，患者用药后的动态变化应记录在病情栏内。在小结或总结时，入量中的血及血制品、钾等应分类小结，出量中的尿、粪便、呕吐物等均应根据需要分类小结。病情每班需小结，签全名。

病情记录要体现客观性、真实性、准确性、及时性、完整性，避免主观性描述。青霉素试验阳性者首次记录应体现在危重患者护理记录单上，以后落实在交班本上。停止危重患者护理记录应遵医嘱且有病情说明，病情动态变化详见"一般患者护理记录单"。危重患者护理记录单应妥善保管，随病历存档。

（3）特殊护理记录

1）特殊护理记录类别：特殊护理记录包括血糖、尿糖监测记录单；液体出入量记录单；各种护理告知书，如：输血告知书、各导管防脱落告知书等；护理风险评估表，如压疮评分表、跌倒坠床评估表等。

2）书写要求：用蓝黑墨水笔按表格要求内容认真填写，书面整洁，字迹工整；记录内容要客观、真实、及时、准确、完整，不得刮、粘、涂改；使用英文符号及缩写要应用医学术语和公认代号，不得随意书写；护士记录后均需签名，真实落实"谁观察、谁记录、谁签名"的记录原则。

4. 急诊交接班记录

（1）书写内容：书写内容包括全天急诊患者总数、危重患者数、抢救患者数、死亡数、患者诊断、生命体征、病情变化、治疗观察要点以及各班次患者的流动情况及新入院患者、出院患者、有病情变化患者的一般信息等。

（2）书写要求：急诊交接班记录要求及时、准确，各班次护士交接签全名，字迹清楚、整洁，不得有任何污迹和刮擦、涂改痕迹。如有特殊情况记录在特殊记事栏。记录内容必须与患者相符，禁止提前书写记录。

5. 护理文书书写规范

（1）一般护理文书：护理文书具有法律效力，应严格按照要求书写，以使其切实成为有价值的参考资料或法律证据。具体要求如下：①记录内容必须客观、及时、准确、真实、完整；②文字简明扼要，应用医学术语和公认的缩写代号；除专有名词外，不可用中英文掺杂叙述；③文笔流畅，字迹工整，书面清洁，不写非正式简体字和自造字。若有书写错误，需在错处划两条横线以示去除，不得刮、粘、涂改；④必须按照格式要求逐项填全各栏项目，除特别规定外，应逐行记录，不可有空行。若有空行时，应以斜线画去；⑤各种记录一律用蓝笔或红钢笔书写，并签全名。

（2）末梢循环观察记录：末梢循环观察记录适用于因石膏或夹板等固定，可能引起肢体循环功能障碍或不良，需要监测肢端循环情况的患者。监测内容包括监测部位、色泽、温度、感觉、运动、肿胀程度、毛细血管充盈时间、动脉搏动程度等。

常用记录符号：①观察指标均与健康侧比较正常用"√"表示；②正常无肿胀用"√"表示；③皮纹加深用"－"表示；④肿胀但皮纹存在用"＋"表示；⑤肿胀明显且皮纹消失用"＋＋"；⑥极度肿胀并出现水疱用"＋＋＋"；⑦毛细血管充盈时间，正常用"√"表示，减慢用"↓"表示，加快用"↑"表示，消失用"－"表示。

十七、院前急救管理制度

1. 急救站管理制度

（1）急救站实行站长负责制。对急救医疗管理、人员管理、车辆管理等负全面责任。

（2）急救站实行24小时值班制度。每班保持1～2辆救护车值班，救护车必须停靠在指挥中心指定的地点。

（3）值班人员必须遵守各种劳动纪律，按时上班，不迟到，不早退，不出现脱岗现象。

（4）上班后要做好出车准备，对车辆、急救药品及器械严格检查，做到万无一失。待命期间坚守岗位，不得离站外出。

（5）遵守电话及急救终端的使用规定，使之时时处于正常工作状态。保持急救站与指挥中心的联络畅通，出现故障及时修理，并向中心报告维修情况。

（6）值班人员负责随时接收并记录调度指令。严格服从调度安排，做到令行禁止。接到调度指令后必须及时出车，6：30至21：30在2分钟内出车，21：30至次日6：30在3分钟内出车。

（7）出诊人员在接受指令后出发、到达现场、完成任务、返回急救站后15分钟内由医师、护士按规定向指挥中心报告急救情况。

（8）出车人员对待患者及家属要文明礼貌，廉洁正派，热情服务。

（9）司机行车要坚持安全第一、安全与速度相统一的原则，遵守交通规则，严格按物价标准收取相关费用，同时做好行车记录。

（10）医师或护士负责抢救药品、物品、仪器设备的应用、补充和维护，并遵守相关制度和操作规程，药品、物品、氧气等当班使用，当班补充，保证仪器设备性能良好。

（11）司机负责救护车的使用、维护和保洁。

（12）在出车过程中出现医疗或行车方面的困难和问题时，应立即向站长及指挥中心汇报。

（13）急救站内一切物品的管理要负责到人，保持室内整洁，保持室内外的环境卫生。

（14）驾驶员、随车医师、护士为一抢救小组，在执行任务时要密切配合，相互协作。说话时应注意方式方法，在抢救患者的途中不得讨论与患者病情无关的话题。

（15）各站的出车单必须逐项登记清楚。

（16）要组织安排好驾驶员的安全检查工作，各急救站站长要做好车辆、人员的调配，不得随意空岗，保证急救用车。

（17）急救站布局合理，应便于组织实施抢救。

2. 急救站调度室管理制度

（1）在中心和急救站的统一领导下，调度室实行 24 小时专人值班制。

（2）调度员必须遵守各项劳动纪律，按时上下班，不迟到，不出现脱岗现象。

（3）调度员必须熟记本市地形与交通分布情况，掌握救护车运行状况，保证急救站不出现空巢现象。

（4）调度员要认真检查各种设备是否正常运行，电脑每天重启 1 次，交换机、服务器每周重启 1 次，出现故障及时向中心报告，及时处理。

（5）调度员必须遵守终端设备的使用规定，严禁在电脑上运行外来不明程序和擅自修改计算机设置，保证急救站与中心网络的 24 小时通畅。

（6）调度员负责接受调度指令，合理调派和督促出车人员出诊。

（7）严禁用调度室电话聊天和处理私事，严禁出现漏接电话和漏接出车指令。

（8）遇有重大事故和非 120 指令出车时，调度员要及时向中心报告有关信息。

（9）调度员负责记录回站患者的病情、人数和转归等信息。

（10）保持调度室各种物品的整洁，电器设备要防水、防潮、防盗，注意安全。

（11）爱护公物，遇有人为损坏或遗失的，照价赔偿。

3. 急救站出诊制度

（1）出诊医护人员在接到出车指令时，按规定时间出车。

（2）医护人员出车救护时，应按规定着装，对患者或家属要态度热忱，文明礼貌。

（3）对就地救治未收住院的或送往他院的按规定收取出诊费、救护车费等费用。

（4）对患者应有高度负责的精神，进入现场立即检查患者情况，如有必要需患者家属签字。

（5）抢救患者要严格遵守急救医疗工作程序及急救原则，按急救医疗规范及服务标准处理患者，合理用药，确保医疗安全。

（6）接送过程中医护人员应在患者身旁密切观察生命体征变化，便于及时处理，如遇危急情况时，在保证安全的情况下，可送就近医院抢救，杜绝责任事故的发生。

（7）保管好急救器材和药品，当班使用，当班补充，保持仪器设备处于良好状态。

4．救护车管理制度

（1）科主任、护士长对救护车进行严格管理，救护车只做医疗救护用，不得挪作他用。

（2）护士长、救护车司机每天检查救护车的车况、车容、设备和药品。

（3）药品、器材、物品用后均由出诊护士及时补充、清洁、消毒，使其保持完好备用。发现抢救仪器有故障应及时报告科主任、护士长，及时修理。

（4）救护车离开本市本省执行任务，上报科室、医院领导和市紧急医疗救援中心。

（5）车内禁止吸烟，摆放杂物。

（6）救护车司机定期做好车辆的检修、保养和救护车的清洁、消毒工作，保持车况良好，随时处于待命状态。

（7）救护车辆存在以下情况应给予更新或报废：因各种原因造成救护车辆严重损坏，无法修复的；一次大修费用为新车价格的50％以上的；车型陈旧性的进口或国产非定型杂牌车，无配件来源，技术状况低劣又不宜修复的；排污量及噪声均超过国家标准，无法修复的；油耗超过国家定型出厂标准，经修理仍不达标的；车辆使用已超过8年的。

5．急救车医疗舱管理制度

（1）急救车分为驾驶舱和医疗舱。

（2）医疗舱由医务人员负责管理，物品摆放整齐有序，保持清洁。

（3）药品器械柜按规定存放抢救器材、设备、药品及一次性用品，严禁放置与医疗无关用品。

（4）医疗舱为患者抢救场所，无关人员不得任意逗留。

6．急救车消毒制度

（1）急救车医疗舱是抢救患者的医疗场所，应严格进行消毒。

（2）医疗舱内每班次用消毒液擦拭车内地面、扶手、担架、座椅及设备。

（3）每班次应对车辆做全面消毒。

（4）使用过的抢救设备应及时清洗消毒。

（5）一次性床单用后应集中处理。

（6）对传染病患者使用后的车辆应一车一消毒，一次性用品、排泄物按规范消毒处理。

（7）对死亡患者用过的车辆应及时进行终末消毒处理。

（8）急救车消毒后，应及时登记，包括时间、车号、病种、消毒药品名称及消毒方法等。

7．重大事故现场救护报告规定

（1）急救人员到达现场后，应立即向120指挥中心如实报告现场情况。

（2）报告内容为事故性质、事发地点、人员伤亡情况、主要伤情及需增援急救力量等。

（3）根据人员伤亡情况，立即开展检伤分类救治。

（4）危重患者应积极实施现场抢救，根据病情按先重后轻分批转送。

（5）患者需要转送时立即向120指挥中心报告，并与转送医院联系做好抢救准备，转送途中仔细观察病情变化和生命体征。

8．院前急救患者转接诊制度

（1）院前急救医务人员在接诊急救患者时必须严格遵循患者自愿的原则。

（2）如患者要求转送到其他医院时，在病情许可的情况下，由患者本人或家属签署《救治知情同意书》后，送往患者要求的医院。

（3）在病情不许可的情况下，患者坚持要求送往指定医院时，出诊医师要向患者或家属明确告知病情的严重性，并要求患方严格履行签字手续。

（4）出诊人员向120指挥中心报告情况，要求通知接诊医院做好抢救准备。

（5）到达患者指定医院时，出诊人员应将患者护送至抢救室，并与接诊医师进行严格交班，认真填写转接诊单，双方履行签字手续。

（6）接诊医院医务人员应协助出诊人员收取院前急救费用。

（7）任何出诊医务人员不得无故将急救患者丢弃。

9．患者家属签字规定　院前急救中下列情况应有患者或家属签字：

（1）不接受病史询问及体格检查。

（2）不接受治疗。

（3）不接受转送医院。

（4）需现场抢救但家属要求只单纯转送。

（5）家属指定转送医院的。

（6）病情危重随时可能发生意外的。

10. 传染病患者转送防护须知

（1）甲类传染病按《传染病防治法》和国家卫生部的防护要求严格采取防护措施，认真做好个人防护。

（2）法定传染病按呼吸道、肠道等不同传播途径采取不同的防护措施。

（3）按传染病收治规定转送定点医院。

11. "三无"人员处理制度

（1）因自身无力解决食宿、无亲友投靠，又不享受城市最低生活保障或者农村五保供养、正在城市流浪乞讨度日的人员定为"三无"人员。

（2）接到 120 指令，按急救患者现场救护流程进行处理。

（3）市救助站确定是"三无"人员后，根据市政府《救助管理办法》规定，将需要后续治疗的患者、传染病患者、精神病患者送至相应定点医院。

（4）护送者应详细介绍病情，与收治单位严格交接，做好签字手续。

12. 心肺复苏规定

（1）在院前急救中医务人员到达患者发病现场后，经临床诊断已确诊心脏、呼吸停止的患者，应报告家属征得同意立即进行心肺复苏。

（2）在抢救和转送过程中呼吸、心搏骤停的患者必须立即进行心肺复苏，时间不得少于 30 分钟。经心电图检查确诊死亡应向家属告知临床死亡，经家属同意后方可放弃抢救。

（3）在进行徒手心肺复苏时应立即进行药物复苏。

（4）详细记录徒手心肺复苏和药物复苏的时间。

（5）复苏成功后临床死亡均应做心电图以作为评价依据。

13. 开具死亡证明规定

（1）填写死亡证明书必须严肃认真，用黑色或蓝色墨水填写，字迹清楚，不得涂改，并盖有医院公章。

（2）死亡证明由负责救治的医师填写，不得由其他医师任意填写。

（3）凡可疑为非正常死亡者，需经 110 判断后方可开具死亡证明书。

（4）死者必须有户口本、身份证为依据才能填写死亡证明书，否则不能开具死亡证明书。

（5）死亡证明书必须按规定填写，死亡原因用医学专业术语，命名尽量完整，不准使用外文或外文缩写，要有被调查者签名及联系电话。

（6）遇有外籍和港澳台同胞死亡者，开具死亡证明的手续与国内人士基本相同，但必须具有法定证明护照或港澳通行证，并均要有 110 警员在场或到公证处进行公正。

第三节　手术室护理管理制度

一、手术室工作管理制度

1. 凡在手术室工作人员，必须遵守无菌原则，严格执行无菌操作，进入手术室必须更换衣、裤、鞋、帽及口罩。

2. 手术室必须清洁、整齐、肃静、严肃，每台手术结束后常规清扫、消毒手术间，每周彻底清扫卫生一次，保持手术室清洁、无灰尘。手术室每月对空气、医务人员的手及无菌器械、敷料等进行生物学监测并记录存档。

3. 手术室一切设备、仪器、器械敷料包、麻醉剂、手术床、药品等，必须定点、定位放置。急救药品、器械等要每天检查保证随时可用，一般药品、器械等，要随时补充基数与保养。剧毒、麻药应有明显标识，专人管理。

4. 手术科室按手术日前一天 10 点以前将手术通知单送往手术室，手术排定后一般不得任意增减，因故必须更改者提前与护士长联系。

5. 急诊手术由医师电话通知，同时送手术通知单，以免发生差错。值班人员不得擅自离岗，随时做好接应手术准备。

6. 无菌手术与有菌手术分室进行，先做无菌手术，后做有菌手术。为减少感染除参加手术人员外，其他人一律不得进入手术室内，患有上呼吸道感染、面部化脓性病灶者，不得进入手术室。

7. 接患者时，要查对科别、床号、姓名、性别、诊断、手术名称、用药等，以免接错患者。

8. 手术时间为手术开始时间，凡参加手术人员必须在手术前 20～30 分钟到手术室做好准备。

9. 参加手术人员应严格按外科刷手规则进行刷手，穿无菌手术衣。

10. 手术中，各级医务人员要严肃、认真、密切配合，不得在手术中议论与手术无关的事或谈论家常、说笑等，要注意保护医疗制。

11. 患者在手术结束后，由麻醉师、护士护送患者至病房并详细交代病情及注意事项。

12．手术后用过器械、敷料等，要及时清洁，刷洗按规定流程送递供应室。特殊感染要特殊处理，必要时暂停手术，全面消毒。

13．手术取下的病理标本严格执行标本查对制度及登记制度，严防标本丢失。

14．手术结束后，负责医师要对施行手术的患者作详细登记，护士长按月统计上报病案室。

15．手术器械、物品等不得外借，特殊情况须经医务科批准。

16．损坏各种仪器、器械要及时报告护士长，按赔偿制度执行。

17．特殊感染手术只能在特殊感染手术间实施，手术科室应提前通知手术室做好相应准备。实施特殊感染手术，手术间的所有工作人员只能从手术间后门及污物通道离开手术限制区。

二、手术室参观制度

1．手术室一般不接待参观，确需参观的须提前申请，征得同意后方可进入。

2．手术室严格限制参观人数，一般情况下每个工作日参观总人数≤10人次，其中每个手术间最多2人次。

3．参观人员进入手术室必须穿参观服、戴口罩帽子、换隔离鞋及挂参观胸卡，待手术一切准备就绪后方可进入指定手术间，离开时将衣帽等放回指定地点。

4．本科医师或进修医师参观手术时，须所在科主任或医务科在手术通知单上注明参观者姓名、参观手术的名称，由手术室发参观卡，凭卡参观。

5．外院医师参观手术时，须提前与医务科联系，并填写"参观手术申请单"，由医务科与手术室护士长、术者联系，凭申请单换参观卡方可进入。

6．电视教学、学员见习，须提前一日向医务部申请，由医务部与手术室护士长联系，原则上安排在电教室观摩，不得擅自进入手术间。

7．外来参观手术室建设或管理者，应提前一日向医务部申请，由医务部与手术室护士长联系，征得同意后方可参观。一般情况下，只允许参观手术室半限制区及经污物通道参观限制区；特殊情况确需进入手术限制区时，不得超过4人。

8．正在进行手术的手术间禁止参观。

9．参观者应服从手术室工作人员的管理，严格遵守无菌制度，不得在手术间内来回走动或进入非参观手术间；不得离手术台过近（应＞30cm）或站得太高，以免影响无菌操作及手术进行。

10. 患者亲友、无关手术人员谢绝参观。

三、手术室值班、交接班制度

值班、交接班制度是护理人员工作实践中要执行的重要制度之一。

1. 值班人员必须坚守岗位，履行职责，应严格遵照医嘱和护士长安排，保证各项治疗、护理工作准确、及时地进行。

2. 值班人员要有高度责任心，要确切掌握患者的病情变化及一切处置，日夜均写护士交班本。

3. 值班者必须在交班前完成本班的各项工作。下班前写好交班报告及各项护理记录，处理好用过的物品，如有特殊情况必须做详细交班。

4. 每班必须按时交接班，交班者应给下一班作好必需用品的准备，以减少接班者的忙乱。接班者提前 15 分钟到岗，在接班者未接清楚之前交接班者不得离开岗位。

5. 交班时，器械护士和巡回护士应依照手术护理记录单清点的内容逐次交接清楚。

6. 接班时发现病情、治疗、物品等不清立即查问。接班时发现的问题应由交班者负责，接班后发现的问题应由接班者负责。

7. 手术中交接班双方交接后分别在护理记录单上签字。为加强各班职责，减少交接班时的忙乱，要求做到：

（1）工作职责不完成不交接。

（2）重患者病情交代不清，护理不周不交接。

（3）为下一班准备工作不全不交接。

（4）物品、器械数目不清不交接。

（5）着装不整齐、工作环境不整洁不交接。

四、手术室消毒隔离制度

1. 成立消毒隔离质量监控领导小组，定期检查和制定有效预防感染的措施。

2. 专人负责感染监控、评价、资料储存和信息上报工作。

3. 专人负责无菌物品的包扎、消毒、做到包包监测，确保灭菌合格率100%。

4. 严格执行《无菌技术操作规范》，防止切口感染及交叉感染的发生。

5. 严格区分限制区、半限制区、非限制区，手术人员按要求着装。

6. 严格控制进出手术室的人员，认真落实参观规则。

7. 根据医院感染管理规定做好空气、无菌物品、手等生物学检测，并做好记录。

8. 手术室应有定期清洁卫生制度，手术间及所有物品、仪器等每日、每周、每月定人、定点、定时，作好清洁、消毒工作。

9. 手术床及接送患者平车铺单、被套一人一用一更换，车轮每次进入手术室均应消毒，车辆定期进行消毒清洁。

10. 用紫外线杀菌灯消毒时，应有时数登记和紫外线强度监测并记录。

11. 医疗废物管理执行医院感染管理规定。

12. 对特异性感染等手术，器械、敷料等用物要有严格消毒处理措施。不得与其他敷料混用，并有标识。手术后手术室地面和空气严格消毒。

五、手术室择期手术预约制度

手术部（室）的资源使用影响着医院的经济和社会效益。因此，应保证通畅、有序的手术预约管理制度，便于手术的顺利开展，手术资源的合理使用。

择期手术的预约形式有两种，即联网预约和手术通知单预约。

（1）手术科室于术前一日上午 10 时前，将手术通知单有关内容逐项输入所在科室的电脑终端。手术部（室）上午 10 时后，从电脑上统一提取各科室预约手术资料，并进行手术准备和手术安排。手术科室可从网络上浏览手术安排详情。无联网时可将手术通知单于术前一日上午 10 时前直接送到手术部（室）。

（2）手术科室应认真、详细填写（输入）手术通知单，并由科主任审签，以确保手术安全。

（3）各手术科室的手术日及手术间相对固定，原则上，各科室按各科固定手术日及手术间安排手术，手术多时安排连台手术。

（4）特殊感染、特殊病情、特殊要求或需特殊器械的手术，应在手术通知单备注栏内注明。

（5）手术部（室）在安排手术时，应尽量满足科室要求，统筹兼顾。临时变更手术时间，必须事先与科室联系。

（6）手术部（室）每日将手术具体安排情况，包括手术间号，患者姓名、性别、住院号、科室、术前诊断、手术名称、手术时间等资料打印成一览表，供手术人员浏览及核对。

六、手术中无菌技术制度

1. 手术中穿好手术衣、戴好手套后，不可任意走动或离开手术间。

2. 手术人员腰以下、肩以上部位为有菌区，手术车平面以下为有菌区，故手术器械、敷料、针线等不可低于该平面，如违反上述原则，必须重新灭菌。

3. 器械护士不得从术者身后或头顶传递器械，必要时可在术者臂下传递，但不得低于手术台边缘。

4. 已取出的物品，即使未被污染，也不可放回原容器中。

5. 手术开始后，手术车上任何器械和物品，均不能给其他手术使用，严防交叉感染。

6. 皮肤切开前及缝合前、后要用75%乙醇棉球消毒切口周围皮肤。

7. 切开污染脏器前，用纱布垫保护周围组织，以防污染手术野。

8. 术中被污染的器械，如接触消化道、呼吸道等黏膜的刀、剪、镊、持针器等应放入弯盘内，不可再使用。

9. 手术人员如手套破损、手术衣浸湿应立即更换。

10. 手术车、器械盘浸湿后，立即加铺两层以上无菌巾，以防污染。

11. 手术人员交换位置时，应先退后一步，两手抱在胸前，转身背靠背进行。

12. 术中更换手术衣时，应先脱手术衣、后脱手套。

七、手术室进出管理制度

1. 进入手术室须经工作人员通道，必须换鞋、穿戴手术室的衣裤、帽子、口罩，离去应归还。

2. 院外参观手术者，应有医务科主任同意，方可进入手术室。院内参观手术者，应有科主任或护士长同意，方可进入手术室。

3. 进入手术室内不可高声喧哗，不得任意行动，不得靠近手术人员和手术台，以免影响无菌操作和手术的进行。

4. 进入手术室的大房间，参观者不宜超过2人，小房间不超过1人为宜。

5. 患者通道只能患者进出。

八、手术室差错事故防范制度

1. 各科室建立差错、事故登记本。

2. 发生差错、事故后，要积极采取补救措施，以减少或消除由于差错、事故造成的不良后果。

3. 当事人要立即向护士长汇报，护士长逐级上报发生差错或事故的经过、原因、后果，并登记。

4. 发生严重差错或事故的各种有关记录、检查报告及造成事故的药品、器械等均应妥善保管，不得擅自涂改、销毁，以备鉴定。

5. 差错、事故发生后，按性质与情节，分别组织本科室护理人员进行讨论，以提高认识，吸取教训，改进工作，并确定事故性质，提出处理意见。

6. 发生差错、事故的单位或个人，如不按规定报告，有意隐瞒，事后经领导或他人发现，须按情节轻重给予严肃处理。

7. 护理部定期组织有关人员分析差错、事故发生的原因，并提出防范措施。

九、手术物品清点制度

1. 手术开始前，器械护士应对所有器械及敷料做全面整理，做到定位放置、有条不紊；与巡回护士共同清晰出声清点器械（注意器械的螺丝钉等）、敷料等物品数目，每次2遍，巡回护士将数字准确记录在手术护理记录单上；术中临时增加的器械或敷料，应及时补记；在关闭体腔或深部创口前，巡回护士、器械护士应再次清点，并与术前登记的数字核对签名；缝合至皮下时，再清点1次。

2. 清点物品前，巡回护士应将随患者带入手术间的创口敷料、绷带以及消毒手术区的纱布、纱球彻底清理，于手术开始前全部送出手术间。

3. 器械护士应及时收回术中使用过的器械，收回结扎、缝扎线的残端；医师不应自行拿取器械，暂不用的物品应及时交还器械护士，不得乱丢或堆在手术区。

4. 深部手术填入纱布、纱垫或留置止血钳时，术者应及时报告助手和器械护士，防止遗漏，以便清点。若做深部脓肿或多发脓肿切开引流时，创口内填入纱布、引流物，应将其种类、数量记录于手术护理记录单上，术毕手术医师再将其记录于手术记录内，取出时应与记录单数目相符。

5. 体腔或深部组织手术时，宜选用显影纱布、纱垫；凡胸腔、腹腔内所用纱垫，必须留有长带，带尾端放在创口外，防止敷料遗留在体内。

6. 器械护士应思想集中，及时、准确提供手术所需物品。

7. 凡手术台上掉下的器械、敷料等物品，均应及时拣起，放在固定地方，未经巡回护士允许，任何人不得拿出室外。

8. 麻醉医师和其他人员不可向器械护士要纱布、纱垫等物品作他用；麻醉医师穿刺置管用敷料不可与手术用纱布、纱垫雷同，以免混淆。

9. 手术台上已清点的纱布、纱垫一律不得剪开使用。

10. 术中送冰冻标本确需用纱布包裹时，器械护士交巡回护士登记后再送走。

11. 术中因各种原因扩大手术范围时，要及时整理清点物品，并按规定清点、登记、核对。

12. 缝针用后及时别在针板上，断针要保存完整。掉在地上的缝针，巡回护士要妥善保存。

13. 开展大手术、危重手术和新手术时，手术护士应坚持到底，不得中途换人进餐或从事其他工作。特殊情况确需换人时，交接人员应当面交清器械、敷料等物品的数目，共同签名，否则，不得交接班。

14. 手术结束关闭胸、腹腔及深部创口前后，除手术医师应清查外，巡回护士及器械护士必须清点核对手术所用器械、敷料、缝针等数目，准确无误后方可缝合。如有疑问，必须检查伤口，必要时 X 线协助查找，并记录备案。

十、手术室特殊感染手术管理制度

1. 特殊感染手术：如气性坏疽、破伤风等。破伤风、气性坏疽是由厌氧杆菌引起的，该类细菌的芽胞对物理灭菌法和化学灭菌法抵抗力强，采用一般方法很难达到灭菌的目的，故对此类细菌感染的手术，必须认真、严格地执行隔离技术。

（1）将此类手术安排在独立、负压手术间内，术前将手术间内不必要的家具及用物移出手术间外，以免污染。

（2）安排室内和室外两组护士。室外护士向室内传递补充物品，负责备好术后房间处理需用的含氯消毒液，并为室内人员备好术后更换的清洁衣服及鞋。室内人员负责手术配合，术后室内用物与物体表面的处理，手术中途室内人员不可外出。

（3）参加手术人员应穿隔离衣。自身外伤未愈者，不能参加此类手术。除手术器械外，尽可能使用一次性用物。术中手术组人员管理好手术用物，小心投放医用垃圾，切勿造成地面或其他区域的污染。

（4）禁止参观，一旦整个手术部（室）被污染，必须全面进行消毒处理。

（5）手术后处理

1）器械处理：手术结束后，器械护士应将所有器械关节打开，用2000mg/L含氯消毒液浸泡于专用容器内2小时，在指定的清洗槽内清洗，连续三次高压灭菌，每次做培养，待培养结果阴性后方可使用。

2）其他手术用物处理：所有一次性用物、一次性敷料装入双层医用垃圾袋内并封口，外贴"特殊感染垃圾"标志。由专人送焚化炉焚化。

3）物体表面处理：手术床、家具、墙壁、地面、接送患者的推车等用2000mg/L的含氯消毒液擦拭。

4）手术间空气处理：术后手术间擦拭后持续净化负压2小时后空气培养，物品表面采集培养后关闭洁净和负压，臭氧消毒2小时，此过程每日1次，连续3天待培养结果阴性后，方可开放使用。

5）用物放回原处，次日再启用手术间。

2. 确认传染性疾病 确认传染性疾病（如乙肝、性传播疾病、艾滋病、伤寒、痢疾、白喉、结核、化脓性感染等）手术的术后处理。

（1）此类手术应放在单独手术间内进行。

（2）使用一次性物品、一次性敷料及一次性手术单。

（3）凡患者用过的器械，在专用容器内用2000mg/L含氯消毒液浸泡1小时后用清水刷洗，再进入常规清洗流程，烘干后高压灭菌。

（4）凡使用的一次性物品、一次性敷料及一次性手术单应放入双层黄色医用垃圾袋内并密封，然后由专人送焚化炉焚化。

（5）手术间内手术床、家具等物品用2000mg/L含氯消毒液擦洗，地面用2000mg/L含氯消毒液擦拭。

十一、手术室病理标本管理及交接制度

1. 手术室病理标本管理

（1）取下病理标本，术后由洗手护士交给主管医师，没有洗手护士的由巡回护士保管，术后交给主管医师。

（2）病房医师自备病理单。10%甲醛及病理袋手术室准备。

（3）术中如需送冰冻，由巡回护士在术中冰冻本登记好后送往病理科。

（4）术中病理报告由病理科医师或专管人员送回或取回，结果以病理报告为准。

（5）当日下午由主管人员逐个查对病理标本，病理单、病理登记本、病

理袋上的标志是否相符，如有异议和主管医师取得联系。

（6）主管人员核对后在病理登记本上确认并签字及时送至病理科，并和病理科医师核对后在病理本上签字。

（7）不送病理的标本，专设一容器，由专管人员回收后统一处理。特异性感染的标本，取下后立即送出手术室统一处理。

2. 手术室病理标本交接制度

（1）手术中冰冻时病理的交接

1）术者与器械护士，巡回护士共同核对患者，送检病理标本的部位、名称及个数。

2）巡回护士将病理放入病理袋内，并填写病理袋，注明科室、患者姓名、住院号、部位、手术间，并签名。

3）巡回护士填写术中冰冻登记本，由专管人员将病理袋及登记本，一并送病理科，并在冰冻登记本上签字。

4）由专管人员接到病理科通知后将术中冰冻结果回报单取回并送入手术间。

5）巡回护士核对好术中冰冻回报单，并让术者亲自过目后，存放病历内保存。

（2）器械护士与术者手术后病理标本的交接

1）术中取下的病理标本由器械护士负责保管大病理标本外，其他小病理标本交于巡回护士保管，由巡回护士装病理袋内，填写患者姓名及病理标本的名称。

2）手术结束后，巡回护士将术中暂保管的小标本交于器械护士，器械护士核对无误后连同手术台上的大病理标本一起交于医师，并在手术护理记录单背面注明病理标本数目，并由医师签字。

3）交接时注意交清病理标本的数目、病理袋内的标本。

（3）巡回护士与术者进行病理标本的交接（用于无器械护士的各科手术）

1）术中由术者负责保管病理标本。

2）术后巡回护士提示术者送术后病理标本。

3）巡回护士与术者交清病理标本后，在护理记录单背面注明术后病理标本已交接，术者签字。

（4）术者接到病理标本后送检程序

1）术者接到护士交给的病理标本，核对无误后在护理记录单上签字。

2）将病理标本与术前就填好的病理单，一起送到病理室。

3）将病理标本分类装入病理袋，并逐项填写病理袋上的各项内容。

4）10%甲醛固定病理标本，将病理标本、病理单一起放在专用车内。

5）术者填写病理登记本并签字。

6）由手术室专管人员根据病理登记本的内容核对当日手术所有病理标本，无误后送病理科，并双方签字。

（5）门诊手术病理检查管理

1）手术患者需在门诊交全部病理检查费用，手术日入手术室前将收据及病理单交巡回护士。

2）术中巡回护士与术者共同确认患者姓名、病理标本部位与数目后放入病理袋中保存。

3）术后术者再次填写病理单中各项目并确认数目。巡回护士填写病理登记统计单，并与术者确认后双签字。

4）病理专送人员交接后送病理科，程序同住院病理标本管理制度。

十二、手术室危重抢救工作制度

1. 接到急诊室抢救电话，应先问明伤势类型（刺伤、挤压伤、撞击伤等）、部位、程度、生命体征等，根据情况及时准备抢救物品、器械。

2. 立即通知麻醉科医师，并根据情况通知相关科室（如骨科、泌尿科、神经科等）的值班外科医师。

3. 根据情况准备好相关抢救器材。

4. 值班工勤人员备好手术推车于电梯口，迎接患者，手术护士与急诊室护士要做好患者病情、用药情况、过敏试验、血型及输血情况、检查 X 线片、患者衣物及特殊情况的交接，如家属在场则将患者衣物及贵重物品交家属保管。

5. 保持呼吸道通畅及患者的有效呼吸，清醒患者均应以面罩吸氧，对昏迷患者，应先除去呼吸道分泌物，头偏向一侧，若呼吸微弱，应立即通知麻醉师行气管插管。

6. 对于没有静脉通道的患者应迅速开放静脉通道，对已有静脉通道的患者，检查补液的标签和术前医嘱，同时向麻醉师告知用药情况，检查各种管道是否畅通，对于没有尿管的患者立即实行导尿，同时配合麻醉师建立心电监测，无创、有创血压，氧饱和度、体温、中心静脉压的监测。

7. 观察患者全身及局部病情变化，包括呼吸、脉搏、血压、神志及外伤出血等，根据外伤出血情况，初步判断可能累及的脏器，适当采取压迫止血。如突然心脏骤停，应立即进行胸外按压、起搏。

8. 当建立了外周和中心静脉管后，手术室护士应积极配合麻醉师完成扩容、升压、纠正酸中毒、补充电解质等抢救工作。患者情况好转后，做好术前准备。

9. 保持手术室良好的内环境，温度维持在 25℃（新生儿、小儿适当调高），相对湿度保持 55% ~ 60%。要做到：限制不必要的交谈，限制不必要的人员。做到"四轻"（走路轻、说话轻、动作轻、操作轻）以利手术抢救进行。

十三、手术室接送患者制度

接送患者一律使用交换车；运送途中注意保暖，保护患者的头部及手足，防止撞伤、坠床；保持输液管道及各种引流管通畅，防止脱落。

1. 接患者

（1）手术室护理人员使用交换车接送手术患者，应将患者提前 30 分钟接到手术室，病情危重的由经治医师护送。手术科室应在手术室接患者前完成各项术前准备和相关检查，尤其是术前定位拍片、撤牵引支架等。

（2）到手术科室接患者时，要根据手术通知和手术室接患者核对单核对科室、床号、住院号、患者姓名、手术名称、手术部位（何侧）、手术时间及术前医嘱执行情况，并将随带的物品，如病历、X 线片及特殊用品带到手术室。

（3）患者仅穿病号服，随身物品如首饰、手表、现金等贵重物品，义齿等一律不得带到手术室。若应全身麻醉需要患者保留义齿，应做交代。

（4）患者到手术室后应戴隔离帽；进入手术间后，工作人员应安排患者卧于手术台上或坐于手术椅上，必要时床旁守护，防止坠床或发生其他意外。

2. 送患者

（1）普通手术后患者，由手术室护理人员和手术医师送回病房；大手术和全身麻醉术后患者，由手术医师、麻醉医师和护理人员送回病房；对全身麻醉术后未清醒，重大手术后呼吸、循环功能不稳定，危重、体弱、高龄、婴幼儿患者实施大手术后以及其他需要监护的特殊患者，术后均由麻醉医师、手术室护士送麻醉复苏室或 ICU 病房。

（2）患者送病房后，麻醉医师应向手术科室的值班人员详细交代患者术中情况、术后（麻醉后）注意事项及输液等情况。

十四、手术室药品管理制度

1. 根据药品种类及性质分类放置、定位存放、定期检查，保证使用，用后及时补充。

2. 毒、麻、局限药分别放置，加锁保管，使用情况有登记。

3. 定期清点、检查药品质量，防止积压、变质及过期。如有沉淀、变色、过期、标签与药品不符、标签模糊或涂改者，不得使用。

4. 抢救药品定位放置在抢救车内，保持一定基数，每日专人负责检查、交接并有记录。

十五、手术室查对管理制度

1. 患者查对制度

（1）手术室护士依据手术通知单到病房访视次日手术的患者，首先到护士站和病房护士查对患者病历：患者姓名、性别、年龄、病案号、诊断、手术名称、手术部位、实验室检查单、药物、医学影像资料等；继后与患者交流沟通。

（2）接患者之前：手术室护士与病房护士查对；还必须与清醒的患者交谈查对，进行"患者姓名、性别、年龄、手术名称、手术部位"确认。

（3）接入手术室后：晨间接入的患者夜班护士查对，日间接入的患者由护士站值班人员查对，夜间接入的患者由夜班护士查对。

（4）进入手术间之前：巡回护士、洗手护士查对。

（5）进入手术间之后：巡回护士、麻醉医师查对。

（6）麻醉之前：巡回护士、手术医师与麻醉医师还必须共同与清醒的患者交谈查对进行"患者姓名、性别、年龄、手术名称、手术部位"的再次确认。昏迷及神志不清患者应通过"腕带"进行查对。填写手术患者安全核对表并签名。

（7）手术者切皮前：由手术室巡回护士，提请实施手术"暂停"程序，由手术者、麻醉医师、巡回护士、患者（清醒患者）进行四方核对，确认无误后方可手术。

（8）巡回护士应正确填写手术护理记录单。

2. 输血查对制度

（1）病房护士或急诊护士术前将血样送到血库。

（2）术前巡回护士根据血型检查单与患者本人核对血型，无误后在输液穿刺部位标识。

（3）术中根据麻醉医师医嘱取血，巡回护士与血库联系通知取血量，并将输血同意书、血型检查单、血票传送血库。

（4）接到血库取血通知后巡回护士与血库人员双方核对，无误后双方分别在配血报告单上签字，将血液拿到本手术间。核对内容包括：三查八对血液的有效期与血液的质量，血液的外包装是否完好无损，患者姓名、床号、住院号、献血号、血型（包括 RH 因子）、血量，血液的种类，交叉配血试验的结果。

（5）血液进入手术间后巡回护士应立即与麻醉医师再次行三查八对，无误后分别在配发血报告单上双签字，将血液放置在本手术间内备用。

（6）根据麻醉医师输血医嘱，巡回护士在输血前再次与患者输液穿刺部位标识的血型和血袋上的血型再次核对，无误后方可输入，并通知麻醉医师在麻醉单上记录输血时间。

（7）输血时注意观察患者的反应。

（8）输血完毕血袋送到血库，保留 24 小时备查。

（9）与病房护士进行血液交接时严格执行交接和查对制度，并做好双签字，同时在护理记录单上记录。

3. 给药查对制度

（1）遵医嘱用药，严格执行三查八对制度和无菌技术操作原则。

（2）确保输液用具安全，保证输液用具在有效期内、包装完整。

（3）严格落实输注药物配伍管理制度及程序。

（4）药物应用时严格落实签字制度，执行者签名并签执行时间。

（5）根据患者病情、年龄和药物性质，合理调节滴速和输注量，需要控制速度的药物用微泵注射。

（6）对易发生过敏的药物或特殊用药应密切观察，如有过敏、中毒反应应立即停药，并报告医生，必要时做好记录、封存及检验。

（7）应用输液泵、微量泵或化疗药物时，密切观察用药效果和不良反应，及时处理，确保安全。

（8）所有打开的液体或抽好的药液必须要有标记，药液宜现用现配。

（9）口头药物医嘱仅在抢救患者时执行，严格落实紧急情况下医嘱执行的规定。

十六、手术室围术期访视制度

1. 术前访视

（1）术前一日由手术部（室）本院护士（器械护士或巡回护士）根据手术安排，对大、中手术患者进行术前访视。

（2）访视患者应按医院手术患者访视单的内容和程序进行有效沟通，获取患者的有关信息，有特殊需要和特殊情况时应及时反馈给护士长。

（3）根据访视情况，真实、准确、及时地填写访视记录。

（4）将填好的访视单按科室规定放在指定地方保存，以便术后随访。

（5）护士长排班时要保证器械护士和巡回护士中至少有一人明确知道自己次日的手术安排，并能胜任访视工作。

2. 术前访视内容

（1）了解患者基本情况、现病史、既往史、药物过敏史。

（2）了解各项术前准备完成情况、备皮、备血、皮试、术前9项检查结果。

（3）到患者床边做自我介绍，介绍手术室环境，告知患者术前及术中需配合的注意事项，做好解释说明及心理护理。

（4）评估患者血管及皮肤情况。

（5）了解手术特殊要求。

（6）做好访视记录。

3. 术后支持服务

（1）手术结束后，器械护士擦净切口周围皮肤，整理患者衣物。

（2）妥善约束患者，防止坠床。

（3）注意患者隐私保护与保暖。

（4）标识引流管名称，并固定，妥善放置。

（5）必要时协助麻醉医师送患者至苏醒室。

4. 术后随访

（1）对于大、中手术实行术后随访。

（2）术后随访由专人在术后第三天到病房完成。

（3）术后随访时应以征求患者意见为主，以便改进工作。

（4）准确、真实记录，并反馈相关信息，将完成好的手术患者访视单放在固定处保存。

十七、手术室贵重仪器设备管理制度

1. 手术室所属贵重仪器及精密仪器有专人保管，并设使用登记本。

2. 成套贵重仪器必须有照片说明书和基数，账物符合。

3. 贵重仪器，精密器械分开放置加锁保管。

4. 使用贵重仪器时，领取者要登记签字，用后如数归还并注明仪器性能是否完整等，归还者与保管者同时验收签字。

5. 显微镜等，使用前由技术员装试调距，用后由技术员验收放回原处。

6. 眼科精密仪器、显微刀剪、持针器、镊子等，每次用完后必须清点基数。

7. 贵重仪器、精密器械，每次用后必须刷洗、消毒、保养后放置固定位置，每月第一周进行彻底保养，清点一次。

8. 贵重仪器因责任损坏者，除酌情赔偿外，扣发奖金。

9. 护士长与保管员每半年清点贵重仪器，如机械缘故不能使用，要立即报告有关部门维修，并建立维修登记本。

第四节 消毒供应中心护理管理制度

一、消毒供应中心工作管理制度

1. 消毒供应中心布局符合卫生部要求，布局合理，去污区、检查、包装、灭菌区、无菌物品存放区划分清楚，人流、物流分开，路线标识清晰，符合物品回收、清洗、包装、灭菌、储存、发放的工作流程，不逆流。

2. 在护理部领导下，负责全院各类无菌物品、器械和敷料、棉球等的供应。

3. 根据各科需要，设定无菌物品供应基数，每日下收下送，满足临床需要。

4. 有健全的各班岗位职责，关键工作流程、操作规范、消毒隔离制度、质量检测制度和物品管理制度等，并严格执行。

5. 消毒供应中心是全院无菌物品、器械制作、集中供应的重要部门，必须认真做好清洁卫生工作，保持区域内外环境清洁，无污染源，空气流通，避免各种粉尘和有害气体的飘落与污染。

6. 消毒供应中心工作人员必须做好职业暴露的防护，接触、洗涤特殊污染物品必须穿隔离衣、戴手套、防护面具、眼罩等，做好自身防护。

7. 消毒供应中心以服务临床科室为宗旨。如临床新业务开展需要，可增添无菌物品的供应，并定期听取各科室意见，及时改进工作。

二、消毒供应中心消毒隔离制度

1. 消毒供应中心布局按辅助区域、去污区、检查包装及灭菌区、无菌物品存放区严格划分，符合由污到洁，强制通过，不得逆行。人流、物流、气流符合规定。

2. 严格按各区域要求着装和规范洗手。工作人员衣帽整洁，进入灭菌区应更换专用鞋、帽及服装，戴口罩，手清洁干燥。

3. 所有重复使用的污染物品均应清洗消毒处理后方能进入检查包装及灭菌区。

4. 使用中的消毒液必须保持有效浓度。

5. 严格执行压力蒸汽操作规程，进行物理、化学、生物学监测，符合要求并做好记录。高压消毒锅要定期检查，发现故障或未达到灭菌效果时，应及时维修找出原因，对维修工作要有记录。

6. 灭菌物品发放前严格检查灭菌效果、有效时间、包装是否符合要求，方可发放并做好发放记录。

7. 包装前后及取放无菌物品前洗手。

8. 特殊感染（如气性坏疽、朊毒体及突发原因不明的传染病等）患者用过的器械应严格按照特殊处理流程进行处理。

9. 污染车与清洁车用后必须对车辆进行清洗消毒处理。

10. 清洗用具每天用后应清洗消毒干燥后备用。

11. 医疗废物按国家要求规范处理。

12. 三区空气、物表菌落数应符合要求，各室台面、地面每日清洁擦拭，每月大扫除 1 次，无菌物品室每日紫外线照射消毒 1 小时。

13. 每月根据规定对空气、物表、手进行卫生学监测。

三、消毒供应中心物品管理制度

1. 库房管理

（1）专人负责，进出货物必须登记，账目相符，每个月盘点 1 次，不积压，不缺货，保证供应。

（2）分类放置，不同类型、不同型号不能混放，先进先用。

2. 一次性医用品管理

（1）所有一次性医用品一律由医院采购部门采购把关。

（2）进入消毒供应中心有专人负责清点、验收、登记（产品名称、进货时间、数量、规格、生产单位、生产批号、灭菌时间、有效日期、采购部门、质量检测结果等）。

（3）储存环境整洁、干燥，严防再次污染。物品存放在阴凉干燥、通风良好的货架上，货架离地面≥20cm，距墙≥5cm，包装破损、霉变、失效一律不准使用。

（4）每月统计各科领取量并总结上报。

3. **药品管理**　各类消毒剂专人管理，定点放置，定期领取，分类管理。洗涤剂配制使用前必须测试浓度，保证有效应用；消毒剂分别放置在阴凉干燥处；乙醇放密闭容器保存，放置在阴凉避火处。

4. **使用物品管理**

（1）定期清点运行使用的各类物品，根据临床需求及时增减备用数量，定期与临床科室核对备用基数，做到账物相符。

（2）定期检查保养各类物品、器械，金属器械每次清洗后润滑保养，保持清洁、功能良好。各类包布清洁无损，发现损坏及时更新。

（3）各科借用物品必须有借还登记制度。

四、消毒供应中心安全管理制度

1. 建立科室管理手册，做好差错、事故登记，对差错、事故发生的原因、经过、后果、当事人及整改措施做详细记录。

2. 一般差错发生后由护士长填写"差错报告单"，72小时内上报护理部，严重差错在24小时内报告护理部，并于当月将处理意见及整改措施上交护理部。

3. 对发生的差错、事故立即采取补救措施，尽量减少因差错、事故造成的不良后果。

4. 对已发生的差错、事故，当事人应写出事情经过，科内组织讨论，分析差错、事故原因及性质，提出处理意见，制定防范、改进措施。

五、消毒供应中心查对制度

1. **物品回收查对制度**　五查，即查品名、查数量、查性能、查规格、查清洁情况。

2. **物品包装查对制度**　六查，即查洗涤质量、查物品性能规格、查数量、查品名、查日期、查签名。抢救包必须经二人查对并签名后方能封包。

3. **消毒灭菌查对制度**　装锅前查数量、查规格、查装载及灭菌方法；装锅后查压力、查温度、查时间；下锅时查湿包、查化学指示带变色情况。

4. 物品发放查对制度　三查，即物品放时查、发时查、发后查；六对，即对品名、对灭菌日期、对灭菌标识、对签名、对数量、对科室。

5. 物资入库出库查对制度　五查，即查厂家批号、查有效期、查品名、查规格、查数量。

六、消毒供应中心参观制度

1. 非本科室的工作人员或团体在未经许可的情况下，不得进入消毒供应中心。

2. 参观人员必须得到院部相关部门批准后，方可在护士长安排下进行参观。

3. 进入消毒供应中心的人员必须在护士长或接待人员的带领下，穿戴规定的服装、鞋帽，有秩序地按规定进行参观。

4. 参观人员在参观期间必须做到：

（1）勿大声喧哗。

（2）勿私自触摸各类仪器、器械和物品。

（3）勿随意穿越工作区域（去污区、检查、包装、灭菌区、无菌物品存放区）。

（4）勿在工作区域使用移动电话。

（5）未经许可不得拍照。

（6）如需样品请与护士长联系。

5. 参观内容由双方协定，消毒供应中心尽量满足参观方的合理要求，参观人员在参观期间必须服从护士长或接待人员的安排。

七、消毒供应中心去污区管理制度

1. 进入该区必须穿隔离衣，戴口罩、帽子及手套，穿防水胶鞋，必要时戴眼罩及面罩，不得随意到其他区域走动。

2. 该区域回收、分类、清洗、消毒（包括运送器具的清洗消毒等）干燥处理重复使用的诊疗器械、器具和物品。

3. 盛装清洗后物品的容器及传递车辆应专用，严禁与污染容器及车辆混装。

4. 该区车辆、容器等用物也应有相对清污标识。

5. 该区人员离开此区应洗手、更衣、换鞋。

6. 该区人员应严格执行职业防护制度及消毒隔离制度，防止交叉感染。

八、消毒供应中心检查包装及灭菌区管理制度

1. 进入该区工作人员必须按要求着装（或经风淋室实施风淋除菌），必要时戴口罩，严禁到其他区域走动。

2. 该区域对去污后的诊疗器械、器具和物品进行检查、装配、包装及灭菌（包括特殊敷料制作）。

3. 严禁一切与工作无关的物品进入该区。

4. 随时保持该区环境、物体表面及人员手表清洁干净，确保空气、物表、手表符合国家卫生规范要求。

5. 非该区使用车辆不得随意出入该区，必须进入者需进行处理后方能进入该区。

6. 认真执行物品检查包装操作流程，确保灭菌质量。

九、消毒供应中心无菌物品存放区管理制度

1. 该区域内存放、保管、发放无菌物品，严禁一切非无菌物品进入该区。凡发出的灭菌包，即使未使用过，也一律不得再放回该区。

2. 灭菌物品存放区工作人员相对固定，由专人管理，其他无关人员不得入内。

3. 工作人员进入该区，必须换鞋、戴帽、着专用服装，严禁到其他区域走动。

4. 注意手的卫生，取放无菌物品前后应洗手。

5. 认真执行灭菌物品卸载、存放的操作流程。

6. 严格查对相应包装材质的规定有效期。

7. 发放时应严格遵循先进先出原则，发放时应确认无菌物品的有效性。植入物及植入性手术器械应在生物学检测合格后，方可发放。

8. 确保各类常规物品及抢救物品的基数，以保证随时供应。

9. 从库房领取的一次性无菌用品，均需先拆除外包装后方可进入该区。

10. 保持环境的清洁整齐，确保环境符合国家卫生规范要求。

十、消毒灭菌效果检测制度

1. 每日第一锅空锅进行 B－D 试验以检测灭菌设备的灭菌性能，测试纸变色均匀一致为灭菌合格，测试合格方能启动使用。

2. 做好物理监测，确保待灭菌物品的包装、大小、摆放符合规定。

3. 灭菌时严格检测每一锅的压力、温度、时间、灭菌物品、排气等情

况，并有详细记录，操作者签名。

4. 开锅前必须将蒸汽排尽，待压力降至零位再开门，以免造成击伤和烫伤，并用余热烘干物品才能出锅。

5. 每件灭菌包外粘贴化学指示胶带，灭菌后观察胶带颜色变化，变色必须达到标准。

6. 进入人体组织的高危性无菌包中央必须放化学指示卡，经灭菌后观察指示卡颜色变至规定的颜色方能使用。

7. 压力蒸汽灭菌锅每周做嗜热脂肪杆菌芽胞菌片生物学检测 1 次，监测灭菌效能，并记录。

8. 环氧乙烷灭菌效果检测　每件待灭菌物品包装内放指示卡，外贴指示胶带，经灭菌后观察指示卡和胶带的颜色变化，变色必须达到规定的标准。

9. 环氧乙烷灭菌必须每锅做枯草杆菌黑色变种芽胞菌片生物学检测，检测结果合格方可发放该批次灭菌物品，并做好记录。

十一、消毒供应中心交接班制度

1. 接班者必须提前 15 分钟到岗，更衣换鞋，着装规范。

2. 交班者必须保质保量地完成本班工作，并保持工作区域的清洁整齐，做到清洁交班。

3. 当面交接各种物品，做到账物相符，如账物不符，要及时追查原因，必要时由责任者照价赔偿。

十二、消毒供应中心库房管理制度

1. 根据各类物品储存要求，分类入库存放，不得混装。

2. 库房管理人员应根据各类物品使用量、周转时间、存放场地、报损新增情况等每月计划申请领取各类物品，保证科室供应。

3. 非库房管理人员不得随意进入各库房。

4. 各类物品按要求储存，保持室内整洁、阴凉、干燥、通风良好，并做好防火、防盗等安全工作。

5. 所有物资应建立入库、出库登记记录。每月大清点一次，核对账目并及时请领、补充、报损。随时检查库房物资，防止过期和短缺等现象。

十三、消毒供应中心下收下送管理制度

1. 按时、保质保量完成下收下送各种用物的任务。

2. 服务热情、态度端正，以临床科室满意为工作准则。

3. 下收下送车辆和运物工具要有"洁"、"污"标记,专物专用、分区存放。每天用后清洁消毒,无菌物品运送车以 500mg/L 含氯消毒液擦拭消毒,污物回收车以 1000mg/L 含氯消毒液擦拭消毒后将车门打开,用紫外线照射 1 小时,进行室内空气和物品的消毒。

4. 搬运、发放无菌物品时,严格遵守无菌技术操作规程。

5. 重复使用的诊疗器械、器具和物品直接置于封闭的容器中,由消毒供应中心集中回收处理。被朊毒体、气性坏疽及突发原因不明的传染病病原体污染的诊疗器械、器具和物品,使用者应双层封闭包装并标明感染性疾病名称,由消毒供应中心单独回收处理。

十四、消毒供应中心质量追溯及质量缺陷召回制度

1. 建立质量控制过程记录与追踪制度。

2. 记录清洗、消毒、灭菌设备的运行情况和运行参数。

3. 记录灭菌的信息如灭菌日期,灭菌锅号、锅次,装载的主要物品、数量,灭菌员等。

4. 手术包外的信息卡应包括灭菌日期,灭菌锅号、锅次,打包者与核对者姓名或编号、灭菌包的名称或代号、失效日期。

5. 记录清洗消毒、灭菌质量监测结果,妥善存档。

6. 临床任何质量反馈均有处理过程和结果的记录。

7. 对供应的灭菌物品种类、数量应有去向登记。

8. 发出物品出现或可疑质量问题应立即全部召回。

9. 发出的任何物品均有相应记录。

10. 质量监测员随时收集内部、外部的质量意见、建议,建立质量持续改进制度。

十五、消毒供应中心继续教育及业务培训制度

1. 每年有针对性地组织科室相应人员参加医院及护理部举办的相关业务活动。

2. 科室根据专科特点,每月安排一次业务学习。

3. 根据科室人员结构特点,每年初拟定各层次人员的业务培训计划并进行相应考核。

4. 每年科内择优推荐不同层次的员工参加相应专业培训学习。

5. 鼓励员工参加各类继续教育学习(包括学历、学位学习),以提高员工整体素质。

6. 各作业区应根据专业特点，积极开展形式多样的业务培训。

十六、清洗包装管理制度

1. 清洗

（1）清洗器械物品时做好个人防护。

（2）清洗时使用专门器械清洗水槽、专用酶清洁剂与专用刷子，用后消毒。

（3）清洗时应将器械轴节完全打开，在清洗液面下进行刷洗，在流动水下进行冲洗，防止产生气溶胶。

（4）感染性器械先浸泡在 2000mg/L 含氯消毒液专用容器中 60 分钟后，再按一般清洗流程操作。

（5）清洗后器械应光洁、无残留物质，无血迹、无污渍和水垢，器械表面包括关节、齿牙等处不得有锈斑。

2. 检查与包装

（1）包装时注意手卫生，防止污染，限制人员流动。

（2）包装时检查清洗质量与器械功能的完好性，刀刃器械、穿刺针的锋利度等。

（3）盘、盆、碗器皿类物品，应单个包装；剪刀、血管钳等轴关节类器械必须撑开；管腔类物品保持管腔通畅，锐器加保护套。

（4）器械包重量不超过 7kg，敷料包重量不超过 5kg。预真空压力蒸汽灭菌包体积 < （30cm × 30cm × 50cm）。

（5）核对器械种类与数量，包布层数不少于两层，包装材料符合要求。

（6）无菌包包装严密、松紧适度，包外用化学指示胶带贴封。

（7）无菌包应标注物品名称、灭菌日期、失效日期、责任人。

第五节　血液净化中心护理管理制度

一、血液净化中心基本工作制度

1. 以"患者至上"为宗旨，热忱为患者服务，不断提高服务质量。

2. 坚持岗位责任制，医师、护士、技师不得擅离职守。

3. 保持血液净化室环境整齐、清洁、安静及舒适。

4. 医师要严格掌握血液透析治疗的适应证、禁忌证，积极收治患者，组织血液透析治疗的实施和对危重患者的抢救。

5. 工作人员进入透析室更换衣、鞋，戴好帽、口罩。

6. 医师在透析前后应认真检查患者并且做好医疗文件的书写。

7. 非本室工作人员未经允许禁止进入透析室；需进入透析室者，应经过批准后须换鞋入内。

8. 严格查对制度，护士执行医嘱要三查八对，护士完成当日工作后须认真复查，并做好次日的工作准备，发现问题要及时报告。

9. 室内禁止吸烟、会客。

10. 工作时严肃认真，严格执行操作规程。

11. 定期检查急救器材、药品，确保抢救工作正常进行。

12. 未经专业培训，不准单独操作。

13. 在患者治疗期间，严禁非工作人员在场与探视。

14. 透析结束后，对机器、机房进行整理、消毒，以免交叉感染。

15. 透析完成后向患者以及有关人员交代注意事项。

16. 要求患者及家属遵守医院以及血液净化中心的规章制度。

17. 加强学术交流，开展科研工作，不断提高专业水平，对新技术的开展要做到有指征、有把握、有准备。

18. 加强进修生的管理及培养，指定专人教学，不盲目放手。

二、血液净化中心护理人员工作制度

1. 坚守工作岗位，按时上下班，严格遵守工作纪律和各项规章制度。

2. 进入血液净化室必须着装整齐，仪表端庄，对患者态度和蔼，一视同仁，使用礼貌用语。

3. 患者透析前必须测量血压，听诊内瘘杂音，了解患者一般状况，待医师到岗后，方可开始透析。

4. 每项操作必须严格执行查对制度、消毒隔离制度，穿刺、接管和回血时要戴口罩、手套，透析后物品按规定处理。

5. 护士要有较高专业理论知识和操作技能，熟练掌握各种仪器性能及各项血液净化技术。

6. 及时准确书写好血透记录，所有操作均按医嘱执行，禁止执行口头医嘱，抢救除外，严防护理缺陷发生。

7. 备齐抢救物品及药品，定期检查、更换、补充，以备急用。

8. 及时收费，谨防漏费。

9. 患者按规定时间进出透析室。保持室内清洁，开窗通风 2~3 次/日，紫外线消毒 2 次/日，并记录，每周日大扫除一次，每月空气培养一次，检测效果有记录。

三、血液透析室消毒隔离制度

1. 工作人员进入透析室应更换衣服、帽子、隔离拖鞋，操作时洗手，戴口罩、手套。

2. 工作人员工作期间要严格执行标准预防。

3. 血液净化中心一定要划分治疗区、辅助区。

4. 新患者首次血液透析前，应常规检查肝、肾功能，血常规，测定肝炎标志物包括乙型肝炎标志物（HBsAg、HBsAb、HBcAb、HBeAg、HBeAb）及丙型肝炎抗体（HCVAb），测定艾滋病毒抗体以及梅毒螺旋体抗体。对于急诊透析患者没有做上述检测结果时，透析器及管路应该一次性使用，机器应严格消毒。

5. 透析区要划分普通患者治疗区及隔离治疗区，患者实施分区透析，所用透析机及管路要严格进行消毒处置。

6. 严格医疗物品管理　无菌物品与非无菌物品应分开放置，标记醒目。消毒液定期更换。消毒物品要有消毒日期，并且在有效期内。

7. 严格患者及家属的管理

（1）患者以及家属进入透析室应换鞋或者穿鞋套。

（2）非患者用品不得带入室内。

（3）普通患者与经血源感染的患者要分区进行透析治疗。

（4）患者所用各类物品应严格按照要求处置。

（5）每次透析完毕应及时更换床单、被套、枕套。

（6）限制家属在透析治疗时随意进入透析室。

8. 严格物体表面的清洁、消毒　对于透析室内所有的物品表面以及地面进行消毒擦拭。若没有明显的污染区域，可以应用低浓度消毒剂；明显被血液或者液体污染的物体表面要使用 1000mg/L 含氯消毒剂，用一次性布擦拭掉血迹后再用 500mg/L 的含氯消毒剂进行消毒。

9. 严格医务人员手消毒　医务人员在接触患者或者透析室任何设备之前、之后用肥皂或者杀菌洗手液洗手。当手部没有明显污染时可以用手消毒液搓手。医务人员在进行操作时要戴可废弃手套。对不同患者进行操作，一定要更换手套。离开透析室时要摘下手套。

10. 透析室所有医疗废水（包括排出的透析液）要排入医院污水处理

系统。

11. 严格血液透析医疗废物的管理

（1）废弃的消耗品按照医疗废物分类处理。

（2）使用过的体外循环装置应有效地密封在不漏水的废物袋或者防漏容器中，并且定时送到指定的医疗废物处理地点毁形，且有登记。

（3）透析过程中一次性器械要在每例患者使用之后处理掉。非一次性器械须在每例患者使用后消毒。

（4）药物以及其他辅助材料不得在患者之间移动。需共同使用一种稀释药液，要在治疗室或者准备间配置好后单独分配给每个患者。

（5）废弃的针头要放置在锐器盒或硬质容器内，且不得过度充满。

（6）透析管路预冲后应在 4 小时内使用，否则须重新预冲。

12. 按规定进行空气消毒或空气净化

（1）治疗室、抢救室、透析室（厅）应安装空气消毒机。治疗室、抢救室应进行每日两次常规消毒。透析室（厅）当日透析结束后应进行空气消毒。

（2）采用新风净化装置的透析中心，单位时间内新风输入量不少于40%，透析治疗期间，每小时换风频率要不低于 6 次。

（3）要有净化设备使用以及消毒处置记录。

14. 建立水电、消防安全巡查制度，及时汇报并且处理异常情况 血液净化中心因透析用水供应及透析设备的电力供应的特殊要求，水电使用安全保障以及消防巡查需要显得尤为重要。中心管理人员及透析护士要协助医院专职人员工作，积极地协助巡查，并且建立异常情况的处理预案。

15. 建立血液透析从业人员常规体检制度 中心的管理人员要每年组织工作人员体格检查，重点检测经血源感染的各项指标。必要时应注射预防疫苗。

16. 医院感染管理部门应每月对血液净化室的室内空气、物体表面、工作人员手、透析液、反渗水采样，还须对血液透析室的消毒隔离情况进行监测。血液净化室要保留监测结果，并且对异常结果进行分析、提出且上报整改结果。

四、血液透析室查对制度

查对制度是确保护理质量的核心制度，是患者治疗安全的保障。在进行血液透析专科操作时一定要制订查对制度，在每次操作时严格实施。

1. 各班上机前严格检查管路及透析器外包装有效期,严防破损,并做好三查八对。

2. 医嘱要做到班班查对,包括患者的透析器型号及面积、脱水量、肝素用量、采取何种透析方式等。

3. 透析开始前,应检查 A、B 液是否连接正确。严格按照无菌操作规程预冲管路。

4. 透析开始后应仔细查对各参数的设置是否正确。

5. 清点及使用药品时,应检查药品标签、批号和失效期,检查瓶盖以及药瓶有无松动与裂缝,安瓿有无裂痕,药液有无变色与沉淀,任何一项不符合标准,都不允许使用。

6. 麻醉药使用后应保留安瓿备查,同时在毒、麻醉药品管理记录本上登记并且签全名。

7. 输血前应经过 2 人查对(查对品种、采血日期,血液有无凝血、溶血现象,血袋有无泄漏,输血量、供血者与受血者的姓名与血型、交叉配血结果等),且在医嘱单、输血单上 2 人签名。输血过程中应注意输血反应,血液输完后应保留血袋 24 小时备查。

8. 使用无菌物品和一次性无菌用物时,应检查包装和容器是否严密、干燥、清洁,灭菌日期、有效日期及灭菌效果指示标记是否达到要求,包内有无异物等。

五、血液透析室交接班制度

1. 值班人员必须坚守岗位,履行职责,要做到"四轻"(说话轻、走路轻、操作轻、开关门窗轻)、"十不"(不擅自离岗外出、不违反护士仪表规范、不带私人用物入工作场所、不在工作场所内吃东西、不做私事、不打瞌睡不闲聊、不开手机、不与患者及探陪人员争吵、不接受患者馈赠、不利用工作之便谋私利),保证各项治疗护理工作能及时进行。

2. 值班人员必须要实行 24 小时的连续轮班制,严格遵守医院规定的工作时数与护士长排班的制度。

3. 接班者应提前 15 分钟到科室,了解每个患者透析情况、病情、各项透析参数是否设置正确或者正常,交接各项物品;交班者要提前做好交接准备工作并且按时交接班。在交接未清楚之前,交班者不能离开岗位。

4. 掌握患者的病情与心理状态,确保各项治疗护理工作准确、及时地完成。

5. 对患者实行逐个床头交接，接班时发现的问题要由交班者负责，接班后发现的问题要由接班者负责。

6. 交班内容

（1）所负责透析组患者的动态。

（2）患者的一般情况，医嘱执行情况，重症患者护理记录及各种检查标本采集，各种处置完成情况和尚待继续完成的各项工作。

（3）患者的透析情况：透析方法、透析时间、抗凝药的应用情况、超滤量，体外循环是否正常，例如静脉压、动脉压、跨膜压是否处于稳定状态，穿刺处或者置管处是否有渗血及肿胀。

（4）患者生命体征以及神志等情况。

（5）抢救仪器以及物品的备用情况。

（6）环境的整洁与安静，各项物品的处置情况。

7. 交接班形式　采取集体早交班（医护集中、分开、集中与分开交替等形式酌情选用）、床头交班、口头交班、书面交班。集体早交班须限定在15～30分钟内完成。

六、危重患者抢救制度

1. 对于危重患者，要做到详细询问病史，准确掌握体征，密切观察病情变化，及时进行抢救。

2. 抢救工作须由主治医师、护士长和（或）主管护士负责组织和指挥，对于重大抢救或者特殊情况（如查无姓名、地址者，无经济来源者）应立即报告医务科、护理部以及分管院长。

3. 在抢救过程中，须按规定做好各项抢救记录，抢救记录补记要在抢救结束后6小时内完成。

4. 抢救车以及抢救器械专人保管，做好抢救药品、器械的准备工作，随时检查，及时补充。保证药品齐全、仪器性能完好，确保抢救工作的顺利进行。

5. 抢救时，护理人员应及时到位，按各种疾病的抢救程序进行工作。护士在医师未到以前，要根据病情，及时做好各种抢救措施，例如吸氧、吸痰、人工呼吸、建立静脉通道等。在抢救过程中，护士应在执行医师的口头医嘱时，复述一遍，认真、仔细核对抢救药品的药名、剂量，抢救时所用药品的空瓶，经两人核对后才能弃去。抢救完毕立即督促医师据实补写医嘱。危重患者就地抢救，病情稳定后，才能移动。

6. 抢救时，非抢救人员以及患者家属一律不得进入抢救室或者抢救现场，以保持环境安静，忙而不乱。抢救完毕，整理抢救现场，清洗抢救器械，按照常规分别消毒以便备用，清点抢救药品，及时补充，急救物品完好率应达到100%。

7. 认真书写危重患者护理记录单，字迹应清晰、项目要齐全、内容要真实全面，能够体现疾病发生发展变化的过程，确保护理记录的连续性、真实性及完整性。

七、透析设备的消毒隔离管理制度

1. 透析机一定要有国家食品药品监督管理局颁发的注册证才能投入临床使用。

2. 每日透析结束时应对机器内部管路进行消毒。消毒方法按不同透析机厂家出厂说明进行消毒。

3. A、B液桶以及与透析液接触的容器每日用透析用水将容器内外冲洗干净，并注明更换日期，更换或消毒1次。

4. 室内每日紫外线消毒一次，每月应进行空气培养。

八、床旁血滤交接制度

1. 接到通知后，联系技师或总住院部，确定机器及型号。

2. 按机器型号备齐物品至所在科室。

3. 核对患者姓名、床号等。

4. 联系护士长或责任护士，自我介绍。

5. 责任护士备齐血滤预冲需要物品，如治疗车、消毒物品、接线板、生理盐水、输液器、肝素；治疗需要物品，如配好的置换液（冬天预热）、肝素、生理盐水、碳酸氢钠溶液、无菌敷布；治疗结束需要物品，如肝素、无菌纱布、医用垃圾袋。

6. 责任护士按医嘱准备好抽血检查单及试管、注射器，并说明抽血时间，请责任护士联系送检（尤其是休息时间不要影响治疗）。

7. 责任护士安排倾倒废液。

8. 吃饭时责任护士安排好替换，并做好交接工作。

9. 血滤过程中任何事情要联系总住院部。

10. 负责收缴费用。

11. 血滤结束后整理好用物及治疗车，向责任护士交代结束时间，脱水量等。

九、血液净化室一次性医疗用品使用管理制度

1. 一次性医疗用品按计划领取，统一回收。

2. 一次性用品领回后放置在干燥、清洁的橱内，分类放置，以免受潮、破损、污染。

3. 所有一次性医疗用品严禁重复使用。

4. 在使用一次性物品前，必须检查有效期及有无破损，凡过期产品不准使用。

5. 使用过的一次性用品按要求分类收集，专用包装物、容器，有明显的标志。

6. 一次性医疗废物每日密闭封口，专人回收，并做登记。

十、血液透析室工作人员自身防护制度

1. 工作人员入科前必须做肝功能及肝炎相关抗原、抗体检测，患有慢性肝炎及迁延性肝炎者不得调入血液透析室工作。

2. 血液透析室工作人员每半年进行一次肝功能及肝炎相关抗原、抗体检测，对阴性人员进行乙肝疫苗免疫注射。每 2 年参加医院组织的体格检查。

3. 工作人员在妊娠期、哺乳期应暂调离血液透析室护理工作，其幼儿满 2 周岁方可调回。

4. 工作人员上岗前必须更换工作衣裤、工作鞋，进入血液透析室穿隔离衣。

5. 工作人员在为患者穿刺和进行特殊治疗时应戴口罩、手套。

6. 一旦因意外受到血液污染，应立即用清水冲洗干净，再用消毒液消毒污染部位，有条件洗浴时，更换清洁工作服。

7. 工作人员不得在透析区进食、会客等。

十一、血液透析患者管理及健康教育制度

1. 患者首次透析前，护士要向其讲解血液透析的作用、风险、注意事项及血液净化室的规章制度。

2. 为了保护好医护人员及患者的自身利益，要求患者以及家属签好各种协议书。

3. 要为每个透析患者建立一个透析档案袋，主要包括患者的抽血检查项目（例如肝肾功能、电解质、HIV 检测、肝炎全套、血常规、甲状旁腺激素的测定等）、服用药物情况、促红细胞生成素使用情况及病程记录等。

4．患者进入透析间须更换鞋，医师为其测量体重，评估干体重，决定超滤量；护士安排患者透析单元，HBsAg 阳性者应进行隔离透析。在透析过程中要求患者与医师、护士配合，保证透析顺利进行。护士要严密观察患者生命体征、神志的变化，观察穿刺处是否有渗血、肿胀，观察体外循环血路是否正常，以及各参数的设置是否正确。

5．透析中和透析后应做好患者的健康宣教工作，例如饮食的宣教，内瘘保护的宣教，深静脉置管的宣教及临时性动、静脉穿刺后止血的宣教等。

6．与患者建立良好的医患关系。净化中心的医护人员与患者是合作伙伴的关系，应多与患者进行良好的沟通，组织他们参加一些健康知识讲座、联谊活动等，创造一个患者与患者之间相互交流经验的场所，便于互相鼓励。

7．心理教育

（1）了解疾病的含义及透析的必要性及长期性，需遵医嘱进行规律透析。

（2）不能随意更改透析次数及透析时间。

（3）加强适当的身体锻炼和家务劳动。

（4）遵医嘱按时服药，不得自行停药或减药。

8．饮食教育

（1）优质蛋白、低钾、低钠、低磷饮食，蛋白质摄入应保证 1 ~ 1.2g/（kg·d），限制海鲜、动物内脏的摄入。

（2）钠的摄入根据尿量控制，每日尿量 500ml 以上者摄钠量为 3 ~ 4g/d，无尿者摄钠量为 1 ~ 2g/d。

（3）钾的摄入需严格控制，无尿者每天 1 ~ 2g，忌食香蕉、橘子、腌制食品，如出现乏力、烦躁、口角麻木等现象应警惕高血钾的发生。

（4）水的摄入量等于尿量加 500ml，控制透析间期体重 1kg/d，2 次透析体重控制在 2.5kg 以内，即不超过正常体重的 4%。

9．通路的保护　临时通路应注意防止感染。

（1）内瘘术前准备：保护血管，做内瘘侧手臂（非优势手）不得穿刺、抽血。保护皮肤，防止破损并保持清洁。

（2）术后护理：术后抬高患肢，每日检查内瘘是否通畅，至少触摸震颤 4 ~ 5 次，如有异常及时就诊；拆线后可行内瘘锻炼，可用健身球、止血带，每日 3 ~ 4 次，每次 10 分钟。术后衣袖要宽松，可将衣袖装拉链。术肢不得测血压、静脉穿刺、提重物，不宜压迫、戴手表、首饰。保持术侧肢体皮肤清洁，预防感染。透析结束后穿刺点包扎止血不得少于 30 分钟。如有血管瘤，可用弹力绷带保护，避免碰撞。

十二、患者病历管理制度

1. 透析患者病例档案的内容　透析病历主要包括患者的基本信息、首次透析病历，透析治疗记录单、透析充分性评估记录、病情变化记录、实验室检查报告及长期和临时用药情况。各单位可根据各自的情况制订包括以上内容的各种治疗表格。

2. 透析患者病历管理方式　血液净化室要保存和管理好透析患者的资料及文件。建立患者资料登记，以便能够更好地评估透析质量，且及时调整质量控制措施，不断完善管理机制。

（1）门诊透析患者的病历管理

1）患者基本信息管理：包括姓名、性别、年龄、诊断、住址、联系电话、透析时间、现病史等。

2）患者透析治疗信息管理：凡是进行血液净化的患者均要在电脑系统中进行登记，登记内容包括姓名、性别、年龄、诊断、联系电话、住址、透析时间、现病史等，并且产生唯一透析号以进行身份确认。

（2）住院患者的同意书以及透析记录单随住院病历保存。

（3）门诊患者的同意书以及透析记录单由血液净化中心保存，保存时间是 3 年。

第六节　产房护理管理制度

一、产房工作管理制度

1. 产房助产人员除具备护士任职水平和注册证明，需经过专门培训、考核，获得《母婴保健技术考核合格证书》，方能正式上岗。

2. 工作人员进入产房，应戴好帽子、口罩，更换拖鞋，非本科室人员未经许可不得入内。

3. 产妇入产房需更换患者衣裤和鞋，产妇的衣物不得带入分娩室。

4. 凡患有或疑似传染病的产妇，应隔离待产，使用后的所有物品，严格按特殊消毒方法处理。

5. 接生或做阴道检查等手术时，必须换好洗手衣裤，洗手消毒后，方可进行操作。

6. 接生等所用器械，洗净后揩干，涂上保护油，包好后高压消毒；隔离产妇所用器械需浸泡消毒、清洗、高压灭菌消毒。

7. 产妇出产房后，用500mg/L含氯消毒液揩洗产床，更换橡皮布。

8. 无菌物品、一次性医疗用品分别专柜放置，按灭菌日期顺序排列。无菌包清洁、干燥、无破损，标记明显，无过期包。

9. 外用药、消毒剂等各类药品标签清晰、专柜放置、专人保管、无过期变质。

10. 为保持产房清洁，每日常规清扫消毒，每天大夜班紫外线照射一次，每周大消毒一次，每月做空气细菌培养一次，并做好记录。

二、产房消毒隔离制度

1. 分娩室要求环境清洁，空气新鲜，每日常规清扫、紫外线消毒，每周大清扫，护理车、门把手、地面等每日消毒2次。对空气、物体表面及工作人员的手每月做细菌监测并记录，物体表面$<5cfu/m^2$，空气培养$<200cfu/m^3$，医务人员手应$<5cfu/m^2$。

2. 设隔离待产室、分娩室，产妇进入分娩室要更衣、换鞋。

3. 分娩结束后进行终末清洁消毒，产床使用后用消毒液擦洗后才能再次使用，使用一次性臀垫，做到一人一垫。

4. 接触新生儿前应严格洗手，必要时用消毒液泡手，新生儿所用物品应固定专用，一人一用一消毒。

5. 接生用的物品、器械、敷料应及时处理和更换消毒。产妇用的卫生纸必须高压消毒灭菌方可使用。

6. 患有传染性疾病或较严重的感染性疾病的产妇，应在隔离待产室待产和隔离分娩室分娩，婴儿娩出后，更换无菌手套再处理婴儿。

7. 工作人员应定期进行查体，有感染性疾病应暂停接触母婴，有传染性疾病的医护人员应调离工作岗位。

三、产房参观、进出管理制度

1. 参观制度

（1）参观者须经科主任或产房护士长许可，院外人员须得到医务科批准后，方可进入。

（2）入室须穿隔离衣、换鞋，戴帽子、口罩。

（3）在观看中，不要高声喧哗，不要任意行动，听从陪同人员指导。

（4）参观完毕，请将隔离衣、鞋放入指定地点。

（5）一次参观人员不超过4人。

2．进出产房管理制度

（1）非本科人员不得入内，工作需要进入时，须穿隔离衣。

（2）本科工作人员进入产房，须更换衣裤、鞋，戴帽子。

（3）推送产妇时，换穿白大衣，更换外出鞋。

（4）清洁鞋、外出鞋分别放置，不得混放。

（5）产妇必须更换拖鞋，穿好患者衣裤，才可进入待产室或临产室。

四、产房安全管理制度

1．孕妇入院后，做好各项安全宣教工作，清洁地面后应有防止滑倒摔伤的醒目标志。

2．产妇进入产程后，有专人护理，助产人员不得随意离开产妇，并嘱其卸去首饰交给家属保管。

3．产程中需要用药，须严格执行"三查八对"制度。

4．滴注催产素（引产剂量）有醒目标识，并有专人负责观察。

5．孕妇分娩后换上干净衣裤用平车送入病房，并与病房护士进行床边交接。

6．防止错抱婴儿　胎儿娩出后，接生人员即告诉产妇婴儿性别，并让产妇确认婴儿性别特征；接婴者核对母亲姓名、婴儿性别后，即时佩戴手圈（二次核对），并准确记录，同时在婴儿记录单上按上母亲右拇指印与婴儿右脚印，做好原始记录。并将婴儿放在小床上，将床推至产妇身边2小时后母婴一同送入母婴同室。如遇2名以上孕妇同时分娩必须一人一接，分开护理。

7．严格执行护理部制定的安全输血制度。

8．严格执行查对制度。

9．做好各种物品、设备的管理、保养工作，如平车、电气设备维修，氧气的安全管理等，确保有效、安全使用。

10．认真执行交接班制度。

五、新生儿管理制度

1．新生儿出生时，产房医务人员立即给婴儿母亲确认，详细体检，建立新生儿病历，并在病历上留脚印，佩戴手圈，安置婴儿小床，完善床头卡，待母亲出产房时，与病房护士交接，交给产妇家属。

2．24小时母婴同室期间，新生儿监护人应确保婴儿安全，不允许婴儿单独留室。

3. 婴儿需要离开母亲时（如沐浴、体检、治疗、检查等），必须由专业人员出示"接婴证"才可让其推走，全科人员应严格执行产科特定的"接婴证"接送婴儿，并与其监护人同时监督执行。

4. 每间病房均以书面形式给予安全告示，每个新生儿车上均设计了专项告示卡，新生儿监护人应掌握其内容，并严格遵循，不允许任何人违反接送流程推走新生儿。

5. 三班护士必须严格床边交接新生儿，填写婴儿交接班本，值班人员严格24小时查房巡视，以确保婴儿安全。

6. 中班护士检查安全通道，晚上8时必须上锁，晚上10时医护共同查房，清理陪伴，关闭产科大门，次晨7时打开大门。

7. 每周一下午由资深护士进行专项健康教育宣教，内容包括工休会相关内容、婴儿安全制度、陪伴探视制度等。

8. 医院保卫部门应开放产科门口的监视器探头，保卫人员应加强对产科的巡视，对产科可疑的大件行李，应严格开包检查，协助病区安全管理。

9. 注意事项

（1）新生儿只能睡婴儿床。

（2）转运婴儿必须依靠婴儿车，不允许抱、搂等。

（3）新生儿必须侧卧，以防呛奶、误吸。

（4）交接班时必须观察婴儿面色，严格沐浴、注射管理制度，以防意外事件。

六、胎盘、疫苗、证件、药品管理制度

1. 胎盘管理制度

（1）胎盘娩出后立即采集血样，置于专用容器内，放入冰箱内冷冻。

（2）特殊胎盘，如梅毒血清学快速血浆反应素环状卡片试验（RPR）阳性、人类免疫缺陷病毒（HIV）阳性、HBsAg、HBeAg、HBcAb阳性等患者的胎盘，按院内感染规定，送焚烧，不允许患者选择胎盘自理。

（3）护士长每日核对分娩数与胎盘数目，防止胎盘外流。

（4）生物物品研究所人员定期来院收集、清点胎盘，并记录。

（5）如选择胎盘自理者，则嘱咐其分娩之日带一清洁容器妥善保存，并告之不得外流。

2. 一类疫苗管理制度

（1）遵守《疫苗流通和预防接种管理条例》，接受疾病控制中心及卫生

局监察。

（2）产科护士长根据每个月分娩数，到药库领取乙肝疫苗和卡介苗，并置于疫苗专用冰箱，保持 2~8℃ 的冷链状态，并有疫苗记录。

（3）不向其他单位或个人分发、买卖第一类疫苗。

（4）冰箱内外分别设有温度计，以监测温度状况，设有专人管理登记。遇有停电等突发事件，及时处理，保持冷链状态，保证疫苗质量。

（5）有经专业培训并考核合格的护士负责对符合接种条件的婴儿实施预防接种，并依照卫生主管部门的规定填写并保存记录。

（6）根据疫苗的接种情况，每月有专人负责做报表上报区疾病控制中心。

（7）建立产房预防接种异常反映登记本，及时处理，反馈区疾病控制中心。

3.《出生医学证明》管理制度

（1）每年由产房护士长根据上年度出生婴儿总数，估计本年度《出生医学证明》认购证，向妇幼保健院请领。

（2）出生证由产房护士长领取、签收并保管。

（3）产科设专人负责，责任人根据分娩数及发放数及时向产房护士长领取并签收，负责电脑输入及打印《出生医学证明》，产房护士长保管出生医学证明专用章。

（4）产房护士长及责任人不定期核对（每月初），做到出生数与发放数相符。

（5）遵守《母婴保健法》相关证件管理条例，不出具虚假医学证明，不以权谋私。

（6）严格章、证管理，不使证件流失，不违规收费。

4. 章证管理制度

（1）章、证专人、专柜、专锁管理，不使证件流失，不违反收费。

（2）严格清点制度，每月核对接生登记本，出生数与发放数相符。

（3）加强管理，控制流失，作废的原件编号有登记，统一交购证部门换购新证。

（4）妥善保管，因意外导致潮湿、破损或丢失的，及时将数量和编号报市妇幼保健院。

5.《出生医学证明》发放程序

（1）产妇入院分娩后，告知产妇及时上交身份证复印件，填上新生儿姓名，必须认真填写，由此造成的法律纠纷，后果自负。

（2）产妇出院前，由责任人完成所有流程（包括确认、打印、登记、保管）。

（3）产妇出院结账后，一律凭账单领取《出生医学证明》。

（4）对于出院时仍未起好婴儿姓名的一律暂不发给《出生医学证明》，以免引起不必要的麻烦。

（5）因故未交身份证复印件未开具出生医学证明，按相关规定进行补开。

（6）颁发的《出生医学证明》是法律所需的有效凭证，家属应妥善保管。

6. 药品管理制度

（1）备用药品有专人负责，做到账药相符，无过期药、失效药。

（2）药物均有基数，定点定位，标记明确清晰，定期检查，保证供应。

（3）药品应分类管理，内服药、外用药、消毒剂分开放置，标志清晰明确，严禁混放。

（4）麻醉药严格执行"五定"：定量供应、定点放置、定人保管、定时核对、定册登记，并做到专柜存放，双锁管理，凭医师专用处方用药，用后登记，班班清点，账物相符。

第七节 门诊护理管理制度

一、门诊护理工作管理制度

1. 门诊管理工作受护理部、门诊部双重领导，护理人员院内调动由护理部决定，并及时与门诊部沟通、协商，科内调动由科护士长与护士长协商解决。

2. 护理人员必须着装整齐，仪表端庄，佩戴工号，准时上岗，自觉执行各项规章制度，恪守职业道德，以高度的责任心、同情心，耐心诚恳、态度和蔼地接待每位患者，实行首问负责制。

3. 认真做好各诊室开诊前的准备工作和接诊后的整理、清洁、消毒工作，候诊患者根据电脑挂号顺序就诊，做到一人一室，维持好就诊次序。

4. 严格执行卫生局有关规定和就诊须知，对老弱病残、70岁以上老人及重症、劳模、离休干部、行动不便的患者，优先照顾，提供方便，确保安全。

5. 认真做好就诊患者预检分诊工作，严格执行预检程序，疑似传染病患者或不明原因发热患者护送至感染科就诊，并做好接待处的消毒工作。

6. 严格执行消毒隔离制度，诊室空气每日消毒 1~2 次，桌椅、电脑、诊疗床、轮椅等每日用消毒水擦拭 1~2 次，有效控制院内感染。

7. 就诊环境保持清洁、整齐、安静、舒适，做好患者就诊前、中、后的指导，定时开放电视健康教育屏幕，实施健康宣教。

8. 积极参加护理部、科室组织的业务学习，按时完成继续教育目标，不断学习新技术、新理论，努力提高专业技术水平。

9. 做好各诊室医疗器械、药品、消毒剂的管理工作，备好急救用品、药品，一旦遇到患者病情突变，及时做好应急处理。

10. 护理人员必须熟练掌握突发事件的应急处理流程和汇报流程，如火灾、食物中毒、停电等，能有效地疏导和急救，控制风险和危害。

11. 下班前整理好各诊室办公用品，关好水、电及门窗，防止意外事件发生。

二、门诊消毒隔离制度

1. 门诊护理人员上岗必须衣帽整洁，进入治疗室、换药室、无菌操作间时必须戴好口罩、帽子，治疗操作前后均应按要求洗手，做到一人一针一管一消毒。

2. 体温表消毒执行"三杯法"。血压计、听诊器用75% 乙醇或有效氯消毒剂擦拭。直接接触者脏器组织而不能高压灭菌消毒的器械均用 2% 戊二醛消毒液浸泡消毒或环氧乙烷灭菌消毒。定期做好灭菌消毒效果检测。

3. 各种治疗室、手术室、换药室、特殊换药室，每日空气消毒 2 次，每周清洁紫外线灯管 1 次，每周彻底清扫 1 次。

4. 各种无菌包必须专柜放置，放置位置高于地面20cm，距离墙壁5cm，无菌包必须保持干燥，无破损，标识清楚、醒目，开口处封有起止日期和操作者签名。

5. 持物钳干燥保存，有效时间为 4 小时。

6. 生理盐水棉球每日更换。无菌物品、无菌液体标明日期、时间和签名，只限于有效期内使用。

7. 备用干燥氧气湿化瓶、吸引瓶每周清洁、消毒 1 次，患者用毕及时终末消毒，吸引瓶瓶盖无霉点，瓶壁、管壁清洁无污垢。

8. 雾化器每天清洁消毒、换水 1 次，咬口、螺旋管患者用毕及时终末消毒。

9. 一次性物品专柜放置，放置位置高于地面 20cm，距离墙壁 5cm，柜子保持清洁，一次性物品使用后按规范处理。

10. 各类物品按清洁、污染分别放置，各诊室应保持清洁、无积灰，台面、地面用消毒液湿擦和湿拖。

11. 对特殊菌种如铜绿假单胞菌、厌氧菌、结核杆菌等感染的伤口，更换下的敷料应焚烧，器械必须特殊消毒处理。

12. 发热门诊、肠道门诊、肝炎门诊、性病门诊医疗废弃物应按特殊消毒处理。

13. 肠道科病床用消毒液湿扫，一床一刷一巾。刷巾套用后常规消毒处理晾干备用。患者床头柜一桌一抹消毒液湿擦，擦后抹布消毒处理。床架、桌椅每日消毒液湿擦，抹布专用。病房地面应用消毒液湿拖，患者出院床单位应进行终末消毒。

14. 医用垃圾与生活垃圾要加盖分别放置，医用垃圾要有标识。

三、门诊服务台工作管理制度

1. 提前上班，挂牌上岗，仪表端庄，着装规范，态度和蔼，礼貌用语。

2. 坚守岗位，不得擅自离岗。保持预检服务台安静，无喧哗。

3. 熟练掌握业务知识及服务流程，熟悉公费医疗、医保政策及门诊专科、专家出诊等信息，解答问题耐心细致，准确预检、导诊，执行首问负责制。

4. 维持门诊大厅秩序，主动为患者提供各类咨询服务和便民措施（为残疾人、老年患者提供轮椅、协助就诊，保管寄放物品、提供雨伞、一次性茶杯、纸巾等）。

5. 熟练掌握突发事件的应急处理流程和汇报流程，处理好各种应急事件（负责转运送患者等）。

6. 负责门诊健康教育咨询工作，发放健康教育处方，按时、按序更换宣传板，并做好记录。

7. 保证轮椅、投币电话等正常使用，损坏及时报修。

8. 接待患者的反馈意见，记录备案，并及时汇报领导。

9. 接待病假盖章时，必须严格核对医师签名、图章、病历和病假日期，相符后再盖章。

10. 保持服务台环境整洁，每口 2 次用清水擦试工作台、桌面。每次接触传染病患者后，及时用 1000mg/L 含氯消毒剂擦抹桌面，并消毒双手。

11. 下班前负责大厅空调、电脑、大屏幕的关闭检查工作。

四、门诊分号台工作管理制度

1. 护理人员自觉遵守规章制度，坚守工作岗位，不迟到、不早退，不脱岗，不聊天。

2. 护理人员衣帽整洁，仪表端庄，语言规范，有礼貌。

3. 门诊环境应保持清洁、整齐、安静，各科要积极开展候诊宣传，做好诊前指导。

4. 候诊秩序良好，无围观分诊台，无吸烟，做好健康教育工作。

5. 分诊台工作制度健全，岗位责任明确，值班人员做好开诊准备，按时分诊。

6. 服务态度好，热情接待患者，做到有问必答、耐心解释，不与患者发生争吵。

7. 加强巡视，老、弱、残及重症患者尽量予以照顾，及时安排就诊，缩短就诊时间。

8. 严格执行消毒隔离制度，防止交叉感染，发生传染病及时按传染病要求进行管理。

9. 协助医师进行检查，按医嘱给患者进行处置。

10. 诊后预约检查或治疗预约单填写准确无误，并给患者说清检查、治疗的时间、地点。

11. 有便民措施，设征求意见本，对提出的意见有处理措施。

12. 准确填报门诊工作量及日报表。

五、门诊注射室管理制度

1. 门诊注射室工作有专人负责，其职责负责门诊各科室开出的各种注射，如皮内注射、皮下注射、肌内注射、静脉注射等。

2. 凡各种注射应按处方和医嘱执行。对易过敏的药物，必须按规定做好注射前的过敏试验。

3. 室内应有药物过敏性休克抢救预案和流程，工作人员人人熟练掌握。

4. 室内保持清洁、整齐，每天进行室内整理、消毒，室内相对划分污染、清洁区，私人用物不得放在室内，不得在室内会客、聊天等。

5．各类物品、药品按规定分类保管，标签清楚，严防混放。抢救药品及器械应放于固定位置，定期检查，及时补充更换。

6．严格执行无菌操作和正确执行各项操作规程，如有疑似传染病患者来做注射，必须严格执行传染病隔离制度，使用物品须独立按传染病要求消毒处理，严防院内感染，确保患者安全。

7．严格执行"三查八对一注意"，注射治疗后应留患者休息片刻，若发生注射反应或意外，应及时进行处置，并报告医师。确保安全，防止差错发生。

六、门诊换药室管理制度

1．门诊换药室是为非住院患者进行伤口治疗性换药的重要场所，非换药人员不得入内。

2．保持换药室空气流通，光线充足，环境必须清洁整齐，每日做空气、物品表面、地面消毒，并有记录。

3．严格执行消毒隔离制度和无菌技术操作规范，换药时做到1人2碗（盘）2钳及1份无菌物品。先换无菌伤口，后换感染伤口，特殊感染者不得在换药室换药。

4．无菌物品、清洁物品与污染物品应分别放在固定位置，界线清楚，不得混放。

5．无菌干罐一旦开启应4小时更换，无菌瓶、罐每周高压消毒1次。

6．各种外用药品、器械应固定放置，分类保管，标识清楚，用后归还原处。

7．了解患者伤口情况，如发现伤口有异常，应立即通知主管医师处理。

8．室内物品由专人负责保管，定期清点、维修、及时补充。每月做空气及物品细菌培养1次。

七、发热门诊工作管理制度

1．环境管理　诊区应安置在医院大门附近，通风良好，远离急诊和病房区域，标识清晰，诊区周围设有隔离带。诊区内设备齐全，就诊流程合理，有完善的就诊患者追踪登记管理制度。

2．人员管理　及时传达和学习目前流行病的发展动态及预防、治疗措施，举办相关知识的学习班和技能培训（如SARS、禽流感知识讲座等），同时为运送患者入院、转院的卫生员、司机讲授消毒隔离知识及自我防范的预防措施（如穿脱隔离衣等）。

3. 发热患者就诊流程管理

（1）发热患者就诊，先测体温，并督促戴好口罩，引导至发热诊室就诊，排除 SARS 等传染病后再到专科就诊。

（2）若疑似 SARS 等传染病，做好 X 线胸片、血常规等检查后，请院内专家会诊。

（3）若未排除 SARS 等传染病，通知市疾病预防控制中心（CDC）专家来院进一步采样、确诊。

（4）根据市、区 CDC 在 48 小时内的检验报告，如明确疑似病例或确诊病例，由区 CDC 负责转至市内指定医院。

（5）凡与疑似病例接触的工作人员和场所，必须严格按消毒隔离规范进行彻底消毒。

4. 发热门诊工作制度

（1）隔离诊室、输液室、病房通风良好，独立设区，设有 2 个入口，做到工作中与患者进出口分开。发热患者的就诊、检查、治疗等都在诊区内完成。

（2）发热门诊应严格划分清洁区、半污染区和污染区，各交界处必须设有擦脚垫，并用消毒液浇湿，保持脚垫湿润。

（3）进入病区应戴16层棉纱口罩、帽子、鞋套、手套，穿隔离衣。

（4）当班医务人员应坚守岗位，不得随意离岗，并负责未转诊前隔离患者的所有治疗工作，严禁无关人员入内。

（5）隔离患者均须戴口罩，严格隔离，严格管理，不得离开隔离病房。

（6）严格探视制度，不得陪护，不得探视，严格做好个人防护。

（7）严格执行报告制度，详细填写发热门诊有关日报表，发现问题及时上报。

八、各诊室工作管理制度

1. 护理人员必须着装整齐、仪表端庄、佩戴工号、准时上岗。

2. 护理人员提前做好各种物质准备（有的科室还要准备好消毒器械设备）。开诊前检查、清点物品并登记（急救物品、药品、氧气袋、血压计、轮椅等），保持其良好的备用状态。

3. 严格执行消毒隔离制度，做好体温表、诊室、诊疗台、电脑等清洁消毒工作，做好无菌物品的清洁、消毒、灭菌、规范放置工作，有效控制院内感染。

4. 按疾病轻、重、缓、急及病种有序地排号分诊，安排危重患者优先诊治，并做好危重患者的护送工作，做到一人一诊室。

5. 做好诊室内医疗器械、药品、消毒剂、麻醉药类和精神药类处方的管理工作，备好急救用品、药品，一旦遇到患者病情突变，及时做好应急处理。

6. 做好胃镜、骨髓穿刺、液基薄层细胞检测（TCT）等各种病理报告的登记和签收工作及病检单的登记工作。

7. 严格遵守护理操作常规，做好本诊室患者的各项治疗工作。

8. 认真做好接诊后整理工作，包括添置好各类申请单、检查单，统计当天的工作量，做好诊室的清洁卫生、通风和消毒，保持环境整洁，关好水、电及门窗，防止意外事件发生。

第八节　新生儿科护理管理制度

一、新生儿科工作制度

1. 病室应保持清洁整齐和适宜的温、湿度。室内每日通风换气 2 次或用动态空气消毒机进行空气消毒 3 次，每次 2 小时。

2. 本室工作人员必须是无传染病者。工作人员须定期做喉部细菌培养，以便检出带菌者。新工作人员经体格检查，合格者才能进入。非新生儿科工作人员不得入内。新生儿科谢绝参观。严禁家长到室内探视新生儿。

3. 工作人员进入病室必须戴好帽子、口罩，更换专用鞋、洗手。每次护理新生儿前后，应洗净双手。

4. 新生儿的面巾、奶瓶、奶嘴、衣服、浴巾、尿布必须经过消毒才可应用。新生儿出院后床单元要进行终末消毒。新生儿患传染病或有感染可疑时，应当予以隔离。

5. 新生儿的手圈、床及包被外面，均需标明母亲姓名、新生儿性别以便识别。

6. 发现新生儿有脐带出血、颜面苍白、发绀及其他异常情形时，应在可能范围内予以处置，并立即报告医师。新生儿应逐日称量体重。

7. 新生儿科的器械、物品均应固定专用。

8. 每次交接班除书面报告外，要巡视新生儿逐一口头交班。病危新生儿交班本上要书写清楚，并将特殊病情记入护理记录单上。一切用品应整理齐备交给下一班。

9. 新生儿使用热水袋，温度不宜超过 50℃。热水袋应加布套，切勿贴近新生儿身体，以免烫伤。

10. 婴儿沐浴盆每日消毒 1 次。

11. 抢救药品和器械、急救用物必须随时处于备用状态。

二、新生儿科病房管理制度

1. 病房由护士长负责管理，主治或高年资住院医师积极协助。

2. 建立健全并严格执行各项规章制度、岗位职责和相关诊疗技术规范、操作流程，保证医疗质量及医疗安全。

3. 严格限制非工作人员进入，感染性疾病患者严禁入室。医务人员进入病室必须洗净手，穿戴工作服帽，更换鞋，着装整洁，必要时戴口罩。

4. 配奶间环境设施应当符合国家相关规定。配奶间工作人员应当经过消毒技术培训且符合国家相关规定。

5. 保持病房整洁、舒适、肃静、安全，避免噪声，做到走路轻、关门轻、操作轻、说话轻。注意病房通风，每日至少清扫 3 次，每周大清扫 1 次。

6. 统一病房陈设，室内物品和床位要摆放整齐，固定位置，不得任意搬动。

7. 对有感染高危因素的新生儿进行相关病原学检测，采取针对性措施，对患有传播可能的感染性疾病、有多重耐药菌感染的新生儿应当采取隔离措施并做标识。避免造成医院感染。

8. 在进行诊疗、护理过程中应当严格执行查对制度，实施预防和控制感染的措施，确保医疗安全。

9. 设施、设备定期检查、保养，保持性能良好。

10. 加强消防安全管理，安全使用和妥善保管易燃易爆设备、设施，防止发生火灾事故。

11. 制定并完善各类突发事件应急预案和处置流程，提高防范风险的能力，快速有效应对意外事件，确保医疗安全。

12. 护士长全面负责保管病房财产、设备，并分别指派专人管理，建立账目，定期清点。如有遗失，及时查明原因，按规定处理。管理人员调动时，要办好交接手续。

13. 定期召开患儿家长座谈会，征求意见，改进病房工作。

14. 病房内不得接待非住院宝宝，不会客。护士工作时不接听私人电话。

三、新生儿科消毒隔离制度

1. 患儿住院期间发现传染病或疑似传染病时，应根据情况予以隔离（住隔离室或床边隔离），并按消毒隔离原则处理。

2. 病房内保持整洁、干净、整齐、安全，患儿入住后及时行卫生处置、更衣、换被服。

3. 被体液污染的敷料、器械、用品等，应按 WS 310.2 执行。

4. 患儿每天更换被服，用后消毒处理，必要时随时换洗，以保持清洁卫生。

5. 终末消毒被、褥、枕芯等应经日光曝晒、紫外线照射消毒后使用，隔离单位按消毒隔离原则处理。

6. 浴室内浴池、浴盆等用物每日刷洗、消毒 1 次。

7. 室内器械、物品均应专用，预防交叉感染。

8. 奶瓶、奶嘴一婴一用一消毒。

9. 拖把、抹布标记分明，分室使用，拖把、抹布应消毒、清洁、晾干后再使用。采取湿式打扫的方法。

10. 垃圾置塑料袋内封闭存放，生活垃圾、医疗垃圾分别放置、运送、焚烧处理。

11. 医护人员给患儿查体、治疗、护理、操作前后，均应严格洗手并消毒，严格执行无菌操作规程，防止医源性感染。

四、新生儿科参观制度

1. 非本科室工作人员或团体在未经许可的情况下，不得进入新生儿科。

2. 参观人员必须得到院部相关部门批准后，方可在主任或护士长安排下进行参观。

3. 进入新生儿科的人员必须在护士长或本科工作人员的带领下，穿戴隔离衣、鞋帽，有秩序进行参观。

4. 参观人员在参观期间必须做到：

（1）勿大声喧哗。

（2）勿在病房接听电话。

（3）未经许可不得拍照。

（4）勿私自触摸新生儿。

（5）如需各种资料请与主任或护士长协商，不得随意拿取。

五、新生儿科护士交接班制度

1. 护理人员必须忠于职守，保证各项医疗及护理计划准确、及时实施。

2. 值班人员必须完成本班的各种护理记录，完成各项护理任务，处理好用过的物品，为下一班备好各种需用物品。重要事情如病情变化、抢救过程、特殊治疗和检查以及需要连续观察的病情和疗效等必须详细交代。

3. 每班必须按规定时间交接。接班者须提前 15 分钟到岗位，进行物品、药品、患者病情交接，交接不清不能离开岗位。

4. 交接班过程中如发现病情变化，治疗或护理计划未完成，物品数目不符，应立即采取措施。接班者发现的问题由交班者负责，接班后发现的问题由接班者负责。

5. 查看病房是否达到清洁、整齐、安静、舒适、安全及各项制度落实情况。

6. 床边交班者要交接病情，输液及滴速、有无渗漏；特殊治疗情况；查看全身皮肤，有无发红、破溃等；床铺是否整洁、干燥。

7. 书写护理记录要求各栏项目填写齐全、准确、无误，叙述内容客观真实，顺序正确，应用医学术语，字迹工整清晰。

六、新生儿科护士会议制度

1. 晨会　每日早晨召开（周六、日除外），由护士长组织，进行护理日夜间交接班；护士长传达上级会议精神、安排护理工作计划、进行护理教学提问等，时间不超过 20 分钟。

2. 科室护士会议　每个月 1~2 次，由护士长主持，邀请护理部主任或科护士长参加，总结护理工作情况，讨论问题与不足，查找工作缺陷，交流工作方法，总结部署工作重点，安排上级交办的各项任务等。根据需要随时召开。

3. 按时参会，每次会议提前 5 分钟到会签名，推迟 5 分钟者记为迟到。会议中不准交头接耳，接听电话，做好会议记录。

七、新生儿科护士准入制度

1. 从事新生儿科护理工作的人员，必须遵守《中华人民共和国护士管理办法》。

2. 入科护士必须持有效护士执业证，经过新生儿专业培训并考核合格，掌握新生儿常见疾病的护理技能、新生儿急救操作技术和新生儿病室医院感染控制技术。

3. 护士必须按规定，每5年注册1次，参加继续教育培训。

4. 未取得护士执业证者不能独立从事新生儿科护士岗位工作。

八、新生儿科护士紧急调配制度

1. 在夜间或节假日时，值班人员因特殊原因不能继续工作，或遇有疑难问题不能解决，或本班新入院患者较多，出诊等情况，值班者要及时向护士长报告，护士长及时调配本科室护士，协助完成工作。

2. 科室因工作繁忙而人员紧缺时，护士长应及时向护理部报告，恳请调配护士支援工作。

3. 本科室护士在上二线、三线班时，电话必须24小时保持畅通，以便随时联络。

九、新生儿科抢救工作管理制度

1. 抢救台专为抢救患者设置，其他任何情况不得占用。

2. 一切抢救药品、物品、器械均须放在指定位置，并有明显标记，不准任意挪用或外借，处于应急备用状态。

3. 药品、器械用后均需及时清理、消毒，消耗部分应及时补充，放回原处备用。

4. 每日核对一次物品，班班交接，做到账物相符。

5. 每周须彻底对辐射抢救台、急救车保洁1次。无菌物品须注明灭菌日期，超过有效日期必须重新灭菌。

6. 护士紧密配合医师参加抢救，医师未到前，护士应积极采取应急抢救措施。

7. 抢救时抢救人员要按岗定位，明确分工，紧密配合，听从指挥，坚守岗位，严格执行应急抢救流程及操作规程。

8. 密切观察病情变化，保证各种管道通畅，及时向医师报告患者情况，并准确及时填写护理记录单。

9. 抢救过程中，准确及时执行医嘱。医师提出口头医嘱时，护士必须向医师复述一遍，双方确认无误后方可执行，并需保留空安瓿，经2人核对无误后弃去。抢救结束后6小时内据实补记医嘱并签名。

10. 每次抢救患者完毕后，要做现场评论和初步总结。做好抢救记录，登记有关物品，做好消毒。

十、新生儿科仪器设施管理制度

1. 科室内医疗器械由专人管理，定期检查维修、保养、消毒，保证使用。每班要认真清点交接。

2. 使用医疗器械必须了解性能及保养方法，严格遵守操作规程，用后及时清洗、消毒后放回原处。

3. 精密、光电仪器必须指定专人负责保管，经常保持仪器清洁、干燥。用后经保管者检查性能并签名。

4. 各种仪器按不同性能妥善保管，定期保养维修。

十一、常用空气消毒方法与监测标准

1. 病房空气消毒方法　紫外线照射每日 1~2 次（夜间）或动态空气消毒机每日定时消毒 3 次，每次 2 小时。

2. 监测标准　病房空气、物体表面、医护人员手的卫生学标准。

（1）新生儿病房：空气 $\leqslant$ 200cfu/m^3，物体表面 $\leqslant$ 10cfu/cm^2，医护人员手 $\leqslant$ 10cfu/cm^2。

（2）新生儿监护病房（NICU）：空气 $\leqslant$ 200cfu/m^3，物体表面 $\leqslant$ 5cfu/cm^2，医护人员手 $\leqslant$ 5cfu/cm^2。

（3）新生儿病房：空气中、物体表面、医护人员手不准检出乙型溶血性链球菌、金黄色葡萄球菌、铜绿假单胞菌及其他致病菌，物体表面、医护人员手不准检出沙门菌。

十二、新生儿科医院感染管理制度

1. 建立并落实医院感染预防与控制相关规章制度和工作规范，并按照医院感染控制原则设置工作流程，降低医院感染危险。

2. 保持病房空气清新与流通，每日通风不少于 2 次，每次 15~30 分钟。动态空气消毒机消毒 3 次，每次 2 小时。

3. 每个月做好环境卫生学监测和医疗设备消毒灭菌等，减少发生感染的危险。

4. 工作人员进入病室必须戴好帽子、口罩，更换专用鞋，洗手。每次护理新生儿前后，应洗净双手。

5. 建立新生儿病室医院感染监控和报告制度，开展必要的环境卫生学监测和新生儿医院感染目标性监测。针对监测结果，应当进行分析并进行整改。存在严重医院感染隐患时，应当立即停止接收新患儿，并将在院患儿转出。

6. 新生儿病室使用器械、器具及物品，应当遵循以下原则：

（1）一次性使用的医疗器械、器具应当符合国家有关规定，不得重复使用。

（2）呼吸机湿化瓶、氧气湿化瓶、吸痰瓶应当每日更换清洗消毒，呼吸机管路消毒按照有关规定执行。

（3）蓝光箱和暖箱应当每日清洁并更换湿化液，一人用后一消毒。同一患儿长期连续使用暖箱和蓝光箱时，应当每周消毒1次，用后终末消毒。

（4）雾化吸入器、面罩、氧气管、体温表、吸痰管、浴巾、浴垫等应一人一用一消毒。

（5）患儿使用后的奶嘴用清水清洗干净，高温或微波消毒；奶瓶由配奶室统一回收清洗、高温或高压消毒；盛放奶瓶的容器每日必须清洁、消毒；保存奶制品的冰箱要定期清洁与消毒。

（6）使用的被服、衣物等应当保持清洁，每日至少更换1次，污染后及时更换。患儿出院后床单元要进行终末消毒。

7. 建立消毒、清洁制度，并按照制度对地面和物体表面进行清洁或消毒。

8. 医护人员在诊疗过程中应当实施标准预防，并严格执行手卫生规范和无菌操作技术。

9. 发现特殊或不明原因感染患儿，要按照传染病管理有关规定实施单间隔离、专人护理，并采取相应消毒措施。所用物品优先选择一次性物品，非一次性物品必须专人专用专消毒，不得交叉使用。

10. 医务人员在接触患儿前后均应当认真实施手卫生。诊疗和护理操作应当以先早产儿后足月儿、先非感染性患儿后感染性患儿的原则进行。接触血液、体液、分泌物、排泄物等操作时应戴手套，操作结束后应立即脱掉手套并洗手。

11. 医疗废弃物管理应当按照《医疗废物管理条例》及有关规定进行分类、处理。

十三、新生儿科探视制度

1. 家长必须按规定时间探视宝宝，为了不影响宝宝的治疗，探视时间：每周一、三、五上午8：30～10：00，家长请自觉遵守院内规定，服从医护人员的管理。

2. 每一患儿探视人员限制在2人内，其中1人必须天天探视，以便动态跟踪了解宝宝病情。

3．为预防交叉感染，探视人员接触宝宝前后，应及时洗手，保持清洁。

4．探视人员若患有上呼吸道感染、肠道感染、皮肤感染等，请不要进入病区探视宝宝。

5．请探视人员遵守院规，听从医务人员指导，不得擅自翻阅病历和其他记录。

6．爱护公物；保持病区安全、安静、清洁、整齐；不得随地吐痰，扔果皮、纸屑；室内禁止吸烟。

十四、新生儿科药柜管理制度

1．病房小药柜所有药品，只能供应住院患者按医嘱使用，其他人员不得私自取用。

2．病房小药柜，应指定专人管理，负责领药和保管工作。

3．定期清点、检查药品，防止积压、变质，如发现有沉淀变色、过期、标签模糊等药品时，停止使用并报药剂科处理。

4．毒、麻、限、剧药品，应设专用抽屉存放，严格加锁，并按需要保持一定基数，动用后由医师开专用处方，向药房领回。每日交接班时，必须交点清楚。

5．药剂科对病房小药柜，要定期检查核对药品种类、数量是否相符，有无过期变质现象，毒、麻、限、剧药品管理是否符合规定。

十五、新生儿科治疗室制度

1．经常保持室内清洁，每做完一项处置，要随时清理。每天消毒 1 次，除工作人员外，不许其他人员在室内逗留。

2．器械、物品放在固定位置，及时请领，上报损耗，严格交接手续。

3．各种药品分类放置，标签明显，字迹清楚。

4．毒、限、剧药，贵重药应加锁保管，严格交接班。

5．严格执行无菌技术操作，进入治疗室必须穿工作服、戴工作帽及口罩。

6．已用过的注射用具要随手清理。

7．无菌物品须注明灭菌日期，超过有效期应重新灭菌。

十六、新生儿科护理安全管理制度

1．护理人员必须坚守工作岗位，认真履行岗位职责，增强安全保卫意识，严格执行各项规章制度及操作规程，确保治疗、护理工作的正常进行。

2. 严格执行查对制度，坚持医嘱班班查对，每天总查对，护士长每周总查对 1 次并登记、签名。

3. 内服、外用药品、消毒剂严格分开放置，瓶签清晰，标识醒目。

4. 各种抢救器材保持清洁、性能良好；急救药品符合规定，用后及时补充，专人管理，每日清点 1 次并登记；无菌物品标识清晰，保存符合要求，确保在有效期内。

5. 定期讨论分析护理中不安全因素，对于所发生的护理差错，科室应及时组织讨论，并上报护理部。

6. 制定并落实突发事件的应急处理预案和危重患者抢救护理预案。

7. 预见性采取防范措施，重视事前控制，做到预查、预想、预防，抓易出现差错的人、时间、环节、部门，超前教育，超前监督。

8. 加强消毒隔离措施执行，杜绝环境污染所致的隐性不安全因素。护士操作或整理用物时严防锐器伤，如果发生请执行风险预案。

9. 科学合理排班，保证充足人力资源，无薄弱环节出现。

10. 加强对护理人员专业理论技术培训，定期考核，提高技术水平。加强对护理人员个人素质（思想素质、职业道德素质、心理素质、身体素质）的培养，使语言、行为规范，符合护理职业要求。

第九节　ICU 护理管理制度

一、ICU 工作管理制度

1. 严格执行各项规章制度，遵守劳动纪律，严格执行各项医疗护理技术操作规范。在班医护人员必须坚守岗位，认真执行"查房制度"、"交接班制度"、"查对制度"等，保证所有患者诊治过程的规范化及连续性。

2. ICU 医护人员必须具备高度的责任心与同情心，具备良好的专业理论水平和熟练的操作技能，熟练掌握各种仪器设备的使用，按时准确地记录各项监护指标，清楚记录各项诊疗措施与药物使用情况。

3. 进入 ICU 必须穿工作服，换工作鞋，保持仪表、仪容整洁。严格遵守无菌操作原则，不得会客、进餐、大声谈笑，无关人员不得进入 ICU。

4. 各级医护人员分工明确，并根据 ICU 中工作的具体情况进行团结协作。ICU 医师应与其他科室医师进行友好协作，及时沟通信息，征询意见。

5. 严格观察病情变化，及时完成病程记录、主任查房记录、主治医师查房记录以及交接班记录。

6. 正确有效地使用各种仪器设备，做好设备维护、设备管理，保证仪器设备与急救物品、药品随时处于完好备用状态。定期检查各种消耗材料，以保证随时得到供应。ICU 各种仪器设备一般不可外借，如遇因抢救患者而外借时必须做好登记，并及时督促归还。

7. 严格执行消毒隔离制度，做好 ICU 各项医院感染控制工作，严格执行医院感染控制委员会的指导意见，努力减少医院感染的发生，并合理应用抗生素。

8. ICU 禁止家属陪伴，每天合理安排探视时间。

9. 有计划进行教学查房与教学，有计划地对年轻医护人员的医德与业务水平进行培养与考评，考评与岗位年度考核相结合。

10. 保证 ICU 病区的安全和患者的安全，发现安全隐患应及时报告医院领导和相关部门，及时消除不良因素。

二、ICU 消毒隔离制度

1. 进入 ICU 必须穿工作服或隔离衣，戴口罩、帽子，更换拖鞋或穿鞋套后方可进入。非工作人员未经允许一律不得进入 ICU 室。

2. 进行无菌操作时严格执行无菌技术规程。

3. 严格按照洗手规范进行洗手，进行检查、治疗、护理操作前后及接触患者前后均应用消毒液泡手或彻底洗手。

4. 每日 4 次用清水拖布拖擦层流区地面 4 次。每日 2 次用消毒液擦拭床旁治疗车、设备，注意一车一台一毛巾。每周 2 次用清水抹布清洁设备带。

5. 病区、走廊、办公区、处置间拖把有标记，分开使用，用后清水冲洗干净，悬挂晾干。

6. 按照医用垃圾、生活垃圾等分类标准实行分类存放和管理。

7. 患者用后的各种吸氧雾化管道用 500mg/L 含氯消毒液浸泡消毒 30 分钟，用蒸馏水冲洗干净无异味后晾干备用，或送供应室消毒。

8. 患者转出后，床单元及时进行清洁消毒。患者死亡以及传染性疾病患者转出，应进行终末消毒处理。每周定时对 ICU 室进行一次彻底的大扫除，患者全部转出时对室内一切设置进行终末消毒处理。长期住院患者每天擦拭一次病床。

9. 每个月进行空气培养一次，定期做呼吸管道的细菌培养。

10. 每个月针对护士、护理员、保洁员进行消毒隔离知识培训。

三、ICU 交接班制度

1. 交班时病室整洁、安静、舒适、安全。

2. 坚持床旁"三交、四清、三洁"，即口头交、书面交、床旁交，病情清楚、医嘱清楚、用药清楚、记录清楚，患者皮肤清洁、衣物清洁、床单位清洁。

3. 交班时应保持各类管道通畅，符合护理要求；各输液管道通畅，速度适宜，符合无菌操作，输液（药）计划按时完成；各种引流管通畅，妥善固定，记录准确，护理正规，符合无菌操作；气管切开者呼吸道通畅，切口处清洁、干燥。

4. 抢救药物、器械和其他用物齐备，定量、定位放置，处于良好备用状态。

5. 各类物品清点整齐，账物相符，记录完整。

6. 坚持做到"交不清不接，接不清不走"。

四、ICU 查对制度

查对制度是保证工作质量、防止差错的有效措施，各级人员工作时必须严格执行。医护人员在进行各项治疗前，必须严格执行"三查八对一注意"、医嘱查对、药品"四查"及输血查对制度。

1. 三查八对一注意　"三查"是指操作前查、操作中查、操作后查，"八对"是指对床号、姓名、药名、剂量、浓度、时间、用法、有效期，"一注意"是指注意用药（治疗）后的反应。

2. 医嘱查对　每天大查对 1 次，阶段小查对 4 次，每周大查对 1 次，均由 2 人查对，执行医嘱时应双人核对并签名。

3. 药品四查　药品"四查"是指检查药物有无变质、沉淀、浑浊，药物是否在有效期内，药物包装有无裂缝、破损，药物有无配伍禁忌。

4. 输血制度

（1）配血、输血实行 1 次 1 人制，输血时有 2 人查对并签日期、时间和姓名。

（2）输血时严格遵守"三查八对"。"三查"：血的有效期、血的质量及输血装置是否完好；"八对"：姓名、床号、住院号、瓶（袋）号、血型、交叉配血试验结果、血液种类及剂量。

五、ICU 转入、转出制度

1. ICU 患者转入制度

（1）ICU 医师坚持以"患者为中心"的服务原则。

（2）符合收治范围的患者可入 ICU，但对收治标准存在不同意见时，可请 ICU 医师会诊后确定是否收入 ICU，ICU 无权拒收已办入院但可能不符合收治指征的患者。

（3）门急诊直接进入 ICU 患者的病历由 ICU 医师书写。入住 ICU 的患者需手术时，由 ICU 医师做好术前准备工作，并开出术前医嘱。

（4）由门急诊直接收入 ICU 的患者，跟相关科室挂靠，进行相关医疗工作。属多科或一时未能明确诊断的，则由 ICU 主任与有关科室会诊决定，意见无法统一时，ICU 主任有最后决定权。

（5）择期手术患者需由各专科医师提前一天向 ICU 提出申请，各科急诊患者可随时提出申请。患者入住 ICU 后，原则上保留患者的原床位。

（6）凡入住 ICU 的患者，即按 ICU 合理收费标准进行收费。

（7）交接班：非术后患者转入 ICU 时，应由原经管医师书写转科记录，术后患者转入 ICU 时，由手术医师在限定的时间内书写入院病志、术前记录及手术记录，术后病程记录或术后记录、转科记录（术后病程记录与转科记录可分写），并做床旁交班。ICU 接班医师进行床旁交接班后书写入室或接收记录（不需另起页）。手术后医嘱由手术医师和 ICU 医师共同商讨后由 ICU 医师开出。

（8）门急诊和各临床科室对休息期间的急诊患者需急诊收入 ICU 的患者指征有争议时，各科首诊医师必须报请各科上级医师会诊确定或和 ICU 主任协商处理。

2. ICU 患者转出制度

（1）出室标准：①病情基本稳定，无需生命支持的患者；②昏迷患者除脑功能外，其他生命体征稳定的患者；③气管切开患者生命体征稳定，无需进行呼吸机治疗的患者。

（2）患者转回病房原则上由 ICU 医师决定，ICU 医师在患者转回病房前，电话通知相关科室，特殊病例可申请转科会诊。

（3）各科对 ICU 符合转出的患者必须优先安排，不得以任何借口推诿拒收患者。

（4）患者出室时由 ICU 主管医师书写转科记录，并由 ICU 医师和护士护送患者到转入科室，进行床边交接班，病房医师接诊后，在转科登记本上签名，接诊医师应在医院规定的时间内书写接收记录。

（5）在 ICU 死亡或出院的患者，病历由 ICU 完成后直接送病案室归档。死亡讨论由 ICU 组织，并通知挂靠科室派人员参加。

（6）死亡患者的处理，参照尸体处理原则。

六、ICU 抢救制度

1. 由科主任及护士长负责组织、指挥抢救工作，科主任或护士长不在时，由值班医师和护理人员负责抢救工作，对疑难病例，应立即向上级医师报告，组织会诊。

2. 对病情需要者，应由专人守护，要求做到观察细致、诊治正确、处理及时、记录准确完整、交接班详细。

3. 抢救药品、器械、用物要做到定点放置、定量供应、定时清点、定期消毒、定人管理（五定原则），保证标签醒目，清点、取用方便。用后应及时补充，每班应交接清楚。

4. 严密观察病情，记录要详细，用药处置要准确、迅速。执行抢救口头医嘱时，护士在用药前应口头重复医嘱，医师确认，第二人核对无误后执行，并将空安瓶保留，抢救工作结束后，经二人核对，补全医嘱后方可弃去。

5. 抢救危重患者时，应及时记录抢救记录，包括病情演变、抢救经过及各级医师的意见和治疗效果，家属的告知和反馈意见均要及时准确记录。

6. 严格执行交接班制度和核对制度，对病情变化、抢救经过、各种用药等要详细交班。

7. 抢救完毕后，除做好抢救记录外，还需做好抢救小结，以便总结经验，改进工作。

七、ICU 探视制度

1. ICU 是全院急危重症患者集中抢救监护治疗的特殊病区，非本科及相关人员不得入内。

2. 每天下午半小时为家属探视时间。每个患者每次限进 1 位探视人员，家属须按 ICU 要求穿隔离衣、戴口罩帽子、换拖鞋或穿鞋套，在规定的时间内完成探视，以免影响患者的病情、治疗和护理。

3. 探视人员最好为直系亲属，身体健康。若有感冒、发热、咳嗽时谢绝探视，请勿高声喧哗、接打手机和拍照，学龄前儿童请勿进入。

4. 使用呼吸机的患者，可酌情安排探视。停用呼吸机拔除气管插管后，按每天的探视时间进行探视。隔离患者可酌情安排摄像视频。

5. 探视时医护人员向家属介绍患者病情及护理情况，为保证很快取得联系，家属可留下电话或室外等候，以便病情变化时随时通知家属。

6. 危重患者在抢救特殊治疗时，未经允许不得探视，以免影响抢救。

八、ICU 急救药品、物品管理制度

1. 急救药品、物品由专人请领、保养及保管。

2. 抢救车清洁、规范、整齐，一次性物品无过期。

3. 抢救仪器专人管理，定期保养，每周清洁，检查并有记录。

4. 急救物品齐全，保证处于良好状态，每日清点有记录。

5. 抢救药品保证基数，标签清晰，无过期，用后及时补充，每日清点有记录。

6. 抢救物品如舌钳、开口器等用后须高压灭菌。

九、ICU 物资管理制度

1. 库房内存放的贵重仪器和物资由护士长或其指定的专人负责保管，保管时注意定点放置、定量存放、定期清点、定时保养和维修，并做好相关记录。

2. 贵重仪器（监护仪、呼吸机、血气分析仪、滴注泵、注射泵、测压传感器等）使用后由值班护理人员按规定清洁消毒处理，放还原处。

3. 正确调试和检查仪器、设备，使其处于良好的备用状态，如有故障应告之专业维修人员。

4. 建立仪器领取、报销和登记制度，并认真执行。

5. 低值易耗品和消耗材料应由护士长定期填写领取单向有关部门申请领用，做到定期清点，账物相符。

6. 物资若有丢失、损坏，应按医院规定处理。

7. 设备、仪器每天由专人清点，外借要有记录，贵重设备、仪器外借要通过医院设备科。

8. 管理人员因工作调动时，应与接班者交接物资并到有关部门办理手续后方可离去。

十、ICU 排班制度

ICU 排班制度必须符合护理工作连续性、应急性、各个班次之间紧密衔接的原则。以确保患者抢救、治疗、护理的需要为原则。

1. ICU 工作的特殊性，实行弹性排班制度，要求记录所有护士的有效联系电话，以便及时通知。

2. 了解每名护理人员的水平与能力，分清主次、轻重、缓急和强弱，做到新老搭配，全面安排，使各班工作有条不紊，避免工作重叠，相互干扰。

3. 保持各班的工作量基本平衡，工作忙时的班次，人员应相对集中，以确保患者随时都能得到安全、有效、准确无误的治疗和护理。

4. ICU 患者情况多变，护理工作需有周密的计划，随时处于调度运行状态，备有机动人员，如有变化，可及时换班或加班。

5. 每周五排班。周五之前护士可将对排班的要求写在排班表的背面，以备护士长排班时参考。原则：一切以工作为重，满足工作需要的前提下满足护士的个人需求。

6. 已经排好的班不得随意调动，特殊情况除外。临时调班每次 1 天，超过 1 天以上办请假手续。

十一、ICU 医患沟通制度

1. 患者进入 ICU 后，值班医师护士应立即床边与转入科室医师进行正式交接，了解患者病情、治疗、护理，对患者进行全面诊查。

2. 责任医师根据疾病严重程度及各种综合客观检查作出诊断，并在患者转入 24 小时内与清醒患者或患者家属进行正式沟通。向患者或家属介绍患者的疾病诊断情况、主要治疗措施及下一步治疗方案，同时回答患者家属的有关问题。

3. 在进行各项有创检查及有风险处置前，应与患者及家属进行谈话、沟通，并由患者或家属知情同意后签字。

4. 在使用贵重药品、医保目录以外药品、诊疗项目及输血前，应向患者解释，征求患者意见。患者病情发生变化或变更治疗方案时要随时与患者进行沟通。

5. 护理人员在进行各项治疗及操作前应向清醒患者做好解释工作，讲解目的，取得配合，操作中注意与患者交流，听取患者反映。

6. 做好与患者家属的沟通工作，向患者家属介绍 ICU 工作性质，取得配合，按时发放一日清单，做好费用解释工作，合理安排家属探视。

7. 在沟通过程中如出现矛盾或纠纷，应报告上级医师，由上级医师进行协调处理，化解矛盾。

8. 患者转出 ICU 时，责任医师应向患者交代转出各项注意事项，并与护士将患者护送至病区，做好交接工作。

十二、ICU 岗位人才培养制度

1. 学习医疗法律法规，按医疗法律法规行事，增强法律意识，树立自我保护意识。

2. 学习各种急救护理知识，如心肺复苏术、气管插管术及各种穿刺技术的配合和护理。

3. 掌握各种监护设备的应用，包括使用方法、参数调试、报警处理及临床观察等。

4. 掌握器官功能障碍的抢救程序，能进行临床常用药物疗效观察。

5. 通过科内业务学习、自学、晨间提问、业务查房、病历讨论等，提高业务水平，积累临床经验。

6. 学习护理文书的书写，护理文件应书写规范，不涂改、刮擦，客观、及时、准确、真实、完整、重点突出并且简明扼要，能反映病情的动态变化、治疗措施及治疗观察。

7. 定期科内理论，操作考核。

十三、ICU 安全管理制度

1. 急救物品齐全，器械配套，保持良好的应急状态。

2. 密切观察患者的病情和心理变化。对老、幼、昏迷患者根据需要在床上加防护栏；烦躁患者应视情况采用安全约束带等措施；精神异常患者，密切观察病情变化，防止因护理不当发生意外。

3. 病房内禁止吸烟，禁止使用电炉、酒精灯及点燃明火，以防失火。氧气、电源定期检查，有标识，防止事故发生。

4. 保持防火通道通畅，不堆、堵杂物；消防设施完好、齐全，周围无杂物。

5. 严格执行各项规章制度和技术操作规程，保证护理质量。

6. 严格执行消毒隔离制度，定期做细菌检查，预防院内感染。

第十节　医用高压氧舱管理制度

一、医用高压氧科工作制度

1. 在门诊部、护理部的领导下开展各项管理工作。

2. 由院器材科或设备管理科负责氧舱设备安全管理和监督检查。

3. 高压氧工作场所如治疗厅室、氧气间、机房等，需备消防器材，并严禁吸烟。

4. 设有消防安全员，定期检查消防器材和安全状况，及时消除隐患，确保氧舱各部位安全。

5. 保持氧舱厅室整洁安静，禁止无关人员入内，维持良好的工作环境。

6. 爱护氧舱设备，不得随意搬动、拆卸或外借仪器设备。

7. 非本科室人员，不得擅自进入高压氧科。允许进入参观者必须由指定人员陪同，并严格遵守有关规章制度。

二、医用高压氧舱陪舱人员管理职责

1. 对危重、昏迷及行动不便的患者必须进舱陪护。

2. 入舱前做好宣传、解释工作，使患者明确治疗目的，消除紧张、恐惧心理，按进舱须知要求进舱。

3. 备好必需药品、用品、急救器械及仪器。

4. 治疗过程中叮嘱并协助患者戴好面罩，指导患者按自然呼吸运动吸氧，避免过度深呼吸，经常检查面罩有无漏气情况。

5. 静脉输液宜用开放式输液瓶。如用密闭式输液，瓶内应插长针头至液面下，保证气压平衡，防止液体外溢。

6. 治疗过程中严密观察病情，注意血压、脉搏、呼吸、意识等变化，按医疗操作常规完成预定护理、治疗计划。如有特殊情况应及时报告。

7. 加减压时注意输液滴管内液面升降情况，并调整至适当水平。

8. 减压时应将患者身上的各种引流管开放。

9. 气管插管的气囊于减压前应事先打开，以免减压时因气囊膨胀压迫气管黏膜造成损伤。

10. 减压时舱温下降，嘱患者盖好衣被，以免着凉。

11. 做好护理、治疗记录。

12. 患者出舱后应询问有无不适，及早发现并及时处理意外情况。

13. 将所陪护的患者护送到病房，或通知主管医护人员接回。

三、医用高压氧舱操舱人员管理职责

1. 高压氧操舱人员必须经过卫生部指定的机构进行严格的专业培训学习，并经考试取得合格证书后，方可上岗操作。

2. 熟练掌握高压氧舱系统各主要设备和装置的结构性能及使用操作

方法。

3. 树立安全意识和责任感，熟悉高压氧对人体各系统的生理影响以及可能发生的不良反应。

4. 开舱前，认真检查各种设备、仪表、供氧系统，确保正常运转。

5. 严格遵守各项规章制度和操作规程，坚守岗位，严肃认真，一丝不苟，不准聊天、看书报、听广播和看电视。禁止无关人员进入氧舱厅室及操纵台。

6. 严格执行进舱须知各项要求。

7. 严格执行治疗方案，不得擅自改动。

8. 加减压过程中，应及时指导患者做耳咽管调压动作，防止各种气压伤，并认真观察和了解病情。

9. 遇有病情变化和机械故障时，应立即报告，并协助妥善处理，以确保患者安全。

10. 认真填写操舱记录。

11. 治疗结束，进行舱内清扫工作，彻底通风、消毒，并保证各种设备仪器处于就绪状态，以供随时使用。

12. 熟练掌握氧舱应急情况处理规则，并定期进行演练。

四、医用高压氧舱消毒隔离制度

1. 压缩空气和氧气必须符合卫生学标准。

2. 每人专用连接管及面罩1套，患者每次用后及时清洗，用前乙醇擦拭。

3. 每次治疗结束后应及时通风换气，及时清扫、拖地，舱内用紫外线照射30分钟。

4. 舱内使用的痰盂、便盆、垃圾筒应进行清洗。

5. 氧舱体表应定期清洁，内壁应定期用消毒液擦拭。

6. 患者专用衣服、鞋子，每疗程应更换1次。

7. 确诊为气性坏疽、破伤风、芽胞杆菌感染者，严禁与带有伤口的其他人员同时进舱。患者出舱后，舱室必须进行严格消毒处理：

（1）空气消毒：每100m³体积用乳酸12ml熏30分钟，通风后，再用紫外线消毒30分钟。

（2）舱室内壁、地板和舱内物品用1%过氧乙酸溶液或清洁消毒液擦拭。

（3）舱室经彻底扫除消毒后，做空气培养，3次阴性方可供他人使用。

（4）被服用1%~2%过氧乙酸溶液浸泡120分钟，或含氯消毒液煮沸60分钟，再送洗衣房洗涤方可使用。

（5）所有敷料彻底烧毁。

8．每周清洗消毒呼吸三通管吸排氧软管1次，用含氯消毒液浸泡后，用洗衣粉擦拭，再用清水冲净，晾干备用。

9．每个月进行舱内空气培养。

10．传染病患者应单独开舱治疗，严禁与其他患者同舱治疗，治疗后应进行消毒处理。

五、安全操作规程

1．打开总开关，打开操作台照明、舱内照明；开监视开关，开对讲并检查对讲系统。

2．校对控氧仪。

3．检查空气和氧气压力表气源是否足够。

4．开舱前检查所有阀门是否均已关好（加压、减压、排氧）处于正常状态。

5．收齐治疗卡片，严格认真地检查入舱治疗的患者及陪护人员，严禁携带火种、易燃、易爆等物品进舱，新患者常规滴呋麻滴鼻液，关闭舱门。

6．通知患者开始加压：0MPa 5分钟 0.03MPa 5分钟 0.06MPa 5分钟 0.1MPa。

在加压过程中仔细观察患者，边加压边询问患者是否有耳痛和其他不适，并随时调节加压速度，每段加压时间做好记录。如无特殊情况，加压时间为20分钟。

7．加压至预定治疗压力后，通知患者戴面罩吸氧。

（1）成年人吸氧方案：吸氧30分钟，休息5分钟，继续吸氧30分钟，休息换气5分钟，再吸氧20分钟。

（2）儿童吸氧方案：能配合呼吸运动进行者吸氧方案同成年人。

（3）危重患者及年幼、体弱者：采用一级吸氧装置，吸氧25分钟，休息10分钟，继续吸氧25分钟，休息10分钟，再吸氧20分钟。

8．开始吸氧后，打开吸排氧装置，调整流量计和排气阀门，使测氧仪的标值稳定在55%~65%，稳定好舱压，维持在0.23MPa。

9．稳压结束后，通知患者开始减压。减压方案为：

0.13MPa 5分钟 0.1MPa 5分钟 0.06MPa 休5分钟 0.06MPa 5分钟

0.03 MPa 休 5 分钟 0.03 MPa 8 分钟，共 33 分钟，并做好记录，减压时舱内温度略有下降，注意调整舱温。

10. 做好各项记录，通知患者准备出舱，交代出舱后注意事项。

11. 患者出舱后，关好总电源及所有开关、阀门，做好清洁消毒工作。

六、机房管理制度

1. 无关人员不得擅自进入机房。

2. 机房内不得存放易燃物品和其他杂物，机用润滑油及润滑油脂应用专门容器存放，各种油料应入专用油库。

3. 机房内应设有灭火器材，消防器材应定期维修保养。

4. 机房内严禁烟火，如明火作业应有专人警戒。

5. 机房内温度冬季应保持在 10℃以上。

6. 机房每天小扫除 1 次，每周大扫除 1 次，使机房整洁干净，窗明机亮。

7. 机械设备操作人员必须了解和掌握机械设备的结构、性能、安全操作知识和维护保养技术。

8. 机房内的各种设备及物品严禁随意拆卸或挪用，必须变动时需经设备组负责人批准。

9. 机房内的机械设备必须有专人保管，使用机械设备应严格按操作规程进行，不得违反条例，按条例执行维护保养，使器械设备保持完好状态。

10. 机械运转过程中，操作人员不得擅自离开岗位，应经常监视各种仪表的工作情况并做好记录。

11. 机械设备使用要做好机器的运行记录，出现故障要及时排除、汇报。

12. 机房管理人员离开机房时，应关好门窗、水、电，门要上锁。

七、供氧间管理制度

1. 无关人员不得进入供氧间，氧气设备应指定专人负责管理操作。

2. 室内应经常通风，冬季室内温度应保持在 18℃左右。

3. 严禁烟火。设备检修需明火作业时，须将所有氧气瓶移出供氧间，系统内的氧气必须彻底排除，经检测确认室内氧浓度已与大气氧浓度一致。

4. 操作人员不得穿带钉鞋，不得带火种和易燃物进入供氧间。室内应备有灭火器材。

5. 供氧间的照明应使用防爆灯及防爆开关，或者将开关设在室外。门窗应朝外开，并加防护；门窗玻璃应无气泡产生聚光镜作用，防止因聚焦而产生高热。

6. 操作人员应熟悉供氧流程和减压器的使用方法，具有熟练安全操作技术。氧气输出压力宜调至 0.5～0.6MPa。

7. 严禁双手及衣服沾有油脂或戴有油脂手套去操作氧气设备，所使用的工具须经脱脂处理。

8. 供氧间的工具应固定专用，不得随意借出或挪作他用，以免沾有油污。

9. 氧气瓶在装入汇流排之前，应将气瓶出口清理干净，以免尘土等带入供氧系统。

10. 开关氧气阀门时，动作应缓慢。使用后瓶内应留有不低于 0.1MPa 的余压。

11. 用后的氧气瓶和待用的氧气瓶应有明显标记分开存放，并避免烤晒。

12. 氧气瓶在运送和装卸时，应戴好瓶帽，并应避免碰撞。

13. 严格执行交接班制度，做好使用记录和统计。

14. 严格按照《气瓶安全监察规程》的有关规定管理和使用氧气瓶，定期检查。使用前应检查氧气合格证、瓶色（天蓝色）及有无异味。

八、储气罐管理制度

1. 储气罐、油水分离器和空气过滤器按规定办理压力容器使用登记手续。过滤器内的填料应定期更换（每年至少一次）。

2. 指定专人负责使用管理。

3. 罐内的空气储量，应满足每天开舱治疗的需要，空气质量须符合卫生学要求。

4. 开排气阀时动作应缓慢柔和。

5. 定期进行排污保养。

6. 保持室内和设备的整洁。

7. 定期（每年一次）检验、分析罐内气体卫生质量，确保压缩气体清洁无害。

九、配电屏和配电箱管理制度

1. 无关人员不得进入配电屏间，室内不得存放其他物品。

2. 配电屏和配电箱操作人员必须了解和掌握配电管理、安全操作知识和维修保养技术。

3. 配电屏和配电箱应经常擦拭，保持清洁。

4. 配电屏和配电箱附近应备有消防器材，并对其加以维修保养，以防失效。

5. 配电屏周围应铺设绝缘胶板，配电屏应装栅门。

6. 检查时，特别是检修时，应设有"正在检修，切勿合闸"的标牌，防止发生意外事故。

7. 配电屏和配电箱内的部件，不得随意拆卸，如要改变线路，须经设备组负责人批准。

十、氧舱设备保养与维修管理制度

1. 日常保养制度

（1）保证各舱室正常开舱使用所必备的条件。

（2）保证氧舱各附属系统设备正常运行所必备的条件。

（3）保证压缩空气系统和供氧系统所规定的压力值及储气量。

（4）定期对动力机械系统添加或更换润滑油，对空调装置添加制冷剂。

（5）操作人员应严守岗位，随时巡视设备运行情况，并对各系统设备在安全运行中进行外部巡视。

（6）设法排除设备在运行中出现的一般性故障。

（7）对储气罐、油水分离器、空气过滤器、空气冷凝器等定期进行排污处理。

（8）开机及停机时应检查各阀门开关位置是否正确。对氧舱应急排气阀手柄应经常拉动检查，防止生锈。

（9）经常擦拭设备以保持清洁，不得留有油污及水滴。

（10）各种仪表应按期送检。

（11）做好每班工作记录。

2. 维修工作制度

（1）维修工作要尽量保持设备的安全性。安装时，要注意清除异物；安装后，注意检查有无漏装、错装，特别要注意电气设备的正确接线。

（2）维修时，带电设备一定要先断电源，并挂上警示标识，以防他人合闸。带电作业时，除选用合适的安全工具外，应由一人监护，一人工作。

（3）拆卸压力容器时，一定要先行卸压，防止伤人事故。如压舱系统需维修时，一定要在患者出舱后，方可进行。

（4）机器设备安装完毕后，须反复试机。试机前，应清理好场地；试机时，要有专业人员在场。大修后的空气压缩机还要进行磨合运行。

（5）机器设备大检修时，对调整或更换的器材、零件及改换的项目等，均应详细记录。作为本单位高压氧治疗设备的技术档案资料。

十一、空气加压舱操作制度

1. 开舱前准备

（1）每次开舱前反复检查氧舱各个部件及电脑控制系统是否处于完好状态，氧舱必须在保证无故障的情况下，才能开舱使用。

（2）检查压缩空气气源是否足够满足两次治疗必需的供气量，并打开供气阀。

（3）检查氧气气源，表压不少于 0.4~0.6MPa。

（4）检查操纵台上各加减压和供排氧阀门是否关闭。

（5）打开操纵台上的总电源开关，接通所需使用的各种仪器、仪表电源（监视器、测氧仪、对讲机、音箱）。

（6）检查患者吸氧面罩和三通阀连接是否正确，并交待正确吸氧方法。

（7）检查并关闭递物筒内外盖，关闭内外盖上的放气阀。

（8）将雾化吸氧装置阀调试到适合部位，安装好雾化药物瓶。

（9）检查进入氧舱人员着装，严禁携带易燃、易爆、易挥发等物品及与治疗无关的任何用品。

（10）宣传进舱须知。

（11）凡多人舱要求必须 2 人同时操舱。

（12）工作期间严禁做一切与工作无关的事情。

2. 氧舱工作运行

（1）加压阶段：①应严格掌握加压速度，并询问舱内人员的感觉。加压初始阶段应缓慢加压，在表压为 0.1~0.15MPa 时，总加压时间不得少于 15 分钟；②加压过程中，应经常询问舱内人员的感觉及中耳调压情况，如舱内人员反映不适时，立即停止加压并通知医师做好对症处理。

（2）稳压阶段：①舱内压力加至治疗压力后，打开操纵台上的供氧阀和雾化吸氧控制阀，通知患者戴好面罩开始吸氧。供氧压力应保持在 0.4~0.6MPa 范围内，同时打开操纵台上的排气阀；②监测舱内氧浓度，严格控制在 23% 以内。如氧浓度增高过快应及时查明原因并及时排除，同时应通风换气；③吸氧结束后，应及时关闭氧气气源。

（3）减压阶段：①通知舱内人员准备减压，按规定减压方案操作，表压超过 0.12MPa，总减压时间不少于 30 分钟；②患者出舱后，关闭操纵台电源及各种阀门，对舱内进行常规的检查、清理和消毒；③每日下班前通知中心供氧站关闭输氧管；④将操舱记录填写完整。

十二、空气加压舱治疗患者进舱须知

1. 高压氧治疗的患者，须经高压氧专科医师检查同意后凭卡治疗。应准时到达，过时不候。

2. 严禁将火种（如打火机、火柴、手机等）及易燃、易爆、易挥发物品（如汽油、油脂）带入舱内，不得穿戴化纤类衣物进舱。

3. 勿将手表、钢笔及其他与治疗无关的物品带入舱内。

4. 治疗期间不宜进产气类食物，如豆制品、葱、蒜等。

5. 进舱前要排空尿便。

6. 按要求更换医院专用服装和鞋套。

7. 在治疗过程中出现不适应随时报告医务人员，等候处理。

8. 进舱治疗必须服从医务人员指挥。

9. 加压过程中，在医务人员指导下做好中耳调压，出现耳痛等不适及时向医务人员说明。

10. 吸氧时，请勿过度呼吸，如果出现口唇、肢体麻木或痉挛立即停止吸氧，及时报告医务人员。

11. 切勿随意乱动舱内设备，以免发生意外。

12. 保持舱内安静整洁。

十三、空气加压舱紧急情况处理应急预案

当舱内发生火灾、人为破坏等情况时，操作人员应沉着果断做出以下处理：

1. 迅速关闭供氧、供气阀门，切断总电源并打开应急电源。

2. 指导舱内人员自救，使用舱内灭火器或舱内水喷淋系统灭火。

3. 迅速打开紧急减压阀等减压装置，力争尽快减压。

4. 立即通知火警、保卫部门和单位领导，做好抢救工作。

5. 保护现场，以便查清事故原因。

十四、安全消防管理制度

1. 科主任负责本科室安全管理及消防制度安全的领导与监督工作。

2. 设立兼职消防及保卫安全人员 1 名，执行 24 小时保卫安全负责制。

3. 经常进行安全巡视，1 年进行一次紧急演习。

4．非本科室工作人员不得擅自入内，必须进入时须经本科室工作人员允许。

5．保持室内及氧舱内安静，不得大声喧哗，不得拧动控制台上各种开关按钮。

6．氧舱场所及大舱舱内须设灭火器材。

7．氧舱场所严禁烟火，严禁油脂。

8．保持室内安静和卫生。

十五、意外情况处理原则

1．火情

（1）通知患者保持冷静，启动舱内灭火装置灭火。

（2）关闭控制台一切电器线路，启动应急电源。

（3）关闭氧气开关，如有紧急呼吸装置，通知患者启动紧急呼吸装置吸氧，舱内禁止通风。

（4）如火势难以阻止，可由主管医师下令启动应急排气阀，同时向院领导汇报，组织力量做好患者出舱后的一切急救工作。

（5）医护人员坚守岗位，不得擅自离岗。

（6）保护好现场和有关资料，以便查明事故原因。

2．触电

（1）关闭控制台一切电源，启动应急电源和通信设备。

（2）医护人员尽快通过过渡舱进舱。

（3）同时可按常规方案减压出舱。

（4）在查明事故原因前，氧舱暂停使用。

3．观察窗玻璃爆裂

（1）应及时向院领导汇报，同时组织力量进行急性减压病、急性气压伤抢救。

（2）保护好现场，封存一切资料，以便事故原因进一步调查。

十六、多人高压氧舱操作流程

1．加压前的准备

（1）检查压缩空气贮量，检查管道阀门是否良好，待使用时再打开。

（2）检查氧气系统是否良好，有无泄漏；检查氧贮量及其压力是否正常，管道阀门是否良好；检查舱内供氧装置是否正常。

（3）检查舱门、递物筒、观察窗玻璃和舱内所有装置。关闭舱内的平衡阀，关闭递物筒内外门及平衡阀。

（4）检查控制台各检测仪表及指针的位置，检查各开关、按钮是否良好及位置是否正确。

（5）打开电源开关，打开舱内照明，打开对讲机及应急通信装置，打开测氧仪及记录装置，检查其工作是否正常，检查各信号指示是否正常。

（6）打开电视监视装置，检查控制器、摄像机和监视器的工作是否正常。

（7）按照操作程序启动空调装置，判断其工作是否正常。

（8）患者进舱后，介绍舱内附属装置的使用方法和舱内的注意事项。

（9）关闭舱门，确保密闭状态。

2．加压

（1）用对讲装置通知舱内人员做好加压准备，打开气源，打开进气阀，缓慢加压。

（2）加压速率在0.03MPa以下时宜缓慢加压，以适应舱内人员咽鼓管的调压。

（3）不断督促舱内人员做咽鼓管调压动作，经常询问有无不适感觉。如有耳痛等不适时，应降低升压速度，甚至暂停加压，待感觉好转后方可继续加压。

（4）注意舱内温度变化，打开通风机，必要时打开舱室制冷系统。

3．稳压

（1）当加压到预定治疗方案的舱压时，关闭进气阀，并打开氧气阀，通知舱内患者戴上面罩开始吸氧，并同时打开排氧调节阀，按吸氧人数及舱压控制排氧流量。

（2）保持舱内稳定，如有升高或降低时，应及时排气或补气。

（3）舱内空气中氧气浓度必须严格控制在25%以下，超过规定值时应及时通风换气。

（4）根据治疗方案，严格掌握吸氧时间及中间休息时间。当吸氧时间结束后，应及时关闭氧气阀门，并通知患者取下吸氧面罩。

（5）时刻监听、监视舱内情况，如有特殊情况，及时报告。

4．减压

（1）应通知舱内患者做好有关准备，而后开始减压。减压中停留站及停留时间应严格按照规定的减压方案执行。

（2）注意舱内温度的变化。如舱内温度低于18℃时，应打开加热装置。

（3）随时注意舱内患者的感觉，如有不良反应时，应立即停止减压，并报告值班医师。

（4）认真填写操舱记录。

5．出舱后的清理

（1）检查舱内各种装置是否完好，清理舱内各种物品，打扫舱内卫生，并进行消毒处理。

（2）关闭压缩空气和氧气气源，排除系统内剩余压力，关闭进气阀和排气阀。

（3）关闭照明、监测、监控系统电源，关闭控制台总电源开关。

（4）打开递物筒门和氧舱门，使橡胶密圈处于松弛状态。

第三章　护理基本查对制度

查对是护士执行医嘱、实施治疗和护理前的必要步骤，是保障患者安全的基本手段。查对医嘱是正确执行医嘱的前提和条件，查对是护士执行医嘱、实施治疗和护理前的必经程序，是准确实施治疗的必要保证，因此，查对医嘱是执行医嘱的一个必经程序。护士应当严格执行医嘱，就是要求护士在执行医嘱上必须严格依照医师的旨意行事，不可有偏差和失误，因而在执行前、执行中都必须要认真查对。

查对制度是最重要的护理制度之一。

一、医嘱查对制度

1. 处理医嘱，应做到班班查对，按要求进行医嘱总查对，护士长每周总查对医嘱 2 次。

2. 临时医嘱执行者，要记录执行时间，并签全名。

3. 对有疑问的医嘱，应核实查清后方可执行。

4. 抢救患者时，医师下达口头医嘱，执行者应复述一遍，经医师核实后方可执行，并保留所有用药空瓶，经两人核对无误后方可弃去。

5. 抢救完毕后应当由医嘱医师立即将口头医嘱据实补记，书写抢救用药的大致时间，并由执行护士核对后签名。

二、执行医嘱制度

1. 护士应遵医嘱为患者实施各种治疗、护理。

2. 值班护士必须认真阅读医嘱内容，并确认患者姓名、床号、药名、剂量、次数、用法和时间，填写各种执行卡。

3. 执行者应根据执行卡内容严格执行三查八对。

4. 除抢救患者外，一般不执行口头医嘱。

5. 抢救患者时对医师下达的口头医嘱，护士应复述一遍确认无误后方可执行，并监督医师补开医嘱。

6. 对有疑问的医嘱核实后再执行。

三、输液查对制度

1. 认真核对输液卡与医嘱单上的床号、姓名、药名、剂量、浓度、用法、时间。

2. 备药前要检查药品的名称、剂量、有效期、批号，药品质量无变质，安瓿、针剂有无裂痕，如不符合要求或标签不清者不得使用。

3. 易致过敏的药物，给药前应询问有无过敏史，做过敏试验，过敏试验阴性者方可应用。使用毒、麻、精神性药物时，要经二人反复核对，用后保留安瓿；给多种药物时要注意药物的配伍禁忌。

4. 静脉推注及静脉点滴用药时，应在输液袋（瓶）、针管上注明患者的姓名、床号、药名、剂量、浓度、用法、时间。

5. 护士为患者输液时应认真查对，查对患者姓名时采用双向核对法，由患者陈述姓名，以确保注射安全。

6. 应用特殊药物时应在输液瓶（袋）上签署加药者姓名，以便核对。

7. 静脉用药监护制度

（1）根据药物的性质、病情调节输液速度。

（2）认真履行告知义务，讲解用药的目的、可能出现的不良反应及应该如何寻求帮助等。

（3）在输液过程中应加强巡视和观察，如有不良反应及时报告医师予以处理。

（4）应用化疗药及使用输液泵者应建立巡视记录卡。

（5）护士首次接触新药品时，应认真阅读药物使用说明书后再执行。

（6）护士应熟悉患者的健康状况及用药目的，经常观察病情和疗效，熟悉病区常用药物的用量、对局部和全身的疗效、不良反应、配伍禁忌、中毒表现及处理方法。

（7）若发生输液不良反应，应立即报告主管医师，同时更换输液瓶、输液器，根据医嘱进行相应处理，填写不良反应登记表，上报药品信息科，保留输液瓶、剩余药液及输液器，必要时送药检科检验。

四、输血查对制度

1. 输血前查对制度

（1）根据医嘱备血，抽血标本前认真核对输血单与病历上的床号、姓名、住院号等是否相符。

（2）采血时持输血申请单和贴好标签的试管，当面核对患者的床号、姓名、性别、年龄、血型、诊断，一次只能采集一个患者的血标本，严禁同时采集两人或两人以上的血标本。

（3）将输血单、血标本送至血库并与血库工作人员逐项核对。

（4）取血时应携带该患者的住院病历。认真核对输血单，并与血库人员共同查对患者的床号、姓名、性别、住院号、血型、血液有效期、交叉配血试验结果、血瓶号及采血日期，同时注意检查血液质量，确实无误后双方共同签字后取走。

（5）回病区后，须经两人再次核对交叉配血报告单及血袋标签各项内容，检查血液质量后方可执行输血医嘱，并实行执行者与核对者双签名。

（6）输血时，两名医护人员带病历共同到床边核对受血者床号、住院号、姓名时，实行双向核对，并请患者自述姓名以确定受血者。

（7）输血后再次核对以上内容。

2. 输血中监护制度

（1）严格控制一般输血的速度：输血的前 15 分钟应缓输；15 分钟后若受血者无不良反应，可根据病情和年龄调整输注速度。

（2）输血过程中应随时观察受血者情况，尤其是输血开始的 15 分钟内，医护人员应严密观察，发现不良反应及时处理。对婴幼儿、意识不清、全麻、用大量镇静剂等不能表述自我感受的受血者，应特别注意有无输血不良反应。

（3）患者发生输血不良反应时，医护人员必须立即报告主管医师及输血科（血库）迅速采取措施，停止输血，对症处理，并填写输血反应单，保留残余血液、输血器，必要时送血库核查。

（4）认真观察静脉穿刺部位有无血肿或渗血现象并作相应处理。

3. 输血结束后保留血袋 24 小时，以备必要时检查，若有输血不良反应，应记录反应情况，并将原袋余血妥善保管，直至查明原因。护士还应将输血有关实验室检查单存入病历，尤其是交叉配血报告单及输血同意书应放入病历中永久保存。

五、口服用药查对制度

1. 中心摆药室将口服药送至病区后，病区执业护士查对无误后方可发放。

2. 发药时严格执行三查八对，如有疑问，及时查对，无误后方可执行。

3. 按规定的时间配药及给药，并督促患者及时服用，提前或推后不得超过 30 分钟，以免影响药效。

4. 做好用药知识宣教，使患者了解所用药物的名称、作用及注意事项，掌握正确的用药方法。

5. 及时观察患者服药后的治疗效果及药物的不良反应。

6. 备药前要检查药品质量，注意有无变质，有效期和批号如不符合要求或标签不清者，不得使用。

六、会诊单查对、转送制度

1. 根据患者病情，需要请其他科室进行会诊时，首先由医师开出会诊医嘱，同时写出请求会诊单。

2. 处理医嘱者应根据医嘱核对会诊单床号、姓名、邀请会诊的科室。

3. 如果需要急会诊，应及时将会诊单送到请求会诊的科室，紧急时可电话通知所邀请科室会诊，同时将会诊单送到。

4. 一般会诊，在医师下达会诊医嘱后，2小时内将会诊单送到所邀请科室。

5. 如需服务队人员传送，必须向服务队人员交代清楚，以防延缓会诊时间。

6. 会诊单送至相关会诊科室后，要交待给值班护士，以保证会诊及时。

七、标本采集、送检查对制度

1. 护士应掌握各种标本的正确留取方法。

2. 标本采集严格按医嘱执行并认真核对申请单。

3. 采集标本时严格执行查对制度，认真核对床号及姓名，并向患者说明采集标本的目的及注意事项，根据申请单所查项目的要求采集相应的标本。

4. 如需护理服务队送标本，应认真交代清楚，以防送错。

5. 急症实验室检查应及时送检，并与实验室检查人员共同核对清楚，及时询问实验室检查结果。

6. 常规实验室检查结果不能在规定的时间内送到科室时，应及时查明原因，以免影响诊治。

7. 如标本不能及时采集，应及时向医师汇报。

第四章　各级护理人员职责

第一节　护理部主任职责

一、护理部主任职责

1. 在院长领导下，负责全院的护理业务和行政管理工作。

2. 制定护理工作的远期、近期计划，组织实施，并定期进行检查和总结。

3. 负责拟定和修改全院护理规章制度、护理常规、技术操作规程及护理质量标准，并根据整体护理工作进程和患者需要进行修订完善，使之符合等级医院的要求。

4. 定期进行护理质量检查，每月召开一次护士长会议，反馈护理工作中存在的问题，制定改进措施，安排护理工作。

5. 指导科护士长对病房进行管理，督导危重、抢救患者的护理工作。

6. 负责院内护理人力资源的管理与调配，动态掌握全院护理人员工作、思想、学习情况。

7. 组织领导护理人员的在职培训、业务考核、科研工作及护理新技术的推广。

8. 主持召开全院护士长会议，分析护理工作情况，并定期组织护士长相互检查工作，学习和交流经验，不断提高护理质量。

9. 负责全院护理人员的奖惩、晋升、任免等工作，向院长提供建议，以便合理使用护理人员。

10. 协调护理工作和其他协作科室的关系，与各部门、各科室建立通畅的沟通网络。

11. 每周深入病房检查护理工作，了解护理工作中存在的问题，并提出指导性意见。

12. 处理与护理有关的患者投诉及纠纷。

13. 周末、节假日参加护理部及医院值班。

14. 教育护理人员热爱本职工作，培养良好的素质，关心并帮助解决护理人员的实际困难，调动其积极性。

15. 组织领导护理专业学生的临床教学及毕业实习。

二、护理部分管护理质量的副主任职责

1. 在护理部主任领导下，负责护理质量管理工作。

2. 协助护理部主任制定护理工作的各项规章制度及各级人员职责。

3. 负责制定护理质量标准，研讨护理质量管理方法，不断更新护理质量评价标准。

4. 组织全院护理质量检查和控制，并做好护理质量的分析及整改工作，负责护理差错的防范及护理纠纷的处理。

5. 负责组织全院护理业务查房、护理会诊和护理病例讨论。

6. 深入临床各科室，了解护理工作现状，做好危重患者的抢救指导及协调工作。

7. 协助护理部主任做好全院护理人员的调配工作。

8. 及时了解国内外护理动态，协助主任制定医院护理发展规划，并组织实施。

9. 保持与各科室、各部门的密切联系，加强沟通、协调和配合。

10. 协调护理部其他各项工作，主任不在时受委托负责全面工作。

11. 关心各级护理管理者和护士的思想、工作、学习和生活情况，必要时给予支持、指导和帮助。

三、护理部分管护理教学与科研的副主任职责

1. 在护理部主任领导下负责教学管理工作，制定相应的工作计划经主任审核后实施。

2. 负责护士岗前培训、规范化培训、继续教育及考核，制订方案并实施。

3. 负责本科、大专、中专护生教育教学管理和进修护士的管理工作，制定各项教学计划并组织实施。

4. 负责所承担的护理院校理论授课的管理工作。

5. 负责组织全院护理教学查房。

6. 保持与各科室、各部门的密切联系，加强沟通、协调和配合。

7. 协调护理部其他各项工作，主任不在时受委托负责全面工作。

8. 关心各级护理管理者和护士的思想、工作、学习和生活情况，必要时

给予支持、指导和帮助。

9. 负责制定年度护理科研计划，并组织实施。

10. 组织举办各种护理学习班及学术活动。提高护理人员的科研意识和能力，促进护理科研的发展。

第二节　护理部干事职责

一、护理部行政干事职责

1. 在护理部主任领导下进行工作。

2. 参加护理部召开的各种会议，并做好记录。

3. 负责各种文件的收发、承办、立卷归档和各种资料的收集、保管工作。

4. 负责护理宣传简报及全院护士技术档案管理。

5. 负责协助护士执业证书的办理、更新等工作。

6. 负责领发各种补贴费等。

7. 负责接待院内外来访者，并及时处理有关事宜。

8. 协助主任安排护士外出参观、学习、进修等工作。

9. 完成上级安排的各项临时性工作。

10. 参加护理部节假日值班。

二、护理部质控干事职责

1. 在护理部主任的领导下安排及督促实施全院护理三级质控。

2. 在护理部主任的指导下，安排每月质控人员名单和质控科室，并及时下发质控检查表，督促质控结果的反馈与追踪。

3. 负责各种护理安全事件的登记、分析，开展专项护理质量总和资料管理。

4. 将各质控组具体情况输入计算机进行统计，同时将各科质控结果反馈给科护士长和护士长，协助护理部主任每季召开全院护理质量讲评会。

5. 每季对各科上交的三级质控原因分析及整改措施进行汇总和资料整理。

6. 协助护理部主任根据质量标准对三级质控结果中有问题的科室进行相应处理，并将结果通知或报告相关部门。

7. 接待全院的护理纠纷与投诉，并及时向护理部主任汇报，协调解决。

8. 协助护理部主任完成其他任务。

三、护理质控督导员职责

1. 在医院护理质量管理委员会及各级质控小组组长的领导下进行工作。

2. 熟悉医院护理质量控制标准与检查方法。

3. 各级质控小组按照护理质量检查标准和计划，每月对各护理单元进行护理质量考核的资料收集。收集资料时，要做到客观、公正。

4. 按时向组长上交质量评价原始资料。及时向组长反映质控中遇到的特殊问题及临床护理人员对质控的意见或建议。

5. 参与每月质控的讨论与分析。对质量控制标准、方法等提出合理化建议和意见。

6. 参与医院护理质量标准的修订。

第三节　各职称护理人员职责

一、主任护师职责

1. 在护理部主任（科护士长）领导下，指导本科护理业务技术、科研和教学工作。

2. 检查指导本科急、重、疑难病的护理计划、护理会诊及危重患者的护理工作。

3. 了解国内外本科护理发展动态，并根据本院具体条件努力引进先进技术，提高护理质量，发展护理学科。

4. 主持本科的护理大查房，指导主管护师的查房，不断提高护理业务水平。

5. 指导本科护理科研、技术革新计划，并负责指导实施。参与审定、评价护理论文、科研和技术革新成果。

6. 组织本科护理学术讲座和护理病例讨论。

7. 协助护理部做好护理人才的培养工作。

8. 组织护理人员的业务学习，并负责理论授课。

9. 指导护理专业学生的临床实习带教，担任相关课程的讲授。

10. 对本科发生的护理安全事件进行分析、定性，并提出防范措施。

11. 对全院护理队伍建设、业务技术管理和组织管理工作提出意见或建议，协助护理部加强对全院护理工作的领导。

二、副主任护师职责

1. 在护理部主任和主任护师的领导下，指导本科护理业务技术、科研和教学工作。

2. 检查指导本科急、重、疑难患者的护理计划、护理会诊及抢救危重患者的护理。

3. 主持本科的护理大查房，指导主管护师的查房，不断提高护理业务水平。

4. 掌握国内外护理发展动态，努力引进先进技术，提高护理质量，发展护理学科。

5. 对本科发生的护理安全事件进行分析、定性，并提出防范措施。

6. 组织护理人员的业务学习，并负责理论授课。

7. 负责护理实习教学工作，指导主管护师完成教学任务。

8. 指导本科护理科研、技术革新计划，并负责指导实施。参与审定、评价护理论文、科研和技术革新成果。

9. 负责组织本科护理学术讲座和护理病例讨论。

10. 协助护理部做好护理人才的培养工作。

11. 对全院护理队伍建设、业务技术和组织管理提出意见或建议，协助护理部加强对全院护理工作的领导。

12. 服从医院及护理部的统一工作调配，服从护士长因工作需要而安排的临时性工作。

13. 副主任护师参照主任护师的职责执行。科内无主任、副主任护师时，护士长参照执行。

三、主管护师职责

1. 在科护士长、护士长领导下和本科室主任（副主任）护师指导下进行工作。

2. 对病房护理工作质量负有责任，发现问题及时解决，把好护理质量关。

3. 解决本科室业务上的疑难问题，指导危重、疑难患者护理计划的制订及实施。

4. 负责指导本科室的护理查房和护理会诊，对护理业务给予具体指导。

5. 对本科各病房发生的护理差错、事故进行分析鉴定，并提出防范措施。

6. 组织本科室护师、护士进行业务培训，拟定培训计划，编写教材，负责讲课。

7. 负责进修和实习护士的教学工作，负责讲课和评定成绩。

8. 组织实施本科护理科研、新业务开展计划。

9. 指导全科护师、护士开展护理科研工作，写出具有一定水平的护理论文及科研文章。

10. 协助本科室护士长做好行政管理和队伍建设工作。

11. 完成科内安排的护理工作。

四、护师职责

1. 在护士长的领导下和本科主管护师指导下进行工作。

2. 参加护理临床实践，指导护士正确执行医嘱及各项护理技术操作规程，发现问题，及时解决。

3. 参与危重、疑难患者的护理工作及难度较大的护理技术操作，带领护士完成新业务、新技术的临床实践。

4. 协助护士长拟定病房护理工作计划，参与病房管理工作。

5. 参与本科主任护师、主管护师组织的护理查房、会诊和病例讨论，主持本病房的护理查房。

6. 协助护士长负责本病房护士和进修护士的业务培训，制定学习计划，并担任讲课。

7. 对护士进行技术考核。

8. 承担护理专业学生临床实习的教学工作。

9. 协助护士长制定本病房的科研、技术革新计划，提出科研课题，并组织实施。

10. 对病房出现的护理差错、事故进行分析，提出防范措施。

五、护士职责

1. 在护士长领导及护师指导下进行工作。

2. 认真执行各项规章制度、岗位职责和护理技术操作规程，正确执行医嘱，准确及时地完成各项护理工作，严格执行各项查对及交接班制度、消毒隔离制度，防止差错事故的发生。

3. 做好基础护理和危重患者的心理护理工作。

4. 认真做好危重患者的抢救工作及各种抢救物品、药品的准备、保管工作。

5. 协助医师进行各种治疗工作，负责采集各种检验标本。

6. 经常巡视患者，密切观察并记录危重患者的病情变化，如发现异常情况及时处理并报告。

7. 参加护理教学和科研工作，工作中应不断总结经验，写出论文，以提高护理水平。

8. 指导护理专业学生、护理员、配膳员、卫生员工作。

9. 定期组织患者学习健康教育知识和住院规则，经常征求患者意见，做好说服解释工作并采取改进措施，为出院前患者做好健康教育工作。

10. 办理入院、出院、转科、转院手续，做好有关文件的登记工作。

11. 认真做好病室物资、器材的使用及保管工作，坚持勤俭节约的原则。

第四节　病区护士长职责

一、病区护士长职责

1. 在护理部主任及科护士长的领导和科主任的业务指导下，负责病区护理工作的行政管理和业务技术管理。

2. 负责组织制定病区护理工作计划，组织实施，督促检查，及时总结经验，不断提高护理质量。

3. 关心护理人员的思想、工作、学习和生活等情况，必要时给予指导、帮助和支持，提高护士工作的积极性、工作质量和职业满意度。

4. 培养护理人员的现代护理观，为患者提供生理、心理、社会、文化等全方位的护理服务。

5. 负责本病区护理质量管理工作。

6. 参与并指导各项护理工作，对复杂的护理技术操作、危重、大手术及抢救患者的护理，应亲自参与并进行现场指导。

7. 督促护理人员严格执行各项规章制度和技术操作规程，严防差错事故的发生，定期组织护理安全事件的分析讨论，提出改进措施并实施。

8. 随同科室主任查房，参加科内会诊及大手术或新开展的手术、疑难病例的讨论。

9. 组织本病区护理查房、教学查房和护理会诊。

10. 根据患者的需要，科学、合理安排本科室护理人员的分工和排班。

11. 有计划地对本科室护士进行培训及考核，不断提高护士业务水平及工作能力。

12. 负责管理和检查实习生、进修人员的管理工作，并指定有经验、有教学能力的护理人员进行临床带教工作。

13. 积极开展新业务、新技术及护理科研工作。

14. 定期征求患者和（或）家属意见，对存在的问题提出改进措施。

二、病区副护士长职责

1. 在护士长的领导下，负责科室的行政管理及护理工作。

2. 对护理质量进行督导检查，督促护理人员严格执行各项规章制度和操作规程，严防差错事故的发生。

3. 定期参加科主任和主治医师查房，参加科内会诊及手术或新手术前、疑难病例、死亡病例的讨论。

4. 参加并指导危重、大手术患者的护理及抢救工作。

5. 负责护理专业学生的见习、实习和进修护士工作，检查护士的带教工作。

6. 负责科室的院内感染工作，组织院内感染知识学习和培训，按规定做好各项细菌监测工作。

7. 定期检查各种表格、护理用具、仪器设备、被服、药品的请领及保管。

8. 督促检查卫生员的工作质量，搞好病房的清洁卫生、消毒隔离工作。

9. 参加夜班及节假日值班。

三、急诊科护士长职责

1. 在护理部主任及科护士长的领导、科主任的业务指导下，负责急诊科护理工作的行政管理和业务技术管理。

2. 负责组织制定、修订急诊科护理工作计划，并组织实施，保障各项工作任务的完成。

3. 关心护士的思想、生活和工作等情况，必要时给予支持、帮助和指导，提高护士工作的积极性、工作质量和职业满意度。

4. 负责急诊科护理质量管理工作，包括质控计划的制定、质控资料的收集、对问题的跟踪反馈、实行护理质量的持续改进等。

5. 负责急诊科的患者护理安全管理工作。

6. 根据安排，参与全院性或全科性护理质量控制与夜查房。

7. 了解本科室护理工作的隐患，积极采取对策，落实各项安全管理制度。

8. 鼓励护士对各类护理安全事件的报告，认真组织对事件的讨论和原因分析，提出改进措施并实施。

9. 积极向护理部报告各类安全事件。

10. 科学、合理安排本科室护理人员的分工和排班。

11. 负责各种急救药品器材的管理，做到定量、定点、定放位置、定人负责，并经常检查补充、消毒、更换。

12. 参加并指导护理新技术的开展。

13. 参加危重患者的抢救工作。

14. 加强对护理人员的业务训练，不断提高急救抢救业务的基本知识和技术水平。

15. 负责管理临床实习教学、理论授课、进修教学等工作，不断提高教学质量。

16. 负责安排和指导急诊科的护理科研课题申报、课题实施及新业务和新技术工作，指导护士撰写、发表论文，个人带头进行科研及论文撰写等工作。

17. 认真接待、妥善处理护理纠纷、患者投诉等事项。

18. 定期征求患者意见，改进护理工作，提高患者对护理工作的满意度。

19. 做好与各级领导及相关部门的沟通。

四、手术室护士长职责

1. 在护理部主任及科护士长的领导下，负责手术室护理的行政管理和业务技术管理。

2. 根据手术室任务和护理人员的情况，进行科学分工和排班，密切配合医师完成手术，必要时亲自参加。

3. 参加疑难病患者的术前讨论，参与和指导临床新业务、新技术的开展，参加危重手术患者的抢救工作。

4. 负责手术室护理质量安全管理工作，了解手术室护理工作中常见的安全隐患，积极采取应对措施。

5. 督促各级人员认真执行各项规章制度和技术操作规程，并要求严格遵守手术中的无菌操作原则。

6. 鼓励护士对各类护理安全事件的报告，并认真组织手术室核心人员对事件进行讨论和原因分析，改进系统或工作流程，积极向护理部报告手术室各类安全事件。

7. 负责手术室护理质量管理工作，包括质控内容与计划的制定、质控资料的收集、对问题的跟踪反馈、实行手术室护理质量的持续改进等。

8. 根据安排参与全院性或全科性护理质量控制与夜查房工作。

9. 负责组织制定、修改手术室护理工作计划，并组织实施，保障各项工作任务顺利地完成。

10. 负责管理临床实习教学、理论授课、进修教学等工作，不断提高教学质量。

11. 按照手术室专科护士的培训计划，对各级护理人员进行培训和考核，不断提高手术室护士的业务水平及工作能力。

12. 负责安排和指导手术室的护理科研课题申报、实施及新业务、新技术工作，指导护士撰写、发表论文，带头进行科研和论文撰写等工作。

13. 定期组织各种应急预案的演练。

14. 关心手术室护士的思想、生活和工作等情况，必要时给予支持、帮助和指导，提高手术室护士工作的积极性、手术配合质量、手术医师和手术患者的满意度。

15. 认真接待、妥善处理护理纠纷、患者投诉等事项。

16. 做好与各级领导及相关部门的沟通工作，负责接待参观事宜。

17. 定期征求手术医师和手术患者意见，改进护理工作，提高医师和患者对手术室护理工作的满意度。

五、血液净化中心护士长职责

1. 在护理部及科主任的领导下，负责血液净化中心的护理工作。

2. 根据病房的情况和护士的能力及要求，合理安排班次。

3. 实行全面质量控制，保证各项规章制度的落实。

4. 督促检查各项护理工作，及时帮助解决护理工作中的问题，发现问题及时处理，防止差错事故的发生。

5. 负责督促所属人员做好血液净化中心院内感染控制，按规定做好各项监测（空气、透析液、无菌物品、手）。

6. 定期检查各仪器的使用情况，有问题及时维修。

7. 定期检查护理表格的记录情况，保证其完整性与准确性。

8．有计划组织护士学习、技术培训，及时掌握新仪器、新技术的操作，并定期组织考核。

9．做好血液净化中心各类物品的管理。

10．主动征求患者及家属的意见，及时改进工作。

六、产房护士长职责

1．在护理部主任及科护士长的领导、科主任的业务指导下，负责产房护理工作的行政管理和业务技术管理。

2．负责组织制定产房护理工作计划，组织实施，督促检查，及时总结经验，不断提高护理质量。

3．监督产房人员严格执行各项规章制度和技术操作规程，严防差错、事故的发生，定期组织安全事件，提出改进措施并实施。积极向护理部报告各类安全事件，分析讨论。

4．参与并指导各项护理工作，对复杂的护理技术操作和危重、大手术及抢救患者的护理，应亲自参与并进行现场指导。

5．随同科室主任查房，参加科内会诊及大手术或新开展的手术、疑难病例的讨论。

6．组织产房的护理查房、教学查房和护理会诊。

7．负责产房的护理质量管理，使产房护理质量达标并得到不断改进。

8．培养护理人员的现代护理观，使其为孕产妇提供生理、心理、社会、文化全方位的护理服务。

9．根据孕产妇的需要，科学、合理安排本科室护理人员的分工和排班。

10．有计划对产房护理人员进行培训及考核，不断提高护理人员业务水平及工作能力。

11．负责管理和检查实习生、进修人员的工作，并指定有经验、有教学能力的护理人员进行临床带教工作。

12．负责各类仪器、设备、药品、器材等财产保管、请领、报损工作。

13．关心护士思想、生活、工作，提高护士工作积极性，提高其职业满意度。

七、门诊总护士长职责

1．在护理部的领导下，负责门诊的护理工作，督促检查护理人员完成所负责的工作任务。

2．负责制定门诊护理工作计划，并组织实施。督促检查门诊护理工作质量，经常深入门诊各科室指导护理工作。

3. 督促教育护理人员树立良好的医德医风，改善服务态度。经常巡视候诊患者的病情变化，对较重的患者应安排提前诊治，遇有病情变化的患者，立即送急诊科处理。

4. 负责督促卫生员的门诊清洁工作，做好患者的轮椅使用、开水供应工作。

5. 负责组织门诊护理人员的业务技术培训，开展护理科研，总结经验。

6. 及时征求各科室主任意见，协调科室关系，总结工作，不断提高护理质量。

7. 检查督促做好消毒隔离和疫情报告工作，防止交叉感染。

8. 随时听取和收集患者对门诊工作的意见和建议并加以改进，必要时向上级汇报。

八、门诊手术室护士长职责

1. 在护理部的领导下，负责门诊手术室的护理管理工作。

2. 协调合理安排各种手术，并进行具体指导或亲自参加手术。

3. 督促护理人员严格执行查对制度，认真查对病历、姓名、年龄、手术部位和名称。

4. 督促检查参加手术人员的无菌技术的执行，注意患者安全，严防差错事故发生。

5. 有计划地组织护理人员进行业务学习，并定期组织考核，不断提高护理人员的业务素质。

6. 负责监督医护人员做好院内感染控制，按规定做好门诊手术室各项监测工作。

7. 实行全面质量控制，保证各项规章制度的落实。

8. 主动征求患者及家属的意见，不断改进护理工作。

九、门诊注射室护士长职责

1. 在护理部及门诊部的领导下，负责门诊注射室的护理工作。

2. 制定注射室工作计划，负责护理人员分工排班工作，督促检查护理人员完成工作情况。

3. 认真执行三查八对制度，严防差错事故，认真执行登记上报制度，及时总结经验教训。

4. 严格执行无菌技术操作原则和消毒隔离制度，防止交叉感染。

5. 保持注射室清洁、整齐，物品摆放规范齐全。

6. 每次在为患者做治疗的过程中，耐心细致地做好解释工作及健康教育指导。

7. 治疗室定期做空气培养及无菌物品的细菌培养，安排专人负责并记录报告结果。

8. 定期请领各种药品、医疗用品，保证抢救物品、药品齐全并放置在固定位置。

9. 做好医用垃圾和生活垃圾的分类管理和初步清洁消毒工作。

10. 对护士定期培训及考核，组织理论学习，工作中起到传、帮、带的作用。

十、消毒供应中心护士长职责

1. 在护理部主任及科护士长的领导下，负责供应室护理工作的行政管理和清洗、消毒、灭菌技术管理。

2. 负责组织制定、修订供应室护理工作计划，并组织实施，保障各项工作任务的完成。

3. 关心护士的思想、生活和工作等情况，必要时给予支持、帮助和指导，提高护士工作的积极性、工作质量和职业满意度。

4. 负责供应室护理质量管理工作，包括质控计划的制定、质控资料的收集、对问题的跟踪反馈、实行护理质量的持续改进等。根据安排，参与全院性或全科性护理质量控制与夜查房工作。

5. 负责供应室清洗、消毒、灭菌安全管理工作。了解供应室清洗、消毒、灭菌工作的隐患，积极采取对策。落实各项安全管理制度，鼓励护士对各类护理安全事件的报告，认真组织对事件的讨论和原因分析，改进系统或工作流程，积极向护理部报告各类安全事件。

6. 定期组织各种应急预案的演练。

7. 科学合理安排供应室护理人员的分工和排班。

8. 按计划对供应室各层次护理人员进行培训及考核，不断提高护士的业务水平及工作能力。

9. 负责管理临床实习教学、进修教学等工作，不断提高教学质量。

10. 负责安排和指导供应室的护理科研课题申报、课题实施、新业务、新技术等工作。指导护士撰写发表论文，个人带头进行科研及论文撰写等工作。

11. 定期征求各临床科室意见，改进护理工作，提高各临床科室对清洗、消毒、灭菌及物品收、送工作的满意度。

12. 做好与各级领导及相关部门的沟通。

十一、ICU 护士长职责

1. 在护理部及科主任的领导下，负责本病区的护理工作。

2. 根据患者的需要，科学、合理安排本科室护理人员的分工和排班。

3. 负责 ICU 护理质量管理工作，包括质控计划的制定、质控资料的收集、问题的跟踪反馈、实行护理质量的持续改进等。

4. 负责 ICU 患者护理安全管理工作，了解护理工作的隐患，积极采取对策。

5. 随同科室主任查房，参加科内会诊及大手术或新开展的手术、疑难病例的讨论。

6. 经常检查仪器、急救物品及药品的使用及保管情况，保证抢救药品、仪器的性能完好。

7. 参与并指导各项护理工作，复杂的护理技术操作和危重、大手术及抢救患者的护理，应亲自参与并进行现场指导。

8. 有计划对本科室护士进行培训及考核，不断提高护士业务水平及工作能力。

9. 负责组织制定病房护理工作计划，组织实施，督促检查，及时总结经验，不断提高护理质量。

10. 积极开展新业务、新技术及护理科研工作。

11. 组织本病区护理查房、教学查房和护理会诊。

12. 负责实习生、进修人员的管理工作，并指定有经验、有教学能力的护理人员进行带教。

13. 定期征求患者或患者家属意见，对存在的问题提出改进措施。

14. 经常检查各种消毒物品的消毒情况。

十二、高压氧科护士长职责

1. 在护理部和科主任领导下，负责本科室护理、操舱和部分行政管理工作。

2. 负责护理人员的分工排班，并督促检查完成情况。

3. 制定护理工作计划并组织实施，经常督促检查，总结经验，不断提高护理质量和技术水平。

4. 督促护理人员加强工作责任心，认真执行各项规章制度和技术操作规程，严防差错事故。

5. 做好卫生宣教和消毒隔离工作，防止院内交叉感染。

6. 负责科室物品和药品管理工作。

7. 协助科主任组织和指导进修、实习人员学习，并担任带教工作。

8. 开展护理科研，及时总结经验，积极撰写论文。

9. 经常征求患者和家属的意见，定期召开座谈会，不断改善服务态度和科室工作。

十三、输液室护士长职责

1. 在护理部的领导下，负责门诊输液室的护理管理工作。

2. 制定输液室工作计划，负责护理人员分工、排班工作，督促检查护理人员完成工作情况。

3. 合理安排输液人员，做到输液号、姓名标识明确。

4. 认真执行三查八对制度，严防差错事故，经常组织护理人员查找事故隐患，提出改进措施。

5. 严格执行无菌技术原则和消毒隔离制度，防止交叉感染。

6. 做好医患沟通，耐心细致地做好解释工作及健康指导。

7. 做好治疗室及输液室消毒工作，防止交叉感染，定期做空气培养及无菌物品的细菌培养。

8. 负责各类物品的领取、保管、检查和维修，保证抢救物品、药品齐全，并放置在固定位置。

9. 做好医用垃圾和生活垃圾的分类和初步清洁消毒工作。

10. 对护士定期培训及考试，组织理论学习、技术操作训练。

11. 主动征求患者及家属意见，及时改进工作。

十四、服务部护士长职责

1. 在护理部领导下全面负责服务部工作。

2. 制定服务部工作计划，并按计划组织实施，督促工作人员认真执行岗位职责、工作制度及质量标准等，负责服务部人员的排班考勤。

3. 经常深入临床一线了解情况，协调解决工作中出现的问题，不断改进工作。

4. 定期对服务部人员工作质量进行检查、考评，有奖惩措施。

5. 根据工作需要，合理调配服务部各岗位人员。

6. 负责服务部人员的业务、技术培训及思想教育。

7. 负责服务部人员工作数量的统计、汇总及上报工作。

第五节　病区护士职责

一、专科护士职责

1. 在科护士长、护士长和科主任的业务指导下进行工作。

2. 利用自己在某一专科领域的知识、专长和技术为住院患者提供护理服务，并为患者进行健康教育。

3. 必要时，开设专科门诊或咨询热线，为非住院患者提供健康咨询和指导。

4. 为所在专科病房的护理人员提供信息和建议，指导和帮助护理人员提高对患者的服务技术水平和服务质量。

5. 协助护士长进行病区或某一专业领域的护理质量管理，包括质量控制、质量追踪反馈和质量标准的修订。

6. 开展本专科领域的人员培训。

7. 开展本专科领域的护理研究，并运用循证护理，将研究的结果有效运用于临床。

二、责任护士职责

1. 按整体护理要求，对所分管患者要做到"八知道"，即床号、姓名、诊断、病情、治疗、护理、饮食和心理需要。

2. 对新入院患者做好安排及介绍，通过与患者交谈、查体、询问病情，掌握患者所需要解决的护理问题，从而制定护理计划并实施，密切观察病情，随时评价护理措施并修订计划。

3. 负责患者服药、各种注射、治疗及临床护理。

4. 负责患者的被服更换、病室定时通风，做好隔离患者的消毒隔离工作。

5. 协助患者进食，了解饮食情况。

6. 负责标本收集、记录出入量及特别护理记录，监测生命体征。

7. 经常和患者交谈，帮助患者了解自己疾病情况和为恢复健康所采取的各项措施，鼓励患者树立战胜疾病的信心。

8. 定期参加查房，了解患者的病情、思想情绪以及特殊治疗的目的。

9. 指导辅助护士做好临床治疗和护理，保证治疗、护理措施到位。

10. 做好护理记录的书写工作。

11. 负责实习学生的带教工作。

12. 负责出院、转科、死亡患者的护理单元处理及隔离患者护理单元的消毒。

13. 做好患者的健康教育及出院指导工作。

三、主班护士职责

1. 在护士长领导下负责病区全面管理，督促检查各班次护理人员执行岗位职责及落实各项规章制度的情况。

2. 负责医嘱的处理、核对、录入工作，掌握患者的病情。

3. 负责患者会诊、检查、转科安排及督促各种检查通知单的外送工作。

4. 协助护士长检查各班执行医嘱情况及表格书写的质量。

5. 负责各种特殊化验、检查的联系及容器准备。

6. 协助护士长解决护理工作中出现的紧急情况，并参加危重患者的抢救工作。

7. 保持办公室及护士站的物品到位、清洁、整齐以及表格的准备。

8. 护士长不在时，代替护士长工作。

四、辅助护士职责

1. 在护士长领导和责任护士指导下实施临床治疗、护理工作。

2. 全面掌握患者情况，明确护理问题，协助制定并实施护理计划，完成治疗、护理工作。

3. 评价护理效果，密切观察患者病情变化，及时调整和实施护理计划，并准确记录。

4. 为患者及其家属提供健康教育，教会患者进行自护及家属的照顾方法，做好入院、出院、特殊检查、治疗的指导工作。

5. 参与临床带教及科研工作。

五、治疗护士职责

1. 清点药品及常备药品的种类及数量，交接清楚并登记签名。

2. 严格执行"三查八对"制度。

3. 负责病区治疗任务，严格无菌技术，做到操作规范熟练，准确及时。

4. 熟悉各种药物的配伍禁忌，保证各种药品无失效、无过期。负责毒、麻－限、剧药品补充检查及保管。

5．负责病区药品的请领、保管及冰箱管理。保持各种常备药品、物品、器械齐全。

6．严格区分有菌、无菌物品，并分别放置。

7．保持治疗室的清洁、整齐，物品完备并放置有序。

六、小夜班护士职责

1．负责患者晚间的各种治疗、护理及次日手术及特殊检查的准备工作，接收急诊入院患者，维持病区秩序，保证病区安全。

2．认真床旁交接班，查对当日医嘱。

3．全面了解并掌握患者流动情况，完成日间待执行事宜。

4．负责测绘晚间体温，发现异常及时报告值班医师处理。

5．按等级护理要求，巡视病房，发现病情变化，及时汇报值班医师处理。

6．认真管理、督促陪探人员遵守院规，保持病室清洁整齐。

7．按要求认真书写护理记录，并为次日输液注射及晨间治疗检查做好必要准备。

8．保持办公室清洁整齐，物品定位。

七、大夜班护士职责

1．负责夜间患者的各项治疗、护理、手术及特殊检查病员的各项准备工作和各种标本采集。

2．认真床头交接班，查对医嘱。

3．全面了解患者病情，完成小夜班待执行事宜。

4．负责测绘晨间体温、血压，发现异常及时报告值班医师处理。

5．负责晨间各项治疗、护理工作，按等级护理要求巡视病房，及时发现病情变化。

6．按要求认真书写护理记录，并为手术及特殊检查患者做好护理准备。

7．督促陪伴人员协助护工履行职责，保持病区整洁。

8．保持办公室清洁、整齐、物品定位。

八、病房护士职责

1．在护士长的领导下进行工作。

2．严格遵守《护士条例》及其他卫生法规，认真执行各项护理规章制度和操作技术规程，正确执行医嘱，准确及时地完成各项护理工作，严格执行查对制度、交接班制度及消毒隔离制度，防止差错、事故的发生。

3. 做好患者的基础护理、专科护理和心理护理工作。加强与患者及其家属的沟通，关心爱护患者。经常巡视病房，密切观察病情变化，发现异常及时报告和处理。

4. 认真做好危重患者的抢救工作。

5. 协助医师做好各种诊疗工作，负责采集各种检验标本。

6. 做好患者的入院、住院期间及出院前的健康教育。

7. 尊重患者，保护患者隐私，维护患者权利。

8. 按护理文件书写规范的要求进行护理记录。

9. 参加护理教学和科研工作。指导实习护生、护理员和保洁员的工作。

九、门诊护士职责

1. 在护士长的领导下进行工作。

2. 负责本科室器械的清洁、消毒和开诊前的准备工作。

3. 合理进行分诊，按医嘱为患者进行处置。

4. 尊重患者，关怀患者，保护患者的隐私。

5. 经常巡视、观察候诊患者的病情变化，对较重的患者应请医师提前对其诊治或送急诊科处理。

6. 负责诊疗室的整洁、安静，维持就诊秩序，做好健康教育指导。

7. 做好消毒隔离工作，防止交叉感染。

8. 认真执行各项规章制度和技术操作规程，严格查对制度，准确执行各项治疗，做好交接班，防止差错事故的发生。

9. 保证各项诊断、治疗用物齐全，各种急救药品、用物处于功能状态。

10. 按照分工，负责领取、保管药品器材和其他物品。

十、门诊分诊护士职责

1. 坚守工作岗位，不聊天，不迟到、早退，提前10分钟上岗，按时分诊。

2. 衣帽整洁，仪表端庄，佩戴胸卡。语言规范，有礼貌，热情接待患者，做到有问必答，首问负责。

3. 搞好候诊秩序，加强诊室巡回，及时疏导患者，保证诊室内安静有序，做到一医、一患（一陪伴）。

4. 备好各种医疗用品，如处方、诊断证明、各种检查报告单、血压表、压舌板等物品。

5．结合本科专业，熟练掌握抢救业务，熟悉各项实验室检查正常值，并按规定保管好患者实验室检查单，以备查找。

6．积极开展候诊患者健康教育等。

7．认真执行消毒隔离制度，避免交叉感染，定期更换诊室床的床罩，保持诊室内清洁卫生。

8．负责添加病历附页，并填写页数、患者姓名、病历号、就诊科室及日期。

9．负责提供门诊日志登记本，并督促出诊医师填写日志登记，统计每日医师登记数，做到与报表数字相符合。

10．收集当日就诊患者的门诊大病历，以备挂号员取走。转诊或就诊第二个科室时，大病历不得由患者带走，由分诊护士给挂号室打电话（电话号码应注明）。

11．按时准确统计填报工作量及其他统计项目。

12．本院职工带患者看病一律挂号，经分诊台分诊，不得自行进入诊室。

13．设医患联系本，及时了解患者需求。

14．杜绝纠纷与投诉。

十一、门诊换药室护士职责

1．在护士长的领导下开展工作。

2．认真执行各项规章制度和技术操作规程，严格查对制度，做好交接班。

3．负责换药室器械的清洁、消毒和开诊前的准备工作。

4．做好消毒隔离工作，防止交叉感染。

5．巡视、观察患者的病情变化，对病情较重的患者应提前换药。

6．负责及时补充、添加各种换药所需物品。

7．做好患者的健康教育。

8．加强与患者沟通，尊重患者，关怀患者，保护患者的隐私和权利。

十二、门诊治疗室护士职责

1．严格执行治疗室工作制度。

2．每天治疗班负责检查消毒物品有无过期。

3．每天紫外线消毒1小时，保持紫外线灯管上无尘土，并分管登记累积时间。

4. 凡一次性使用的医疗卫生用品，使用后必须及时处理，严格医疗废物分类管理，按规定贴好标签，送交指定单位集中无害化处理。

5. 各种注射器、输液器、采血器具必须使用一次性灭菌物品，严格做到一人一针一带一巾，用后的物品严格执行医疗废物管理制度。

6. 各种消毒液容器带盖，保证消毒液浓度准确。

7. 碘酒、乙醇（酒精）瓶每周消毒 2 次。皮肤消毒液开瓶用后及时盖严，注明开瓶时间，各种皮肤消毒液的有效期按说明执行。完成各项治疗后及时清洁治疗盘、消毒盒、治疗车等。

8. 湿化瓶液体每天更换，湿化瓶常规每周更换消毒 1 次；5～9 月份每周更换消毒 2 次。

9. 各种复消物品做好前期浸泡消毒，清洗，保养送消。

10. 体温表以 500mg/L 健之素浸泡消毒，清水冲洗擦干备用。

11. ICU 的空气培养每季度一次，普通病房一年一次，并登记。

12. 每日上午、下午工作完毕清洁治疗室。

13. 每日以 250mg/L 健之素浸泡墩布，清洁地面 1～2 次。

14. 每周彻底清洁治疗室 1 次，用 250mg/L 健之素消毒治疗室内墙壁，消毒前应将房间打扫干净，通风换气。

15. 保持治疗室清洁，设施设备完好，车辆清洁，物品放置有序：

（1）上层：为清洁区，操作过程中的用物及无菌用品，治疗本（卡）。

（2）下层：为污染区，放置浸泡止血带桶、利器盒、生活垃圾、医疗废物容器。

16. 墩布专用有标识，用后固定位置晾放。

17. 认真做好交接班工作（物品、药品、设备、基数等）。

18. 每日查对补充药品基数，每周清点急救车物品、药品，并有登记，抢救后及时清点补充。

十三、门诊注射室护士职责

1. 在护士长的领导下进行工作。

2. 严格遵守《护士条例》及其他相关卫生法规，认真执行各项护理制度和操作技术规程，正确执行医嘱，严格执行查对及交接班等核心制度，防止差错、事故的发生。对发生或发现的患者护理安全事件要主动报告。

3. 着装整洁、仪表端庄，文明礼貌、热情接待患者，耐心解答患者的疑问，做好患者的健康教育工作。

4. 加强与患者的沟通，尊重患者，关心患者，保护患者的隐私及权利。

5. 严格执行无菌操作原则，保证一人一针一止血带。

6. 按规范做好手卫生。

7. 经常巡视，及时添加药物或及时拔针，发现患者病情变化及时报告并处理。

8. 掌握常用药物的药理作用、适应证、禁忌证、不良反应、剂量、用法、用途。

9. 做好消毒隔离工作，防止交叉感染。所用输液器、注射器必须统一回收处理。

10. 保证治疗用物齐全，各种急救药品、用物处于功能状态。

11. 保持注射室清洁整齐，维持本科室秩序，指导保洁员的工作。

十四、急诊科护士职责

1. 在护士长的领导下进行工作。

2. 做好急诊患者的分诊工作，按病情决定优先就诊，遇到疑难问题及时与医生联系。

3. 急诊患者就诊：应立即通知值班医师，在医师未到以前，遇特殊、危急患者，可先行必要的急救处理，随即向医师报告。

4. 尊重和关怀患者及其家属，保护患者的隐私。

5. 准备各项急救所需器材、敷料、药品等，在急救过程中，应迅速而准确地协助医师进行抢救工作。

6. 经常巡视患者，了解患者的病情、心理活动和饮食情况，及时完成治疗及护理工作，严密观察和记录留观患者的病情变化，发现异常及时报告。

7. 认真执行各项规章制度和技术操作规程，做好查对和交接班工作，努力学习业务技术，不断提高分诊业务能力和抢救工作质量，严防差错、事故的发生。

8. 准备各项急救所需药品、器材、敷料等，使各项抢救仪器设备均处于功能状态。

9. 准确、及时、客观做好就诊患者、留观患者、抢救患者的护理记录。

10. 护送危重患者到病房或手术室。

十五、急诊科抽血室护士职责

1. 严格执行消毒隔离制度，认真配制消毒液，做到一人一巾一带一洗手

（或手消毒），防止交叉感染。

2. 认真核对实验室检查单，有错误或疑问及时与医师、化验室联系，确保标本准确无误。

3. 取血后主动、耐心地向患者交代取血后的注意事项及取检查结果的时间和地点。

4. 抽血后清洗消毒止血带，补齐一次性注射器及抽血物品。

5. 送血后整理抽血室，消毒液擦拭桌面，紫外线消毒1小时。

6. 记录工作量。

十六、急诊科输液室护士职责

1. 仪表整齐，准时上岗，态度和蔼，微笑服务。

2. 认真执行三查八对制度，严格遵守无菌技术操作原则，防止交叉感染。

3. 严格按医嘱配药，注意药物配伍禁忌。

4. 随时巡视患者，细致观察患者用药后的反应及输液情况，了解患者主诉，发现问题及时与医师联系。

5. 每日认真填写输液登记本。

6. 每日添加输液用品，并检查一次性物品的灭菌日期。

7. 加强健康教育宣传。

十七、急诊科注射室护士职责

1. 仪表整齐，准时上岗，态度和蔼，微笑服务。

2. 认真执行三查八对制度，严格遵守无菌技术原则。

3. 耐心细致地做好解释工作。

4. 保持注射室干净整齐，物品摆放规范齐全。

5. 每日开诊前铺好无菌盘，注明铺盘时间，每4小时更换1次。准确配制各种消毒液。下班前整理注射室，紫外线消毒1小时。

6. 熟练掌握各种药品的剂量、用法，认真阅读医嘱单，询问有无过敏史，发现问题或有疑问及时与医师联系。

7. 定期检查本室一次性物品的灭菌日期。

十八、急诊主班护士职责

1. 认真执行岗位责任制和操作规程。

2. 工作时间必须坚守岗位，不得擅离职守，须离开急诊时，说明去向，并找人替岗。

3. 严格执行交接班制度，并进行床旁交接班，观察病情、了解患者，做到五掌握、三及时。

五掌握：患者姓名、床号、诊断、治疗、心理状态。

三及时：发现病情及时、报告及时、处理及时。

4. 遇病情重患者应先测体温（T）、心率（P）、呼吸频率（R）、血压（BP），在医师到来之前可先行进行急救处理，如吸氧等。

5. 认真详细书写留观病历及抢救记录，书写字迹清晰、使用医学术语。

6. 对留观患者要勤巡视，30～60分钟巡视1次，保持各种管路通畅、位置正确，如吸氧管、鼻饲管、导尿管、静脉输液管路、各种引流管。如患者主诉或家属代诉病情变化，应亲自查看患者并通知医师，及时处理。

7. 加强对危重患者的护理，随时观察患者的病情变化，有异常及时记录，并立即通知主管医师。

8. 在抢救及留观治疗患者中，严格执行无菌操作制度及查对制度。

9. 凡静脉输液患者，要告知患者所输药物，做好健康宣教，并了解药物不良反应及注意事项。

10. 留观患者一般每日测量2次体温，体温超过38℃者需4小时测量1次，将测量结果记录在病历上，并通知医师。

11. 留观患者有引流管者，应记录出入量，并将结果记录在病历上。

12. 保持治疗室整洁，桌面、治疗车及物品清洁。

13. 保持留观室整洁，患者在治疗结束离院后，及时整理床单元。

14. 凡做完治疗或抢救后，一定要物归原处，并做到完好、清洁。使用过的仪器要做到终末消毒。使用过的药物及时补齐。

十九、急诊夜班护士职责

1. 认真执行各项护理制度和技术操作规程，正确执行医嘱，密切观察病情变化，防止差错、事故发生。

2. 严格遵守交接班制度，做到床头交接班。

3. 定时巡视患者，密切观察病情变化，发现问题及时报告和处理。

4. 保管好工作区物品，抢救完毕，整理、清洁设备与药品。

5. 检查无菌物品有无过期，准备白天送消毒物品，消毒急救包要擦拭包中器械，并检查包皮及盒表面是否清洁。

6. 整理各室环境，做好交接班前的准备。

二十、手术室护士职责

1. 在手术室护士长领导下进行工作。

2. 进入手术室应穿工作服、手术衣，戴口罩、帽子，保持身体清洁，无长指甲。

3. 工作认真负责，主动细致，热情接待患者。

4. 认真查对患者姓名、年龄、性别、病房、手术名称、手术部位、麻醉方式和手术医师。检查手术野备皮及全身皮肤情况，再次核实患者有无义齿、发卡及贵重物品，如有及时取下交家属或病区护士保管，同时做好麻醉前患者的心理护理，提高患者的安全感和满意度。

5. 按手术要求认真摆好患者体位，充分暴露手术野，按要求做好术前各项准备。

6. 配合医师手术要主动及时，在手术过程中不谈论与手术无关之事，坚守工作岗位，关闭手机。

7. 认真履行各项规章制度，严格执行无菌技术，严格区分限制区、半限制区及非限制区，熟悉岗位职责及专业技术标准。

8. 严格执行术前、关闭伤口前及关闭伤口后对器械、敷料的清点制度。洗手护士配合手术要主动、准确，术后清理彻底，巡回护士做好术前准备，术中观察及时，术后整理彻底。

9. 每日进行手术间空气消毒，每月进行空气细菌培养，保持手术室清洁、整齐、安静、安全，手术间工作台及机器表面每日进行消毒。

10. 手术器械及辅助用物准备齐全，保持性能良好。

11. 严格手术室管理，严禁无关人员进入手术间，督促参加手术人员履行有关职责及制度。

二十一、手术室器械护士职责

1. 术前一天了解患者病情，复习手术的有关解剖、手术步骤、配合要点和特殊准备，做到心中有数，熟练配合。

2. 术日提前15~30分钟上班，再次检查手术间物品准备是否齐全、正确，发现遗漏，及时补充。

3. 工作严谨、细致、责任心强，严格落实查对制度和无菌技术操作规程，认真核对无菌器械、敷料包的消毒日期、灭菌效果、消毒指示卡，按护理管理要求粘贴记录。

4. 打开无菌器械、敷料包，准备术中用物。

5. 提前 20 分钟刷手，整理器械台，物品定位放置。检查器械零件是否齐全，关节性能是否良好。协助医师铺无菌巾。

6. 胸腹腔或深部手术开始前，与巡回护士、第二助手共同清点器械、纱布、纱垫、缝针、线轴、棉片等物品数目，每次 2 遍，并由巡回护士详细记录在点数本上。关闭体腔或深部组织以及缝合至皮下组织时，分别进行清点、复核，保证与手术前的物品数目符合，严防异物遗留在体腔或组织内。

7. 术中严密注意手术的进展及需要，主动、迅速、正确地传递所需的器械物品，及时收回用过的器械，擦拭血迹，不要堆积于伤口周围。新开展的重大手术，参加术前讨论会，以熟悉手术步骤及特殊准备。

8. 保持无菌器械台及手术区整洁、干燥。无菌巾一经浸湿，应及时更换或重新加盖无菌巾。

9. 手术标本按要求妥善保管，防止遗失。

10. 负责手术器械的清洗、烤干和上油。精细器械、显微器械应分别处理，防止损坏。带腔道的器械要用通芯捅洗，不可留有血迹。如为感染手术，器械、敷料等物品应按有关规定处理（清点物品注意事项：①点一项、复述一项、登记一项，点数登记本做到专室专用，以便复查；②手术中途换人，应重新清点，经共同核对无误后，双方签名）。

二十二、手术室巡回护士职责

1. 术前一天实施术前访视，了解患者病情、身体、心理状况，以及静脉充盈情况，必要时简单介绍手术流程，给予心理支持。

2. 了解患者手术名称、手术部位、术中要求及特殊准备等，并准备手术间物品。

3. 患者入室后，戴隔离帽，主动安慰患者，减轻其心理负担，逐项核对患者姓名、科别、年龄、床号、住院号、X 线片手术名称（何侧）及手术时间。清点病室带来物品，检查术前医嘱是否执行（重点是药物过敏试验、术前用药、禁食、禁水、备皮、灌肠等情况）。如有遗漏，应报告医师妥善处理。发现患者携带贵重或特殊物品（戒指、项链、义齿及其他钱物等），应取下交有关人员保管。

4. 根据医嘱进行输液、用药，协助麻醉医师工作，负责摆放手术体位，固定肢体。

5. 正确使用高频电刀，将负极板放于肌肉丰富处（如大腿、臀部）。患者的皮肤不能直接接触手术床的金属部分，防止灼伤。若使用不锈钢板的负极板，应在其面上涂导电胶或盐水。

6. 手术开始前，与器械护士、第二助手共同清点器械、敷料等数目，并记录在手术护理记录单上，关体腔或深部组织以及缝合至皮下时再次清点复核。

7. 连接各种仪器电源、吸引器，帮助手术人员穿手术衣，摆踏脚凳，安排手术人员就位，调节灯光，清理污物桶。

8. 坚守岗位、履行职责。严格查对制度，术中执行口头医嘱前要复述一遍，防止用错药。重大手术应及时估计可能发生的意外，做好应急准备工作，及时配合抢救。

9. 保持手术间安静、有序，监督手术人员的无菌操作。管理参观人员，嘱其不要随意走动或进入非参观手术间。发现参观人员距无菌手术台、器械台 <30cm 或影响手术操作时，应及时纠正。

10. 严密观察病情变化，保持输液通畅、体位正确、肢体不受压，定时观察止血带效果，随时调节室内温度等，必要时帮助术者擦汗。

11. 树立爱伤观念，操作时动作要轻。术中要关心爱护患者，注意保暖，非全麻患者，应加强言语沟通、安抚患者。

12. 负责手术切口包扎。若需护送患者回病房时，与病房护士交接注意事项。

13. 负责整理手术间，补充所需物品，更换手术床被服。若为特殊感染手术，按有关要求处理。

14. 术中更换巡回护士时，需与接班护士共同清点物品数目、交代病情及医嘱执行情况及病区携带物品等，并在点数本上签名，必要时通知术者。

15. 无器械护士参与手术时，负责手术器械的清洁整理工作。

二十三、麻醉恢复室护士职责

1. 在护士长的领导下进行护理工作。

2. 自觉遵守医院和科室的各项规章制度，严格执行各项护理制度和技术操作规程，准确及时地完成各项治疗、护理措施，严防护理差错和事故的发生。对发生或发现的患者护理安全事件要主动报告。

3. 尊重患者，关怀患者，保护患者的隐私。

4. 做好患者的基础护理、专科护理和心理护理，准确及时地完成各项护理工作。

5. 护理工作中有预见性，积极采取各种措施，减少患者并发症的发生。

6. 掌握常规监测手段，熟练使用各种仪器设备。密切观察病情变化并及时通知医师采取相应措施，护理记录详实、准确。

7. 抢救技术熟练，积极配合医师进行各项抢救。

8. 严格执行消毒隔离制度，防止医院感染的发生及扩散。

9. 做好病房仪器、设备、药品、医用材料的保管工作。

10. 参与本科室护理教学和科研工作。

二十四、ICU 护士职责

1. 在护士长的领导下进行护理工作。

2. 自觉执行医院和科室的各项工作制度和护理技术操作规程，严防护理差错的发生。

3. 严格、认真交接班，做到"五清"：

（1）医疗仪器运转情况交接清楚，并做好检查登记。

（2）药品、器械使用情况交接清楚，如有缺损及时补充。

（3）患者病情交接清楚，并签名以示负责。

（4）各种登记、表格、文书交接清楚，并登记签名。

（5）监护资料共同交接清楚。

4. 严密观察病情及监护显示，发现异常及时报告并给予应急处理。

5. 负责患者的所有治疗、护理和用药，正确执行医嘱，做到及时、准确、无误。

6. 全面掌握为患者实施的监护方法，如心电监护、中心静脉压监测、人工呼吸道管理、机械通气的监护、持续床旁血液滤过的监护、呼吸及循环功能的监护等。

7. 做好患者的基础护理工作，保持患者床单位整洁，无护理并发症。

8. 严格执行陪护、探视制度，保持病室内安静无噪声，物品陈设定位，清洁无杂物。

9. 严格执行无菌技术操作规程，做好相关的消毒隔离工作，保证患者的医疗护理安全。

10. 及时了解患者的需求，认真解答患者及家属提出的问题，如涉及病情要及时与医师沟通，请医师解答。

二十五、血液透析室护士职责

1. 血液透析时应在专科医师指导及护士长领导下工作，负责血液透析患者日常透析期间的护理及患者的管理。

2. 认真遵守各项规章制度和操作规程，准确及时完成各项护理工作及技术操作。

3. 正确执行医嘱，遵循医师诊治计划并制定相应的护理计划，协助医师做好各种诊疗工作。

4. 透析过程中，经常巡视患者，密切观察患者病情并及时记录，有问题及时处理。

5. 了解患者病情、饮食、生活等情况，积极开展各种形式的健康教育，做好患者的饮食管理和生活指导。

6. 保持血液透析室整洁，为患者创造清洁、舒适、整齐、安静的治疗环境。

7. 做好血液透析室的消毒隔离及物品请领、管理工作。

8. 积极参加业务学习，开展新技术，不断丰富血液透析方面的理论及实践知识，为患者提供高质量的服务。

9. 服从安排，参加各种临时值班。

二十六、产房护士职责

1. 在护士长的领导下进行工作。

2. 严格遵守《护士条例》及其他卫生法规，认真执行各项护理制度。

3. 尊重产妇，关怀产妇，保护产妇的隐私。

4. 负责正常产妇接产工作，协助医师进行难产的接产工作，做好接产准备，密切关注产程进展和变化。遇产妇发生并发症或婴儿窒息时，应立即采取紧急措施，并报告医师。

5. 严格执行技术操作规程，注意保护妇婴安全，防止差错、事故的发生。对发生或发现的患者护理安全事件要主动报告。

6. 严格遵守产房消毒隔离制度，定期消毒监测，保证各项监测达到质控标准。

7. 做好计划生育围生期保健和妇婴卫生的健康教育工作，并进行技术指导。

8. 做好危重患者的抢救工作。

9. 按护理文件书写规范的要求进行护理记录。

10. 协助护士长管理产房的药品及器材。

11. 参加护理教学和科研工作，指导进修、实习人员的工作。

二十七、助产士职责

1. 在护士长的领导和医师的指导下进行工作。

2. 负责接待新入院产妇，认真填写产科病历，做好产科检查及健康教育指导。

3. 负责正常产妇接生工作，协助医师进行难产产妇的接产，做好接产准备，观察产程进展和变化，遇产妇有并发症或婴儿窒息时，应立即采取紧急措施，并报告医师。

4. 经常了解分娩前后的情况，严格执行技术操作规程，注意保护会阴及母婴安全，严防差错事故。

5. 负责新生儿病历、手条、一览表、胸牌、出生医学证明草稿的填写及核对，做到准确无误。

6. 完善各种登记，准确做好产前、产时、产后的观察记录。

7. 保持产房的整洁，定期进行消毒。

8. 负责管理产房的器材及药品。

9. 指导进修、实习人员的接产工作。

二十八、母婴同室护士职责

1. 在护士长的领导下进行工作。

2. 严格遵守《护士条例》及其他卫生法规，认真执行各项护理制度、岗位职责和操作技术规程，正确执行医嘱，严格执行查对及交接班等核心制度，防止差错、事故的发生。对发生和发现的患者护理安全事件要主动报告。

3. 尊重孕产妇，关怀孕产妇，保护孕产妇隐私。

4. 做好孕产妇的基础护理和专科护理、心理护理，准确、及时地完成各项护理工作。

5. 经常巡视病房，密切观察病情变化，发现异常及时报告和处理。

6. 做好孕产妇的抢救工作及抢救药品、器材的准备、保管工作。

7. 协助医师做好各种诊疗工作，负责正确采集各种检验标本。

8. 做好孕产妇的健康教育。

9. 按照护理文件书写规范的要求进行护理记录。

10. 参加护理教学和科研工作，不断总结，提高护理水平。

11. 定期组织学习、宣传卫生知识和住院规则，经常征求孕产妇及其家属的意见，配合护士长做好病房管理工作。

12. 指导实习护生、护理员和保洁员的工作。

二十九、新生儿科护士职责

1. 在护士长的领导下进行工作。

2. 认真执行各项规章制度、岗位职责和护理技术操作规程，正确执行医嘱，准确及时地完成各项护理工作，严格执行查对及交接班制度，严防差错、事故的发生。

3. 严格执行各项消毒隔离制度，防止交叉感染。

4. 负责落实患儿的各项护理工作。

5. 认真做好危重患儿的抢救工作，并做好记录。严密观察患儿的病情变化，发现异常情况时及时向医师汇报。

6. 做好仪器及各类物品的维护及保养工作，使之处于功能状态。

7. 协助医师做好各种诊疗工作，负责正确采集各种检验标本。

8. 做好患儿入院、住院期间及出院前、后家长的健康教育及出院指导工作。

9. 按照文件书写规范的要求进行护理记录。

10. 参加护理教学和科研工作，指导实习生、护理员和保洁员的工作。

三十、消毒供应中心护士职责

1. 在护士长的领导下进行工作。

2. 严格遵守《护士条例》及其他卫生法规，认真执行各项护理制度和操作技术规程，正确执行供应室工作流程，严格执行查对及交接班等核心制度，防止差错、事故的发生。对发生或发现的护理安全事件要主动报告。

3. 做好下收下送工作，准确、及时地完成工作。

4. 定期保养各种清洗、消毒、灭菌设备，发现异常及时报告和处理。

5. 做好无菌物品和一次性医疗用品的供应工作。

6. 协助质量监测工作，负责完成各类物品清洗、消毒、检查包装。

7. 做好护理员的下收下送、清洗指导工作。

8. 按相关要求进行清洗、消毒、灭菌记录。

9. 参加护理教学和科研工作，指导实习护生和保洁员的工作。

三十一、分诊护士职责

1. 在门诊部护士长领导下进行工作。

2. 分诊护理人员要着装整齐，举止文明，对患者态度和蔼，解决问题耐心，尽量缩短其候诊时间。

3. 分诊护理人员必须于开诊前 15 分钟到达岗位，做好开诊准备工作，检查各种物品、器械是否齐全，并向患者宣传就诊的注意事项。

4. 分诊护理人员要按挂号顺序安排就诊，对老弱、残疾及行动不便患者要优先安排就诊，对危、急、重患者要及时通知医师接诊。

5. 做好传染病的分诊和消毒隔离工作，防止院内交叉感染的发生。传染病患者要安排到传染病门诊或指定的诊室诊治。

6. 做好候诊病员的就诊指导和卫生宣传工作。

7. 保持诊室内卫生清洁，严格执行消毒隔离制度，每周大扫除，每月进行空气细菌培养。

8. 下班前关闭所有电源，关好门窗，防止意外发生。

三十二、导医护士职责

1. 在门诊部护士长领导下进行工作。

2. 着装整齐、微笑服务。

3. 提前 15 分钟到岗，准备好上班用物，并坚守工作岗位。

4. 负责简易分诊，指导患者就诊，热情耐心的解答患者提出的问题。

5. 维持门诊大厅秩序，向患者做好宣教工作，劝阻患者不要随地吐痰，不要在门诊内吸烟。

6. 指导和帮助患者建立一卡通，并介绍使用方法，如充值、取药、打印发票、查看费用等。

7. 扶老携幼，主动为老、弱、残疾及行动不便的患者提供帮助，必要时陪同就诊、检查等。

8. 宣传卫生保健知识，提高人民群众的自我保健能力。

三十三、感染管理科护士职责

1. 在护理部主任和科主任领导下进行工作。

2. 对有关预防和控制医院感染管理规章制度的落实情况进行检查和指导。

3. 对医院感染及相关危险因素进行监测、分析和反馈，针对问题提出控制措施并指导实施。

4. 对医院感染发生状况进行调查、统计分析，并向医院感染管理委员会或者医疗机构负责人报告。

5. 对医院的清洁、消毒灭菌与隔离、无菌操作技术、医疗废物管理等工作提供指导。

6. 对传染病的医院感染控制工作提供指导。

7. 对医务人员有关预防医院感染的职业卫生安全防护工作提供指导。

8. 对医院感染暴发事件进行报告和调查分析,提出控制措施并协调、组织有关部门进行处理。

9. 对医务人员进行预防和控制医院感染的培训工作。

10. 参与抗菌药物临床应用的管理工作。

11. 对消毒药械和一次性使用医疗器械、器具的相关证明进行审核。

12. 组织开展医院感染预防与控制方面的科研工作。

13. 完成医院感染管理委员会或者医疗机构负责人交办的其他工作。

三十四、体检中心护士职责

1. 在护理部和体检中心主任的领导下进行工作。

2. 尊重、关怀受检者,并保护其隐私。

3. 做好团体及个人接待、沟通工作,圆满地完成各项体检任务。

4. 协助医师做好各诊室的工作,负责正确采集各种检验标本。

5. 做好团队及个人体检前、体检中、体检后的健康教育工作。

6. 指导保洁员的工作。

7. 做好各种资料的登记、保管工作。

三十五、高压氧科护士职责

1. 在护士长领导下进行工作,认真执行各项规章制度和技术操作规程,严格执行医嘱,按时完成治疗、护理工作。

2. 掌握氧舱设备、仪器的功能和使用方法,掌握高压氧治疗的适应证、禁忌证和治疗过程中可能发生的问题与一般处理方法。

3. 负责开舱前氧舱的检查、准备工作。

4. 认真做好进舱治疗的安全教育,严格检查进舱人员的安全措施,发放面罩并指导应用,详细介绍进舱须知。

5. 负责氧舱操作,严格遵守操作规程和治疗方案。

6. 认真填写各项护理、治疗及操作记录。

7. 观察舱内外患者的病情变化,有特殊变化及时向医师报告并做好记录。

8. 做好清洁卫生和消毒隔离工作。

三十六、输液室护士职责

1. 在输液室护士长领导下进行工作。

2. 仪表整洁，按时上岗，微笑服务。

3. 认真执行"三查八对"制度，严格遵守无菌技术原则和操作规程。注意药物的配伍禁忌，杜绝差错、事故发生。

4. 认真核对注射单与病历医嘱，发现问题或有疑问及时与医师联系，查对清楚后方可执行。

5. 熟练掌握各种药品的剂量、用法，询问有无过敏史，需做过敏试验的药物，皮试阴性方可应用。

6. 注意观察病情变化，观察药物的不良反应，有特殊变化要及时通知医师处理。

7. 向患者做好卫生知识的宣教，提高人民群众的自我保健能力。

8. 为患者提供优质服务，对患者提出的问题要做好耐心细致的解释工作。

9. 保持治疗室、输液室内整齐、清洁，空气新鲜，每日常规清扫消毒，每周大清扫一次，每日紫外线照射一次，每季空气细菌培养一次。

10. 保持各种抢救物品完好，药品齐全，处于备用状态。

11. 严格执行消毒隔离工作，防止院内交叉感染。

三十七、换药室护士职责

1. 在门诊护士长领导下进行工作。

2. 负责开诊前的准备工作。

3. 严格执行消毒隔离制度，非换药人员不得入内，负责处理各种伤口的包扎、清创、换药等，做到一人一碗一用一消毒。

4. 负责消毒液的配制、器械消毒前的准备工作以及对持物钳、剪刀、消毒缸等每日进行更换并消毒灭菌。

5. 严格执行查对制度，做好交接班，防止差错事故发生。

6. 耐心倾听患者的叙述，主动征求患者意见，不断改进工作。

7. 保持室内整洁安静，维持就诊秩序，搞好卫生宣教工作。

三十八、内镜室护士职责

1. 在护士长领导下进行工作。

2. 严格遵守卫生法规，认真执行各项护理制度和技术操作规程，正确执行医嘱，严格执行查对、消毒隔离等核心制度，防止差错、事故的发生，对发生或发现的患者护理安全事件要主动报告。

3. 尊重患者，关怀患者，保护患者的隐私。

4. 做好内镜和附件使用前的检查、准备工作，保证内镜检查和治疗的顺利进行。

5. 做好患者检查前的预约登记及术前准备，了解各种内镜检查的适应证、禁忌证以及并发症，严格执行分检制度，防止诊疗过程中的交叉感染。

6. 熟悉各种内镜诊断，掌握治疗操作程序及所使用器械的性能，确保检查过程中密切配合医师完成检查。

7. 检查治疗术中随时注意观察患者情况，及时发现异常情况并报告医师，协助医师处理患者。

8. 负责收集病理标本并及时送检。

9. 发送内镜检查报告，交代报告中的医师建议，解答患者咨询。

10. 负责检查治疗后的内镜及附件的清洗、消毒、保管和清洗消毒登记工作。

11. 做好患者的档案管理及疑难病例的追踪工作。

12. 对化学消毒剂每天进行化学监测，灭菌后的内镜每月进行生物学监测，确保达标并做好监测记录。

13. 参加护理教学和科研工作。

14. 指导医学生、进修生、护理员和保洁员的工作。

三十九、CT 室护士职责

1. 在门诊部护士长和科主任领导下进行工作。

2. 认真执行各项规章制度和技术操作规程，按时做好各项登记、统计和报表工作。

3. 负责患者预约和检查的安排，做好各项扫描部位检查前准备工作，严格执行无菌技术操作和过敏试验，密切观察患者的反应，随时准备好急救用物、药品，严防差错、事故发生。

4. 在科主任安排下，参加扫描技术工作，协同医技人员完成 CT 检查任务。

5. 开展技术革新，努力提高工作效率和质量，并指导进修、实习护士工作。

四十、导管室护士职责

1. 在护士长和科主任领导下进行工作，负责日常导管室内管理。

2. 认真执行各项护理制度和技术操作规程，正确执行医嘱。准确、及时、完成各项护理工作。严格执行三查八对制度，严防差错、事故的发生。

3. 尊重患者，关怀患者，保护患者的隐私。

4. 接诊介入治疗患者，核对患者姓名、性别、年龄、床号、手术名称、各种药物试验结果、皮肤准备情况。危重患者和特殊治疗须进行心率、呼吸、血压等的监测。

5. 术前引导患者卧于检查床，术后协助搬送患者。

6. 严格执行无菌操作规程，做好消毒隔离工作。

7. 术中巡视观察患者血压，有异常及时报告医师，积极配合做好抢救工作。

8. 做好患者心理护理和健康教育。

9. 每日清点各种药品、抢救器械，发现缺少、故障及时通知有关人员。

10. 介入治疗前铺好床单、枕头，准备好手术包、手术器械，术后及时清理房间，物归原处，做好房间消毒。

11. 指导保洁员搞好卫生工作，对垃圾分类处理。

四十一、保健科护士职责

1. 在护士长的领导下进行工作。

2. 认真执行各项规章制度、岗位职责和护理技术操作规程，正确执行医嘱，准确及时地完成各项护理工作，严格执行查对制度及消毒隔离制度，防止差错、事故的发生。

3. 定期组织学习，宣传卫生知识，经常征求患者意见，做好说服解释工作。

4. 认真做好科室物资、器材的使用及保管工作。

5. 建立、健全疫情管理组织和报告网络，主动与卫生防疫部门沟通，配合医办做好传染病防治工作。

6. 做好非计划免疫接种工作。

四十二、医学影像科护士职责

1. 在护士长和科主任领导下进行工作。

2. 认真执行各项规章制度和技术操作规程，正确执行医嘱。准确及时完成各项护理工作，严格执行三查八对制度，防止差错、事故的发生。

3. 尊重患者，关怀患者，保护患者的隐私。

4. 做好碘过敏试验及观察反应情况，准确判断结果。

5. 向患者及其家属介绍检查前、中及后的注意事项。

6. 护送患者进机房，并与扫描技师联系有关扫描情况。

7. 准备好各项急救用品，在抢救过程中协助医师工作。

8. 配合其他各项工作，如登记预约等。

第六节　各级护理教学人员职责

一、护理部教学干事职责

1. 在护理部主任的领导下开展临床护理教学、护理人员在职培训、护理院校理论授课管理等工作。

2. 协助制定护理人员继续教育工作计划，报主任审批后实施。

3. 负责学校理论授课及继续教育工作的组织实施和质量控制工作。

4. 负责与学校的联系和沟通工作，特殊情况及时上报。

5. 协助落实全院护理人员继续教育计划，并不断改进工作。

6. 负责发放经审批的各项教学费。

7. 负责新护士的"三基三严"培训工作及日常管理工作。

8. 负责各类继续教育资料的登记与分析工作。

9. 及时沟通和反馈全院继续教育的落实情况。

二、临床带教老师职责

1. 根据病区教学计划按时完成教学任务。

2. 关心学生，了解学生的思想、生活和学习情况，及时对学生提供指导、支持和帮助。

3. 认真学习教育学理论和教学方法，并根据学生的具体情况不断改进临床教学方法。

4. 严格遵守《护士条例》规定，对实习生的临床实践学习进行认真督导，防范差错、事故的发生。

5. 对学生发生的职业危害、违纪、差错或其他特殊情况，须及时向病区教学组长及护士长汇报。

三、临床带教组长职责

1. 根据临床护理学教研室的临床实习计划制定本病区具体的教学计划并负责实施。

2. 热情接待学生，介绍病房环境、规章制度、教学目标及病房管理的基本内容。

3. 落实本病区所负责的各项实习任务并及时反馈效果，做好记录。

4. 负责学生综合技能考试、科室操作考试的监考，书写实习鉴定，检查学生填表情况并签字。

5. 了解学生的思想、工作和生活情况，学生如有违纪、差错或其他特殊情况发生，须及时向护理部汇报。

6. 积极总结教学经验，撰写论文。

第五章　护理风险管理制度

第一节　护理风险概述

护理行为是医疗行为的一个重要有机组成部分，又是医疗行为的外在表现。因此，医疗行为所伴随的风险往往与护理行为难以分开，护理风险是医疗风险的一部分，伴随着护理工作的各个环节。

一、护理风险的相关概念

护理风险是指医疗领域中因护理行为引起的遭受损失的一种可能性。护理风险是一种职业风险，即从事医疗护理服务职业，具有一定的发生频率并由该职业者承受的风险，包括经济风险、技术风险、法律风险、人身安全风险等。

与医疗风险、护理风险密切相关的是不良事件和护理差错。

1. 不良事件　不良事件是与医疗处置相关的损害。不良事件中许多是由医疗差错导致的，医疗差错导致的不良事件又称为可预防的不良事件。伤害事件并非因为原有疾病本身，而是由于医疗行为造成患者死亡、住院时间延长，或在离院时仍带有某种程度的残障。

2. 护理差错　护理差错是指未能完成既定的治疗方案（执行差错），或采用了错误的治疗方案（方案差错）。护理差错在护理工作中比较多见，不是所有的护理差错都可以导致对患者的损害，只有少数护理差错会造成患者的人身损害，影响疾病的治疗。如果护理差错造成患者人身损害，符合《医疗事故处理条例》及《医疗事故分级标准》的规定，才会构成医疗事故。

二、医疗安全与患者安全

医疗安全是指在医疗服务过程中，不发生意外伤害。与医疗风险相对，在医疗风险降低的前提下就会实现医疗安全。

患者安全与医疗安全是同义词，因为医疗安全的核心和目的就是患者安全。患者安全对于健康照护过程中引起的不良结果或伤害所应采取的避免、预防与改善措施，这些不良的结果或伤害，包含错误、偏误与意外。

三、护理风险管理的概念

在医院作业的范畴中，就患者安全领域而言，护理风险管理是指医院采取必要的措施预防及降低因意外伤害或药物损失所造成财务损失或威胁的自我保护行为，是指患者、医护人员或医院的经营体蒙受损失或损害的可能性。在人类行动不确定的状态下日常发生问题的结果，或者是没有把握意识决定和解决的时机时，都可能会导致生命或经济的损失，又或者是忽略了伦理观念或信念，丧失工作使命感与执著心，在这种状态下，就会发生医疗失误或事故。在考虑护理风险时，必须要重视人为因素的定义。

四、护理风险产生的原因

护理风险产生的原因是多方面的，概括起来主要有以下六个方面：

1. 来自于患者本身的风险　护理风险很大程度来自于患者本身，包括患者的身体健康因素（抵抗病痛、创伤的能力）、人体的解剖因素（组织、器官结构的变异）以及疾病综合因素（是否有其他疾病及合并症、并发症）等，都影响到医疗行为的成功与效果。

临床实践中，经常遇到这样的情况，同样疾病的两个患者被收治于同一个病房，结果两人的结局却大相径庭，甚至截然相反。就是由于患者自身因素影响着医疗行为的效果，也影响着护理人员制定诊治方案。

患者本身的风险的另一个表现就是同样的疾病在不同患者身上表现千差万别，有的患者表现出典型症状，有的患者却没有明显的特征性症状，还有的患者可能表现出变异症状、容易与其他病症混淆的症状，从而影响诊治。

此外，患者的经济能力和患者及其家属的决策等，也是影响护理风险的重要患方因素。

2. 疾病的自然转归　疾病的发生、发展和转归都有一定规律，不以患者和护理人员的意志为转移。在疾病发生早期，症状不明显，容易造成误诊。

有的细菌在药物使用过程中造成耐药性，有的病理组织在药物使用过程中产生了抵抗性，从而使药物变得无效，并且难以找到有实质疗效的药物进行治疗。有的疾病，如恶性肿瘤，已经发展到了晚期，肿瘤细胞广泛转移至全身多器官，手术难以切除病灶，肿瘤细胞对正常组织、器官的侵犯严重，从而变为不治之症。

3. 现有科学技术的局限性　科学技术的发展是无限的，永无止境。在某一特定阶段、特定地域，科学技术的发展是有限的，不可能包罗万象，也不可能解决所有问题，医学也是如此。现代医学科学虽然有了很大的发展，但是，由于人体的特异性和复杂性，难以完全预测，人们对许多疾病的发生原理尚未认识，因而现代医学科学的诊疗技术不可能包治百病。而这些情况的出现纯属意外。

比如现在仍然有很多疾病，如狂犬病、艾滋病、晚期恶性肿瘤等，虽然人们对其病因学研究已经比较透彻，但是仍然没有治疗良方。而有些疾病，如传染性非典型性肺炎，人们对其的病因、流行病学机制、病原学等问题还停留在十分肤浅的水平上。

4. 护理人员的认知局限性　医学是建立在人体形态学基础上的科学，护理人员的临床经验是建立在对大量病例的直接观察和诊治的动态体会之上，因而医学是一门经验学科，护理人员的临床经验直接影响其诊疗水平。可以说护理人员的临床经验直接影响其对病症的认知和判断力，直接影响其对疾病的诊断和确定施治方案。影响护理人员认知能力的因素很多，包括护理人员本身的主观因素、身体因素、情绪因素，也包括环境因素和患者的情绪和疾病因素。

护理人员的认知局限性的另一方面，是医学科学对某种病症就没有任何认识，或者护理人员本身对疾病没有见过，可能是新的疾病，也可能疾病的发生具有特殊的条件或者只发生在特定的地域。临床上，对于少见病，能够认识的护理人员只有少数；对于罕见病，能够认识的护理人员则属凤毛麟角。

检测手段的限制也是制约护理人员认知能力的重要因素。

5. 医疗器械、药品、血液等带来的风险　护理人员的诊疗技术和水平再高，也需要凭借一些现代医疗仪器设备、医疗器械、医疗药品和其他医疗辅助物品，才能够充分诊治疾病。但是，这些人们开发研制的医疗辅助设施和物品，本身对人体就有危害，或者有产品缺陷，因而在使用它们的时候，也存在很大的风险。

医疗辅助检查设施，虽然对于大多数病症可以提供有效的检查结果，但仍然有假阳性、假阴性的结果出现，辅助检查仍然有漏诊、误诊的可能。

医疗器械是一种工业产品，使用工业材料和加工工艺并且批量生产，对产品的检验、检查不可能是逐一进行的，而是批量检测，因而可能存在质量缺陷的漏检。

药物与毒物没有质的区别，只有量的区别，再好的药物，用的时机不当、剂量过大，就可能成为毒物。药品的毒物作用在医疗上也是难以避免的一个客观存在的风险。

临床使用的血液及血液制品，由于其采集于其他"健康"人体，在对献血员进行体检时，客观上存在一定的漏检率，像通过血液传播的丙型肝炎、艾滋病等，还存在检测的"窗口期"，因而看似"健康"的血液，却存在传播疾病的可能和风险。

6. 管理因素　管理因素是指医院在医院整体协调管理、人力资源管理、设备环境管理、安全保障制度的建设等方面的因素，直接或者间接给患者或护理人员造成的损害。目前，我国各级各类医院的临床一线普遍存在护理人员缺乏、医护人员比例倒置，必然会造成护理人员的护理负荷加重、护理不到位的情况，随时都存在护理安全隐患。

五、护理风险的正确评估

护理人员实施医疗行为之前应充分估计医疗行为可能面临的各种风险，护理人员预测医疗行为风险是通过责任护士的评估、具体执行护士的观察、上级护理人员查房指导等环节来实现的。护理人员决定对患者实施护理行为之前，应当对特定患者实施特定护理操作所面临的各种风险和利弊有一个全面和科学的判断，这种判断的准确性是护理操作成功的基本保证。护理人员正确判断护理操作所存在的种种风险，是以其医疗技术、经验水平、责任心以及护理人员对患者疾病状况和身体状况的准确把握为前提的。

评估护理操作所带来的风险，一般包括以下三个层次：

1. 护理操作中的一般风险　护理操作中的一般风险是指所有护理操作都将面临的风险，是护理中普遍存在的问题，具有共性，因而是所有护理操作都必须重视和严格防范的问题。如无菌操作防止感染的问题，三查八对以防止护理出错的问题。

2. 具体护理操作的风险　就某一具体护理操作而言，由于具体的护理操作需要达到特定的护理目的，涉及患者身体特定部位或者有特定的技术风险，如输液要防止输入患者静脉中的液体混入空气、防止输入液体回流等。每一个具体的护理操作，既有其技术要领，也有其经常出问题的薄弱环节，分析、评估清楚这些风险，让护理人员牢记并在实际工作中谨慎注意，可以有效避免护理风险发生。

3. 针对具体患者的特殊风险　主要是患者的个人身体状况、其他疾病、既往损伤和治疗对患者的影响，因人而异，需要具体情况具体分析。

针对具体患者特殊风险的预测，主要取决于护理人员对患者的健康状况掌握程度。比如未成年患者，其在输液中可能会出现不配合输液的情况，因而容易出现输液针脱落、液体渗漏等情况，必须要向陪床家属交代相关风险和防范对策。智力正常的成年患者这种风险发生的概率就很低。

第二节　门诊护理风险与管理

门诊在为患者实施分诊、送诊、治疗或抢救过程中，因就诊人次较多，病种复杂，诊治时间短等因素，容易导致一些失误，进而引发医疗纠纷，甚至诉讼。这种情况对护理服务工作提出了更高的要求。

一、注射、输液过敏反应的风险与管理

【常见原因】对某些生物制品、药物过敏，或接触过敏原。

【风险表现】

1. 皮试时、皮试后出现皮疹、荨麻疹、瘙痒、变态反应性休克。

2. 输液中突然胸闷、气短、面色苍白、冷汗、发绀、血压下降、脉搏细弱、烦躁不安，甚至昏迷、尿便失禁、心搏呼吸骤停。

3. 患者使用药物之后离开医院一段时间后发生迟发性药物过敏反应。

【应对措施】

1. 立即停药，使患者吸氧、测生命体征并做好记录。

2. 患者平卧位。

3. 立即给予抗过敏、抗休克治疗，按医嘱注射盐酸肾上腺素、地塞米松等抗变态反应药；如发生呼吸、心搏骤停立即行心肺复苏、气管插管、人工呼吸，用多巴胺、间羟胺等血管治疗药。

4. 保持通气功能，充分给氧。

5. 患者脱离危险期后做进一步治疗。

6. 注意保暖，记出入量，患者未脱离危险期，不宜搬动。

【预防措施】

1. 详细询问患者用药史、家族史和过敏史、病史。

2. 把好皮试关，严格按规定做好药物过敏试验。

3. 做好抢救准备，备好急救药品、物品和器材，发现过敏反应立即报告医师，就地抢救。

4. 输液室的值班护士做好输液室的巡视工作，发现患者有不良情况，及时处理。

5. 门诊注射室、输液室门口张贴输液、注射注意事项，告知患者注射、

输液完毕不要急于离开医院，以避免不良后果。

二、注射、输液查对错误的风险与管理

【常见原因】

1. 门诊输液患者密度大。

2. 护理工作人员工作量大、时间紧。

3. 未严格执行查对制度。

【风险表现】

1. 叫错姓名。

2. 药物混淆。

【应对措施】

1. 及时纠正。

2. 向患者解释、说明，征得患者的谅解。

【预防措施】

1. 巧用标识牌及查对牌。

2. 学会让患者自报姓名。

3. 切实做好多方位的查对。

4. 确保使用输液巡视卡，落实签名负责制。

三、患者自带药物的风险与管理

【常见原因】

1. 根据卫生部《处方管理办法》的规定，门诊患者非精神、麻醉、毒性、儿科等药品，医院不得限制患者到医院外的药品零售企业购药。

2. 药品流通渠道多而乱，药品管理漏洞多，监管不充分，患者在医院外自行购买的药品质量难以保证。

【风险表现】

1. 患者持医师开具的处方到医院外面的药品零售企业购来药品，要求护士注射或者输液。

2. 患者直接从家中带来自备药物，要求护士注射或者输液。

【应对措施】护士不能使用，给患者及其家属做好说服、解释工作。

【预防措施】

1. 医院明文规定，患者持医师处方购买药物，仅限于不需要本院护士注射、输液的药物，并将该规定张贴于门诊大厅。

2. 做好对患者及其家属药物风险的宣传工作。

四、患者血源性感染的风险与管理

【常见原因】

1．未严格执行一次性医疗用品使用制度。

2．一次性医疗用物不合格。

【风险表现】

1．感染潜伏期，血液检查有血液传染病的病原体。

2．临床症状符合诊断。

【应对措施】

1．静脉采血严格使用国标合格的一次性采血器、采血管。

2．积极采取抗病原体治疗。

【预防措施】

1．加强一次性医疗用物的管理，用物必须符合质量标准。

2．做好宣传工作，提高就诊者的防护意识。

五、护理人员血源性感染的风险与管理

【常见原因】

1．工作环境使护理人员频繁地直接接触患者的血液。

2．被带有患者血液的针刺伤。

3．护理人员自我防护意识差。

【风险表现】

1．感染潜伏期，血液检查有血液传染病的病原体。

2．临床症状符合诊断。

【应对措施】

1．用过的采血针放入专用锐器盒集中，包装后送医疗焚烧中心做无害化处理。

2．采血室操作台、地面、门把手、患者休息处每天用 500mg/L 含氯消毒液擦拭，紫外线灯照射每日 2 次，每次 1 小时，遇特殊病例，如 HIV、性传播性疾病、梅毒血筛查，护士应戴手套操作，采血后立即弃除。

3．被感染者暂时调离工作环境。

4．有感染者，积极采取抗病原体治疗。

5．给予组织支持和心理支持。

【预防措施】

1．实施合理、科学的防范措施，注重细节，有效监管，要求护士按操作

规范及时准确抽取血标本。

2．加强护理人员的自我防范意识，强化自我管理，严防交叉感染。

3．严格执行护理操作规程。

六、检验报告单的风险与管理

【常见原因】

1．检验单多，检验项目多。

2．检验报告管理混乱。

【风险表现】漏发、错发检验报告单。

【应对措施】安抚患者及其家属，查找原因，重新打印、及时补发报告单。

【预防措施】

1．按姓氏笔画分类放置，根据门诊病历上患者的姓名、医嘱项目等核对后发放，同时注意查对确认同名、同姓、同项目的检验报告单，避免漏发、错发现象的发生。

2．加强检验报告单的发放管理，设立检验报告单发放专窗，增设各类项目登记本，专人负责发放。

3．从管理上防范护患纠纷，建立健全各项规章制度。

4．不断提高门诊护士的自身素质，转变观念，改善服务态度，提高门诊护理服务质量，注重窗口形象，团结协作，提升服务效果，加强业务学习，提高理论水平；新检查项目开展时，组织有关人员学习，强化护理人员的法律意识。

七、血标本的风险与管理

【常见原因】血标本数量大、检查的项目多。

【风险表现】

1．标本丢失、污染、损坏和混淆。

2．漏查化验项目。

【应对措施】

1．标志清楚易识别。

2．标本和实验室检查项目一致无误。

3．必要时复查项目。

【预防措施】

1．统一标志标准。

2. 标本架设计适用合理，防止标本混淆。

3. 医嘱化验单项目准确且清晰。

4. 专人管理标本，仔细查对，认真负责。

八、换药室的风险与管理

【常见原因】

1. 患者自身因素，如病情特殊、体弱多病、抵抗力弱、自身愈合能力差。

2. 操作者经验不足（用药和观察力）。

【风险表现】

1. 患者伤口愈合慢或长期不愈合。

2. 患者对治疗不满意。

【应对措施】

1. 找出原因，对症治疗。

2. 做好心理护理和疼痛处理。

3. 做好解释工作。

4. 必要时对伤口的分泌物做病原菌培养，确定敏感药物。

【预防措施】

1. 鼓励患者加强营养，提高自身免疫力。

2. 操作者要不断学习新知识，提高伤口护理能力。

九、计划接种的风险与管理

1. 接种部位化脓感染或全身不适

【常见原因】

（1）护理行为不当。

（2）接种者抵抗力弱，接种部位条件差。

（3）接种时机选择不当，如有的护理人员对疫苗的特性没有充分了解，有的疫苗接种后可能出现局部或全身的不适，但护士没有对患者明确告知，易引发纠纷；有的接种者（特别是计划免疫）虽到接种时间，但身体不适，不宜接种，而护理人员仍然按计划时间进行接种，导致不良反应发生，可能引发纠纷。

【风险表现】

（1）接种部位红肿、热痛，甚至有脓性分泌物。

（2）全身有不适反应。

【应对措施】

（1）做好解释工作。

（2）接种部位保持清洁、干燥，及时换药。

（3）对症治疗。

【预防措施】

（1）严格执行无菌操作。

（2）严格遵守疫苗接种的适应证、禁忌证。

2．疫苗登记失误

【常见原因】漏种、重复种。

【风险表现】

（1）缺乏某种疾病的抵抗力。

（2）易感染。

【应对措施】

（1）按时补种。

（2）做好查对、登记工作。

【预防措施】

（1）建立健全疫苗登记制度。

（2）专人负责。

第三节　急诊护理风险与管理

急诊科的特殊护理风险包括：分诊室风险、抢救室风险、手术室风险和观察室风险。

一、分诊人员易被感染的风险与管理

【常见原因】

1．分诊处是患者进入医院的第一站。

2．分诊人员是接诊患者的首诊者及第一接触者。

3．分诊人员自我防护意识弱。

4．急诊科的防护设备不配套。

【风险表现】被感染，如 SARS、麻疹等。

【应对措施】

1．分诊人员按要求着装，戴好口罩，必要时穿戴特殊防护用具。

2. 严格进行消毒隔离。

3. 有疑似传染病患者，立即采取相应措施，并酌情及时上报。

【预防措施】

1. 急诊科配备防护用物。

2. 加强分诊人员传染病相关知识的学习。

二、分诊纠纷的风险与管理

【常见原因】

1. 患者对就医环境及流程陌生。

2. 检查环节多，流程繁琐。

3. 患者缺乏就医知识。

4. 沟通理解上的障碍。

5. 护理人员缺乏分诊的核心知识和相关知识。

【风险表现】

1. 分诊不准确致误诊率高。

2. 患者得不到准确的诊治。

3. 患者失去救治的机会。

4. 护理人员对患者询问病情，在与患者交谈时，由于不注意咨询的环境，未回避周围人员，甚至大声询问，或将患者的病情转告他人，尤其是艾滋病等传染病，引发护患纠纷。

【应对措施】

1. 及时纠正分诊错误。

2. 配合医师积极救治。

3. 做好患者、家属或护送人员的解释工作。

4. 尊重患者隐私权。

【预防措施】

1. 分诊工作应由具有一定工作经验的护师承担，并相对固定。

2. 分诊护师要掌握急诊就诊标准，熟悉各专科常见疾病的特点，提高分诊的准确性，分诊准确率应≥95%，抢救分诊准确率为100%。

3. 有传染病患者应及时报告、隔离。

4. 掌握观察分诊技巧——问、看、听、闻、触、查，及时准确地进行分诊处理。

5. 分诊过程中尊重患者权利。

三、分诊人员人身安全的风险与管理

【常见原因】

1. 突发的急诊事件具有危险性、紧急性。

2. 患者和护送人员有特殊情绪。

3. 接诊的护理人员是急救通道的首诊者。

4. 护理人员缺乏防护知识。

5. 安全体系不健全。

【风险表现】患者和护送人员心情紧张、恐惧，情绪急躁，常常对接诊人员大喊大叫，甚至大打出手，威胁恐吓。

【应对措施】

1. 快速疏导患者进入抢救室或专科诊室，立即呼叫有关医师应诊。

2. 稳定患者和护送人员的焦急情绪，做好安抚工作。

3. 必要时通知医院保安人员到场。

【预防措施】

1. 有急救意识。

2. 掌握心理护理在急诊科的特殊应用。

3. 增强法律意识，提高自我防护意识。

4. 医院应当加强急诊保安值班管理工作。

四、年轻护士急救技能差的风险与管理

【常见原因】

1. 缺乏工作经验，专业理论及基础知识不牢固，对危重患者的评估能力低下。

2. 不能熟练地使用抢救仪器，救护技术不熟练。

【预防措施】

1. 对新进急诊科工作的护士进行规范化培训，掌握各种仪器的使用方法、常见疾病的观察要点及危重患者抢救技术等。

2. 合理排班，强弱搭配，做好传、帮、带工作。

3. 加强护士专业理论和基础知识方面学习，经常组织护士学习新知识、新业务、新技术，并定期进行理论、护理技能及应急能力考试。

4. 定期组织"安全急救知识信息"分享会，提高年轻护士急救能力。

五、自杀患者就诊后再次自杀的风险与管理

【常见原因】

1. 患者对生活失去信心。

2. 患者生活、工作、社会的压力过大。

3. 心理疏导不到位。

4. 看护不到位。

【预防措施】

1. 与患者沟通，聆听陈述，了解企图自杀的原因，针对原因进行心理疏导，给予必要的协助，必要时请心理医师给予心理治疗。

2. 根据需要适当用约束带。

3. 告知患者家属加强陪护，如需离开必须及时通知值班护士。

4. 加强巡视，严格交接班。

5. 及时检查，防止患者身边带有锐利用具，以防再次自杀。

六、抢救仪器故障的风险与管理

【常见原因】

1. 维修不及时。

2. 突然停电或发生故障。

【风险表现】不能及时、有效、准确地开展抢救工作。

【应对措施】

1. 及时查找故障源，排除故障。

2. 故障不能排除时，紧急更换仪器。

【预防措施】

1. 定期检查仪器性能，及时维修。

2. 急诊科应双路供电。

3. 培养护理人员的应急能力，掌握应急预案。

4. 熟悉掌握仪器的使用及故障排除法。

七、急救药品储备不足的风险与管理

急救药品包括抗休克药、心血管药、中枢兴奋药、镇静镇痛药、止血药、解毒药、利尿药、洗胃灌肠用药、常用液体等。在急诊室要配备充足，供随时急用。

【常见原因】

1. 急救药品数量不足，种类短缺。

2. 对急救药品名称、剂量不熟悉。

3. 口头医嘱多，未能及时复述医嘱内容。

【风险表现】

1．抢救用药不准确。

2．延误急救时间。

3．出现护患纠纷。

【应对措施】

1．立即调配抢救药物。

2．及时听清和复述医嘱，注意力集中。

【预防措施】

1．急救药品要准备齐全，时刻处于良好备用状态，防过期，防变质。

2．做到专人负责管理，定期检查，严格交接班制度，不得随意外借、挪用。

3．定品种数量、定位。

4．掌握抢救药物的名称、剂量、用法、时间。

5．各种急救药物的空瓶应集中放在一起，以便统计与查对，避免医疗差错。

八、急救物品可能出现的风险与管理

急救物品包括气管插管、输液、输血、导尿、各种穿刺、气管切开、静脉切开等物品。

【常见原因】

1．未严格执行无菌物品的消毒时间和有效期。

2．无菌物品被污染。

【风险表现】

1．超出无菌有效期。

2．浪费用物。

【应对措施】定期检查无菌物品的消毒时间和有效期。

【预防措施】

1．专人管理物品，确保物品的有效性。

2．无菌物品定位、定数。

九、抢救时进行心肺复苏造成胸、肋骨骨折的风险与管理

【常见原因】

1．患者年老体弱、骨质疏松，易骨折。

2．心脏按压用力不均或用力过度，造成骨折。

【风险表现】

1. 患者胸骨塌陷。

2. 增加并发症发生率。

【应对措施】

1. 停止胸外按压。

2. 开胸手术、心脏挤压。

【预防措施】

1. 心脏按压用力均匀。

2. 心脏按压部位准确。

3. 运用心肺复苏机，有效且减少并发症。

十、急诊手术室可能出现的风险与管理

1. 手术对象或部位错误

【常见原因】多名急诊患者就诊；没有严格执行手术查对制度。

【风险表现】手术对象错误，手术部位不准确。

【应对措施】手术前严格核对患者，确定手术部位。

【预防措施】严格执行手术查对制度，做好十二查，即患者床号、姓名、性别、年龄、住院号、诊断、手术名称、手术部位、术前用药、药物过敏试验结果、备皮、所带物品。

2. 异物遗留体腔、创口

【常见原因】

（1）纱布、器械、棉片、缝针等清点不仔细，四清点制度不落实。

（2）玻璃等易碎异物所致外伤，医师清创不干净导致异物存留患部。

【风险表现】

（1）患者不适。

（2）有 X 线确诊。

【应对措施】患者同意时，取出异物。

【预防措施】

（1）严格执行四清点制度：即手术过程必须在打包时、手术时、关体腔前、关体腔后四次清点物品，无误后，方可缝合体腔。

（2）对于疑有异物在伤口处难以清除干净的，要据实告知患者，注意复查、随诊。

3. 用错药

【常见原因】

（1）不按医嘱用药。

（2）执行口头医嘱时用错药。

（3）用外用药时核对不仔细。

【风险表现】患者出现药物不良反应，如过敏性休克。

【应对措施】

（1）立即停止给药，通知医师。

（2）对症处理。

【预防措施】

（1）严格执行药物三查八对制度。

（2）用抢救药时，必须复述一遍，无误后方可执行。

（3）药物分类标识明确。

4．院内感染

【常见原因】

（1）不严格执行无菌操作原则。

（2）感染途径控制不严。

（3）消毒隔离措施不落实。

【风险表现】

（1）患者伤口感染。

（2）患者疾病感染。

【应对措施】

（1）抗菌消炎，控制感染。

（2）伤口换药。

（3）积极治疗感染疾病。

【预防措施】

（1）严格遵守无菌操作原则。

（2）保护切口，保护体腔。

（3）严格遵守传染病患者的手术处理原则。

5．手术器件数量不足

【常见原因】

（1）急诊手术的患者突然增多。

（2）急诊手术器械管理混乱。

【风险表现】手术条件不能满足患者需求。

【应对措施】分流患者进入普诊手术室进行手术救治，建议病情、伤情允许的患者转诊。

【预防措施】健全应急措施，资源共享。

十一、门诊护理记录可能出现的风险与管理

门诊护理记录是将医护人员在门诊为患者进行抢救治疗、实施护理以及对患者病情动态记录下来形成的书面文件，是护士执行医嘱、实施抢救治疗护理的主要依据。门诊护理记录在法律上有其不容忽视的重要性，应认真、客观、真实地记录。门诊护理记录包括患者来科的时间、状况，采取的抢救方法，护理措施及效果、病情转归等。漏记、错记等均可能成为日后的法律问题。

【常见原因】

1. 由于急、危、重症患者的抢救成功率难以保证，极易发生医疗事故争议，而记录患者生命状态和抢救过程的急救记录是判定医疗事故责任的重要依据。

2. 不重视护理文书的书写，或文字表述能力差。

【风险表现】

1. 抢救记录不完善、不及时、不准确，不能客观地记录患者的生命状态，生命体征与病情不相符。

2. 不能详细、准确、及时地记录抢救过程。

3. 与医疗资料不相符。

4. 时间记录不准确。

【应对措施】

1. 及时、准确、详细、完整、客观地记录有关护理资料，应注意记录抢救、用药时间，抢救措施及结果，时间记录应当具体到分钟。

2. 对于护理资料中存在的问题，组织护理人员进行分析讨论，查找原因，指出护理资料缺陷存在的危险性，提高护理人员的工作责任感和法律意识，保障医患双方的合法权益。

3. 抢救工作结束后，及时核对记录，医护人员均以临时记录为依据，认真填写抢救记录，避免各种记录之间出现差异，同时也防止疏忽、遗漏。

【预防措施】

1. 重新设计制定抢救记录单。

2. 抢救危重患者过程中护士执行口头医嘱时要复述 2 遍。

3. 完善出诊记录。

4. 强化护理病案环节质量监控。

第四节 病房护理风险与管理

一、输液空气栓塞的风险与管理

【常见原因】

1. 患者输液过程中下床活动使茂菲滴管倒置。

2. 某些药物遇热后可产生小气泡，并贴于输液器壁上，逐渐累积形成较大气泡。

【风险表现】发生呼吸困难，发绀，并伴有濒死感，心电图呈现心肌缺血和急性肺心病的改变。

【应对措施】

1. 应立即将患者置于左侧卧位，保持头低足高位。

2. 给予高流量氧气吸入，以提高患者的血氧浓度，纠正缺氧状态。

3. 有条件时可使用中心静脉导管抽出空气。

4. 严密观察患者病情变化，如有异常及时对症处理。

【预防措施】

1. 首先向患者讲解输液的注意事项，严禁茂菲滴管倒置，以免空气进入，输液时尽量减少下床活动。

2. 如果在输液的同时需到其他科室做检查，应有护士陪同并加强观察。

3. 输液过程中，避免热水袋直接接触输液管道，以防气体形成，加强巡视，发现输液器壁上有气泡应及时处理。

二、患者摔伤的风险与管理

【常见原因】

1. 病区环境设置不合理，病房内物品摆放不规则。

2. 病区地面湿滑，未及时清理地面水渍。

3. 患者行动不便，活动时无人陪伴。

4. 病号服及鞋大小不合适，或外出活动时穿拖鞋。

5. 患者服用易引起头晕、低血压等不良反应的药物之前未做好解释工作，服药后未仔细观察。

6. 护士未及时进行防摔跤知识宣教，未严格执行等级护理制度。

【风险表现】患者由于各种原因摔倒，造成外伤、骨折等，长期卧床，从而引起各种并发症，甚至导致严重后果。

【应对措施】

1. 患者不慎摔倒后，不要轻易搬动，简单判断伤情后再进行相应处理。

2. 必要时进行相关检查，排除骨折、内出血等并发症。

【预防措施】

1. 根据患者的特点，合理设置病区环境，室内物品摆放规范，常用物品置于患者易拿取的地方。

2. 保持病区地面干燥、清洁，有水渍要及时清除。

3. 患者如有行动不便，尽量做到 24 小时有人陪伴，活动时要有人搀扶，并嘱患者无人陪伴时不要擅自活动。

4. 患者休息时，将便器置于床旁，并加强巡视。

5. 为患者提供大小合适的病号服及鞋，并嘱患者活动时尽量不要穿拖鞋。

6. 危重患者严格床头交接班，严格执行等级护理制度，加强巡视。

7. 患者服用易引起头晕、低血压等不良反应的药物之前要做好解释，服药后要仔细观察，有头晕或眩晕症状发生时，嘱患者卧床休息。

8. 责任护士做好防摔跤知识宣教。

三、患者坠床的风险与管理

【常见原因】

1. 患者卧床休息时未加床挡。

2. 常用物品未置于患者易拿取的地方。

3. 等级制度执行不严格，未及时巡视病房。

【风险表现】患者由于各种原因坠床，造成外伤、骨折等，长期卧床，从而引起各种并发症，甚至导致严重后果。

【应对措施】

1. 患者不慎坠床后，不要轻易搬动，简单判断伤情后再进行相应处理。

2. 必要时进行相关检查，排除骨折、内出血等并发症。

【预防措施】

1. 患者卧床休息时床旁加床挡。

2. 常用物品置于患者易拿取的地方。

3. 严格执行等级制度，及时巡视病房。

4. 行动不便及卧床患者要 24 小时有人陪伴。

四、用药错误的风险与管理

【常见原因】

1. 药名相同而剂量不同或产地不同。

2. 执行口头医嘱或电话医嘱。

3. 对新药缺乏了解，未认真查看说明书。

4. 用药剂量不准确，如小剂量的药物未选择合适注射器抽吸，瓶装或袋装液体需半量输入时，未及时将多余液体排出。

【风险表现】

1. 药物过敏。

2. 药物不良反应。

3. 用错药。

【应对措施】

1. 立即停药，报告医师。

2. 遵医嘱采取急救措施。

3. 保留用过的药物余量，并做好相关记录。

4. 24 小时内上报护理部及医务部。

5. 安抚好患者及家属。

【预防措施】

1. 一种药物不同剂量应分别放置，标识明确，严格执行"三查八对"制度。

2. 口头医嘱必须复述一遍，无误后方可执行。

3. 特殊情况需执行电话医嘱时，最好两人在场接听并进行核对。

4. 掌握药物的作用、不良反应，新药应用前认真阅读说明书。

5. 严格掌握用药剂量，根据药品不同的剂量选择合适的注射器，瓶装或袋装液体需半量输入时，应先将多余液体排出。

五、应用头孢类药物出现过敏现象的风险与管理

【常见原因】

1. 患者住院或用药过程中私自饮酒。

2. 患者自身的原因，如过敏体质。

3. 未按要求做皮肤过敏试验。

4．用药前过敏史询问不详。

【预防措施】

1．入院时向患者做好宣教，用药期间禁酒，以免与药物发生不良反应。

2．用头孢类药物时应特别交代注意事项及饮酒的危害。

3．用药前询问过敏史，有过敏史者禁用。

4．用药前应做皮肤过敏试验，试验阴性者方可应用。

5．用药过程中，密切观察患者有无不良反应，特别是首次用药时，应在床边观察，无不良反应后再离开。

六、药品柜管理不当致药物过期的风险与管理

【常见原因】

1．病房管理混乱，药品柜等无责任人员，或者责任人不履行职责。

2．护理人员缺乏风险意识，对过期药品的危害性认识不够。

3．护理人员存在侥幸心理，不重视风险的防范。

【风险表现】

1．药品柜中的药物不能分类摆放，毒性、精神药品无显著标识。

2．麻醉药品无专人专柜保管，致使麻醉药品被盗、丢失。

3．食品与药品混放，导致护理人员错误使用药品、食品。

4．过期药品仍在药品柜中，导致过期药被使用到患者身上。

【应对措施】

1．科室药品柜管理混乱的现象要及时纠正。

2．对用错药、错误使用过期药的病例，要及时向医师和医院有关部门报告。

3．遵医嘱采取相应的补救措施，尽可能减少因用错药物给患者造成的损害。

【预防措施】

1．制定科室药品柜责任制度，制定具体护士负责药品柜的管理工作，护士长定期督促检查。

2．加强对护理人员进行药物风险的培训和教育，增强护理人员药物使用的安全意识，防患于未然。

七、火灾的风险与管理

【常见原因】

1．手术室气体距离电源、明火及暖器较近。

2. 手术间各种线路老化，气体管道密闭性差。

3. 手术间未设地线装置。

4. 护理人员工作责任心不强、粗心大意、不按规章制度办事。

【风险表现】如发生在患者身上或体内，表现体表、体内的烧伤和周围物品燃烧。

【应对措施】

1. 抢救患者，一旦患者身上起了小火，立即用湿的海绵或毛巾将火扑灭，或将燃烧的物体从患者身上移开。

2. 缩窄火警范围，关好邻近房间的门窗，以减慢火势扩散速度。

3. 启动警报器，呼叫周围人员分别组织灭火，同时报告保卫处及上级领导。

4. 根据火势，使用现有的灭火器材和组织人员积极灭火。

5. 发现火情无法扑灭，马上打"119"报警，并告知准确方位。

6. 将患者撤离疏散到安全地带，稳定患者情绪，保证患者生命安全。

【预防措施】

1. 加强安全教育，使手术室工作人员突出安全防范意识。

2. 经常检查重要防火设施，将防火设备置于安全固定醒目位置；保证气体阀和电路开关的正常运转；检查楼内通道格局，确保入口与紧急通道畅通。

3. 定期对手术间设备检修，地面要设有地线装置，保持干燥，防止漏电；手术室使用或存放气体均需远离电源、明火及暖器。

4. 火灾处理演习应该成为手术室安全程序的一部分。

5. 日常工作中，手术小组应该控制热源，管理好燃料并尽可能降低空气中氧气的浓度。

八、停电的风险与管理

【常见原因】

1. 跳闸或保险丝有问题。

2. 短路、电线老化、电路接触不良等。

【风险表现】停电报警、照明中断、仪器停止。

【应对措施】

1. 立即启用应急照明设备（应急灯、手电筒）。

2. 术中如有出血情况时，可暂用大纱布垫按压处理。

3. 如为个别手术间发生停电时，立即检查是否跳闸或保险丝有问题，针对相应问题进行解决，必要时启用手术室备用电路。

4. 突然停电后，立即寻找手术患者机器运转的动力方法，维持手术室工作。

5. 使用麻醉呼吸机的患者，立即将呼吸机脱开，使用简易呼吸机。

6. 通过电话与电工组联系，查询停电原因。

7. 加强手术室巡视，安抚患者，同时注意防火。

【预防措施】

1. 备齐应急照明设备。

2. 手术室应双路供电。

3. 定时对电路进行检修维护。

九、侵犯患者隐私权的风险与管理

【常见原因】

1. 护士缺乏基本的法律意识和尊重他人的职业道德素质。

2. 医院有关保护和尊重患者隐私权的教育缺乏，没有相关的执业操作规定。

【风险表现】

1. 护士将患者的隐私作为笑料与他人聊天。

2. 无关人员随便查看患者的病历资料、护理记录；护士随便将患者的病情、病历上记载的内容，留给医院的特殊联系信息随便告诉其他人。

3. 护士在执业过程中随便翻动患者的东西，随便翻阅患者的书籍和书写的文字资料。

4. 护理操作不避讳他人，不照顾患者的心理感受。

【应对措施】

1. 让护士向患者及其家属赔礼道歉，争取患方的谅解，必要时护士长出面致歉。

2. 科室乃至医院，要设法挽回因侵犯患者隐私权给患方造成的被动、影响和损失。

3. 对相关责任护士根据具体情况给予相应处罚。

【预防措施】

1. 建立保护患者隐私权的规章制度。

2. 加强保护患者隐私权的法制教育。

3. 加强护士人文素质教育，提高护士人文修养，努力杜绝此类事件的发生。

十、护患沟通因素的风险与管理

护患沟通是一种护理技巧，也是改善医患关系、增强护理效果、减少医疗纠纷的一种有效手段。相反，如果不重视护患沟通，则会破坏护患关系，减低护理效果，更容易因一点小事引发医疗纠纷。因此，护理人员应当重视并加强护患沟通。

【常见原因】

1. 入院宣教不及时，患者获得相关信息量少。

2. 医务人员态度生硬，缺乏耐心、同情心，缺乏人文关怀。护理人员言语不当，不会为人处世，准确称呼他人。

3. 对患者的生理、心理特点不熟悉，缺乏语言沟通能力与技巧。

4. 护理人员不重视护患沟通。

【风险表现】

1. 患者无法获得健康知识，对自身疾病缺乏了解，自我防治欠缺。

2. 医务人员对正常的治疗护理说明不详细、不清楚，对患者咨询回答过于绝对，引起患者及其家属不满，引发纠纷。

3. 患者对医务人员失去信任，失去战胜疾病的信心，对治疗和护理不配合，导致严重后果。

4. 患者及其家属对疾病现象和护理操作不理解而发生误会，引发医疗纠纷。

5. 患者及其家属对护理人员的沉默寡言、不当言词等产生不满。

6. 患者及其家属对护理人员的冷漠、怠慢等产生不满，引发投诉、纠纷。

【应对措施】

1. 及时向患者及其家属进行郑重而真诚的道歉。

2. 及时向患者及其家属对有关情况进行解释和说明。

3. 在患者以后的住院时间里，护理人员经常到患者床前问候、了解和沟通。

【预防措施】

1. 加强语言艺术修养，了解患者的心理特点，提高沟通技巧。

2. 掌握交谈时机与沟通方式，谈话中注意礼节礼貌。

3．加强自身学习，不断总结经验教训，提高自身知识水平，得到患者及家属的认同，增强信任感。

4．正确对待和认真处理患者的投诉，总结经验教训，增强防范意识，在维护患者权益的同时，提高医疗护理质量。

5．对护理人员加强护理执业教育，系统培训护理沟通技巧。

6．护士长经常深入病房，检查护士的沟通效果，询问患者的情况。

7．科室乃至全院，要经常组织护理人员进行护患沟通案例讨论。

第五节　基础护理风险与管理

临床上凡两个或两个以上专科所需要的护理理论和护理技术，都被列为基础护理的内容。基础护理的主要内容包括①提供安全的、适合于患者治疗和康复的环境；②提供基本的个人卫生护理；③维护合理的营养和排泄，保证充足的睡眠；④监测生命体征、观察病情的动态并做好各种护理记录；⑤执行药物及其他治疗，辅助检查和采集标本，以及时为患者提供帮助，解除其痛苦、不适，使其免受伤害，并提供心理护理和健康指导、咨询。

一、动静脉穿刺针孔渗血的风险与管理

【常见原因】粗大的穿刺针在患者的同一位置上反复穿刺，造成血管损伤、管壁弹性减低、针孔愈合欠佳，从而造成渗血。

【风险表现】血液自针眼周围渗出，渗出的速度与血流速度及使用的肝素量成正比，如果发现不及时，可造成大面积出血。

【应对措施】

1．渗血处用纱布卷压迫止血。

2．用冰块做局部冷敷。

3．在渗血处撒上云南白药或其他止血药。

4．局部覆盖创可贴。

5．用4～5条无菌纱布螺旋式环绕针孔。

【预防措施】

1．采用绳梯式穿刺法，避免定点穿刺。

2．穿刺成功后，将针头两侧皮肤向内拉紧，用创可贴覆盖。

3．根据患者情况确定肝素剂量或者改为小分子肝素。

二、动静脉或深静脉穿刺失败的风险与管理

【常见原因】

1. 患者血管条件差。

2. 执行穿刺操作的护士经验不足，操作技术不熟练。

【风险表现】多次穿刺失败，血管刺破，在穿刺部位出现渗血、血肿，引发患者或其家属的不满。

【应对措施】

1. 安抚患者及其家属，做好解释工作。

2. 更换经验丰富的护士。

【预防措施】

1. 严格执行《中心静脉穿刺操作规程》。

2. 操作前与患者及其家属沟通，讲清该项操作的难度、风险，并签署风险告知书。

三、误吸、窒息的风险与管理

【常见原因】

1. 意识障碍的患者咳嗽、呕吐反射降低或有吞咽障碍。

2. 因疾病原因不能直坐进餐者。

3. 气管切开、气管插管的患者不能自行进餐，留置胃管需鼻饲者，喂饭速度过快或鼻饲前未抬高床头、鼻饲过程中吸痰或气囊充气不足等。

4. 患者咯血后误吸入呼吸道内。

【风险表现】

1. 患者突然出现刺激性呛咳且咳嗽不止，面部青紫、口唇发绀。

2. 鼻饲患者饮食从口、鼻腔流出或吸痰时气道内分泌物颜色与鼻饲的实物颜色类似。

3. 患者出现体温升高。

【应对措施】

1. 立即停止进餐，鼓励患者用力咳嗽，将吸入物咳出，必要时进行机械吸引。

2. 留置胃管者立即停止鼻饲，迅速清除患者口、鼻腔内反流物。

【预防措施】

1. 意识障碍的患者咳嗽、呕吐反射降低或有吞咽障碍者，床旁备好吸引器及吸引管以备随时使用，确保患者呼吸道通畅。

2. 为患者提供易吞咽的食物，给患者充足的时间进行咀嚼和吞咽，并嘱患者进餐时要细嚼慢咽，尽量不要说话。

3. 患者进餐时尽量取坐位或半卧位，进餐后保持此种姿势 30 ~ 45 分钟。

4. 昏迷患者头偏向一侧，保持气道通畅。

5. 鼻饲患者，进餐前检查鼻饲管位置是否正确，抬高床头，回抽胃液检查消化情况，若胃内残余物过多，应暂停进食并通知医师；鼻饲时速度不宜过快，鼻饲过程中尽量不吸痰。

6. 气管插管、气管切开患者应经常检查气囊有否漏气或充气不足。

7. 护士应指导患者及其家属正确进食和有效排痰的技巧，以及发生误吸时的紧急处理方法。

四、导尿失败的风险与管理

【常见原因】

1. 患者条件差，患有前列腺肥大、尿道疾病等。

2. 执行导尿操作的护士经验不足，操作技术不熟练。

【风险表现】导尿管在尿道反复操作，刺激尿道壁，尿道充血、疼痛，引发患者不满。

【应对措施】

1. 更换有经验的护士或专科医师操作。

2. 安抚患者，做好解释工作。

【预防措施】

1. 严格执行《导尿操作常规》。

2. 常规麻醉后导尿，减少患者疼痛。

3. 操作前与患者沟通，讲清该项操作的难度、风险。

五、尿量不准的风险与管理

【常见原因】凭感觉估计尿袋里的尿量，导致尿量不准确。

【风险表现】尿量计错，或多、或少，带来补液量不准确，尤其危重患者、抢救患者，可影响疾病治疗等。

【应对措施】

1. 立即停止估计尿量。

2. 改用量杯计量。

3. 根据患者情况，正确评估，采取相应的护理措施。

【预防措施】

1. 导尿前备好量尿器皿。

2. 用量杯准确记录尿量。

3. 有条件可使用精确尿量计量器。

六、留置导尿管的护理风险与管理

【常见原因】

1. 执行操作护士经验不足，操作技术不熟练，留置尿管失败。

2. 患者，尤其是男性患者，前列腺增生及尿道畸形，置管困难。

3. 尿管脱落会表现为患者有强烈尿意，膀胱胀满，挤压尿管无尿液流出；尿管完全滑出尿道口。尿管脱落还有可能因为固定时没有留有一定余地，患者翻身时可能导致脱落，另外，如为气囊尿管，可因气囊漏气导致脱落。

4. 尿管堵塞会表现为患者有强烈尿意，膀胱胀满，挤压尿管无尿液流出或流出不畅，伴絮状物。

5. 尿道损伤会表现为尿液颜色呈淡粉红或鲜红色，患者诉尿道疼痛。

6. 尿路感染。

7. 操作过程中过于暴露患者引发患者及其家属的不满。

【风险表现】多次置管失败、患者疼痛、反复插管有少量出血、尿管脱落再次放置引发患者及其家属的不满。

【应对措施】

1. 安抚患者及其家属，做好解释工作。

2. 更换经验丰富的护士。

3. 必要时请泌尿外科专科医师协助留置导尿。

4. 动作轻柔，及时遵医嘱用消炎药，以防泌尿系感染。

【预防措施】

1. 严格执行《留置导尿操作规范》。

2. 遇留置导尿困难者，及时联系专科医师会诊，协助完成。

3. 随时观察尿管固定情况，以防脱落。

七、胃肠减压的护理风险与管理

【常见原因】

1. 执行护理操作护士经验不足，操作技术不熟练，置管失败。

2. 胃管堵塞，减压失败。

3. 胃管固定不妥，胃管脱出。

4. 减压装置密闭不好（漏气），减压失败，甚至加重腹胀。

【风险表现】憋气、呛咳、腹胀、胃管脱出，引发患者或家属的不满。

【应对措施】

1. 更换经验丰富的护士。

2. 严格按操作规程及时用生理盐水冲洗胃管，保证减压通畅。

3. 置管后妥善固定胃管，如脱出则重新置入。

4. 置管前认真检查用物，置管后加强巡视，保证各接口衔接密闭，如有破损漏气及时更换。

【预防措施】

1. 放置胃管前教会患者如何行深呼吸及吞咽动作配合放置胃管，并做好思想工作，消除患者的紧张情绪。

2. 插管过程中严密观察，尤其到咽喉部时需注意有无呛咳、面色发绀等，放置到测量长度后要抽吸胃液，检查是否置入胃内。如无胃液吸出则可将胃管外露端放入一盛水的治疗碗中，看是否有气泡溢出，以证实是否放置在气管内。

3. 严密观察，根据胃液黏稠情况适当冲洗胃管，保持通畅。

4. 及时更换黏度下降的固定胶布，对有精神症状及意识障碍的患者应适当加强看护以防自行拔出。

八、保护性措施不到位引发的风险与管理

【常见原因】

1. 护患、医患、医护之间沟通不够。

2. 护理人员对保护性医疗的重要性、特殊性和具体要求重视不够。

【风险表现】

1. 沉默不语、紧张、焦虑，拒绝治疗、护理。

2. 患者知道病情后有自杀、轻生的念头和行为。

【应对措施】

1. 立即与医师、家属联系，寻求弥补措施。

2. 耐心讲解，做好解释、说服工作，正确引导患者积极配合治疗，树立战胜疾病的信心。

3. 提醒陪护家属防止患者采取过激行为，出现自杀轻生的后果。

4. 值班护士注意交接班，做好定期巡视和记录工作。

【预防措施】

1. 严格执行医院制定的《保护性医疗执行要求》。

2. 护士长在护士上岗前培训和每月的护理质量总结会上要作为重点进行强调。

3. 结合发生的实际案例，经常向护士生动讲解保护性医疗执行的具体要求。

4. 对于没有严格执行保护性医疗措施造成不良后果的案例，对责任人员要进行适当处理。

九、医护人员技术因素引发的风险与管理

【常见原因】

1. 注意力不集中，违规操作。

2. 护理队伍年轻化，年轻护士知识缺乏，经验不足，对常见疾病的治疗、护理措施不熟悉，病情观察不准确，护理措施不得当，处理突发情况能力不足。

3. 操作程序不熟练、技术不过硬。

【风险表现】反复操作失败，操作部位出现不适感，出现并发症，增加患者痛苦，引发患者或其家属不满。

【应对措施】

1. 立即停止操作，进行局部处理。

2. 诚恳道歉，安抚患者及其家属，做好解释工作。

3. 在获得患者允许后，更换经验丰富的护士再进行操作。

【预防措施】

1. 严格执行正规操作程序。

2. 操作前与患者及其家属做好沟通，讲清所做操作的难度及风险，必要时签署风险告知书。

3. 制定培训方案，突出对年轻护士的规范化培训（基本知识、基本技能）。

4. 建立各种职责、标准制度，照章工作。

5. 制定各种制度的落实措施，实施主动检查与被动考察，加强安全意识教育。

第六节　内科护理风险与管理

内科疾病以药物治疗为主要手段，在治疗和住院调理期间，都涉及护理问题。内科也是护理环节比较多的科室，护理潜在风险也比较复杂。本节主要从内科治疗的角度介绍内科护理风险。

一、鼻饲术的护理风险与管理

1. 置管失败

【常见原因】

（1）胃管误入气管。

（2）患者不配合。

【风险表现】

（1）胃管不能置入胃中。

（2）误入气管时患者出现呛咳、呼吸困难、发绀等现象。

【应对措施】

（1）误入气管时应立即拔出胃管，等患者休息片刻后再重新插入。

（2）患者不配合时应劝说患者取得合作。

【预防措施】

（1）提前做好解释工作，取得患者及家属同意和配合。

（2）插入至 10～15cm（咽喉部）时，嘱患者做吞咽动作使会厌覆盖喉入口，同时顺势将胃管轻轻插入。无法做吞咽动作的患者可饮少量温开水以助胃管顺利进入食管。

（3）为昏迷患者插管，应先将患者头稍向后仰，便于胃管沿咽后壁下行，插入约15cm（咽喉部）时，左手托起患者头部，使其下颌靠近胸骨柄以增大咽喉部通道的弧度，便于胃管顺利通过会厌部。

2. 非计划性脱管

【常见原因】

（1）患者将胃管拔出。

（2）胃管固定不妥自行滑出。

【风险表现】

（1）胃管完全脱出。

（2）胃管部分滑出达不到标准刻度。

【应对措施】

（1）找出脱管原因。

（2）安慰患者取得合作后，重新插入胃管。

【预防措施】

（1）插管后用胶布固定胃管于鼻翼及颊部，防止胃管移动或滑出。

（2）鼻饲毕，将胃管用安全别针固定于患者衣领、大单或枕旁。

（3）神志不清的患者用约束带约束双手，防止患者自行拔管。

3．食管、胃黏膜损伤

【常见原因】

（1）胃管质地过硬。

（2）胃管置入的过程中护士操作粗暴，损伤黏膜。

（3）胃管留置时间过长。

（4）鼻饲液温度过高或过低。

（5）胃管固定不牢，牵拉摆动。

【风险表现】患者胃部有烧灼感，甚至疼痛；黏膜有出血、水肿、溃疡等。

【应对措施】

（1）应立即停止鼻饲或拔出胃管，正确使用黏膜保护剂。

（2）立即报告医师行进一步检查处理。

（3）严重者立即送急诊手术。

【预防措施】

（1）宜选择质地柔软的一次性硅胶胃管。

（2）插管动作应轻柔、娴熟，避免因置管不成功而多次摩擦黏膜，从而损伤黏膜，甚至造成穿孔。

（3）鼻饲液温度以 38～40℃ 为宜，避免温度过高或过低，造成黏膜损伤。

（4）胃管固定牢固，避免牵拉摆动对黏膜造成局部刺激。

4．腹胀

【常见原因】

（1）鼻饲毕或鼻饲间隙未夹闭胃管末端。

（2）鼻饲时速度过快，或鼻饲间隔时间过短。

（3）鼻饲量过多。

（4）胃潴留。

【风险表现】

（1）患者出现嗳气、恶心、呕吐等症状。

（2）神志不清患者可无上述症状，但有腹部膨隆。

【应对措施】

（1）立即将胃管末端夹闭。

（2）帮助患者坐起，深呼吸放松，或轻轻按摩腹部。

【预防措施】

（1）鼻饲毕或鼻饲间隙，应反折或夹闭胃管末端，防止空气进入造成腹胀。

（2）鼻饲时应缓慢，避免速度过快。

（3）一次鼻饲量不超过 200ml，间隔不少于 2 小时。

（4）鼻饲监测胃残留量。

5. 胃管堵塞

【常见原因】

（1）鼻饲后未注入少量温水冲净胃管，使得食物积存于管腔中干结变质，堵塞管腔。

（2）喂药时药片未磨碎磨细。

（3）鼻饲液过稠。

【风险表现】

（1）鼻饲液堵塞管腔。

（2）不能顺利进行鼻饲。

【应对措施】

（1）向胃管内注入少量温水冲净胃管。

（2）更换胃管重新置入。

（3）必要时遵医嘱使用抗生素。

【预防措施】

（1）每次鼻饲后注入少量温水冲净胃管。

（2）喂药时药片要磨碎磨细。

（3）配制符合标准的鼻饲液。

6. 胃肠炎

【常见原因】

（1）当高渗性营养液进入胃肠道时，胃肠道分泌大量水分稀释溶液，并刺激肠蠕动加速。

（2）小肠对脂肪不耐受，饮食通过肠腔时间缩短，胆盐不能再吸收。

（3）饮食中的葡萄糖被肠内细菌转变为乳酸等。

（4）灌注速度过快，营养液温度过低。

（5）未严格无菌操作，长期运用抗生素引起二重感染。

（6）每次鼻饲后未注入少量温水冲净胃管。

【风险表现】患者出现腹痛、腹泻等症状。

【应对措施】

（1）如严重腹泻无法控制时可暂停喂食。

（2）由真菌引起的腹泻可口服抗真菌药物，认真做好口腔护理，防止感染。

【预防措施】

（1）在营养师的指导下因人制宜地配制营养液，温度适宜，速度宜慢，特别是昏迷患者，鼻饲过快可能会引起胃逆流窒息。昏迷患者鼻饲起始以20～25ml/h泵入，根据病情逐渐加量。

（2）严格无菌操作，容器餐具严格消毒，鼻饲时使用一次性注射器，避免肠道感染。

7. 鼻饲液误吸

【常见原因】

（1）置管深度不合适。

（2）胃管较硬或插管位置不准确而致误吸。

（3）体位的影响。由于昏迷和气管插管的患者多为仰卧位，不能吞咽唾液分泌物，反流的胃内容物极易积聚在咽喉部，易将反流的胃内容物误吸入呼吸道。

（4）留置胃管患者大多存在胃动力功能紊乱，胃排空延迟，造成胃潴留量增加。

（5）鼻饲管的长期刺激可造成环状括约肌损伤及功能障碍。

【风险表现】患者突然出现呛咳、呼吸困难、发绀等症状。

【应对措施】应立即停止鼻饲，取右侧卧位，头部放低，吸除食管内容物，并抽吸胃液。

【预防措施】

（1）尽量选择质地柔韧、粗细均匀的胃管。

（2）鼻饲前确认鼻饲管位置正确。

（3）胃管固定好后测量鼻腔外的胃管长度，并记录，随时观察鼻腔外部胃管长度的变化，及早发现胃管是否脱出。

（4）在病情允许的情况下应尽量选择端坐位插管。对于长期卧床的患者应尽量采用右侧卧位。

（5）鼻饲前床头抬高至 30°～45°并抽吸胃液，注意监测胃潴留量，当胃潴留量≥100ml 时应暂停鼻饲。

（6）严重胃潴留时可按医嘱应用胃动力药，尽量避免夜间鼻饲。

8．胃潴留

【常见原因】由于各种疾病因素导致胃排空延迟，均可发生胃潴留现象。

【风险表现】患者出现呃逆、呕吐、上腹不适等症状。

【应对措施】

（1）胃潴留量≥100ml，应暂停或延迟鼻饲时间或行胃肠减压。

（2）遵医嘱给予胃黏膜保护剂或胃动力药等促进胃排空。

【预防措施】

（1）鼻饲时应缓慢，避免速度过快。一次鼻饲量不超过 200ml，间隔不少于 2 小时。

（2）鼻饲前应先回抽胃液。若残留量≥100ml，提示有胃潴留，应行胃肠减压；当胃潴留＜100ml，且无消化道出血时，方可循序渐进增加鼻饲量至正常。

（3）同时给予胃黏膜保护剂或胃动力药等促进胃排空，预防或缓解胃潴留。

9．恶心、呕吐

【常见原因】鼻饲灌注的速度过快或量过大。

【风险表现】患者突然出现恶心、呕吐。

【应对措施】

（1）立即停止鼻饲，安慰患者。

（2）及时抽吸呕吐物以防误吸。

（3）病情允许者稍休息后再继续鼻饲。

【预防措施】鼻饲时遵循由慢到快、由少到多逐渐加量的递增方式输入。

二、灌肠的护理风险与管理

1. 肛门直肠损伤

【常见原因】

（1）肛管质地过硬。

（2）操作动作粗暴。

（3）反复插入肛管。

（4）灌肠液浓度过高。

【风险表现】肛门直肠黏膜破损、出血。

【应对措施】

（1）立即停止灌肠，安慰患者。

（2）遵医嘱给予止血药物，并观察患者反应。

（3）必要时行急诊手术。

【预防措施】

（1）插管前向患者说明灌肠目的及可能出现的不良反应，取得配合。

（2）操作时动作轻柔。

（3）避免反复插入肛管。

（4）准确配制或选用灌肠液。

2. 灌肠无效

【常见原因】

（1）灌肠液量过小。

（2）肥皂液浓度不够。

（3）患者不配合。

（4）保留时间过短。

（5）患者肛门括约肌松弛，不能有效自主控制排便。

【风险表现】

（1）不能顺利插入肛管或灌肠液自行流出。

（2）灌肠后患者仍排便困难。

【应对措施】

（1）向患者解释取得合作。

（2）重新灌肠。

【预防措施】

（1）操作前做好解释工作，取得患者合作。

（2）灌肠液每次用量应大于500ml。

（3）肥皂水灌肠浓度要达到0.1%~0.2%。

（4）保留灌肠后应保留足够时间。

（5）肛门括约肌松弛患者灌肠时应采取低压力、慢流速、低液量的灌肠方法。

3. 过敏反应

【常见原因】

（1）患者对异性蛋白过敏。

（2）灌肠前未详细询问过敏史。

【风险表现】患者突然出现呼吸困难、寒战、口周发绀、全身皮肤潮红、全身皮疹等一系列过敏症状。

【应对措施】

（1）立即停止灌肠。

（2）给予高流量吸氧，同时建立静脉通路。

（3）遵医嘱用抗过敏药物。

【预防措施】灌肠前仔细询问药物、食物过敏史，对有异性蛋白过敏史者，肠道准备勿用肥皂水，可采用其他灌肠液，如温生理盐水等。

4. 电解质紊乱

【常见原因】

（1）患者体质虚弱。

（2）过量饮白开水。

（3）一次灌肠量过多。

【风险表现】

（1）高钠血症：皮肤弹性差、皱缩、无光泽。

（2）低钠血症：皮肤光亮、皱褶平浅，脸部及全身水肿，意识淡漠。

（3）低钾血症：惊厥。

【应对措施】

（1）根据病情充分补钠、补水，及时抽血查血钠浓度。

（2）出现惊厥时，遵医嘱给予钙剂。

【预防措施】

（1）对体质弱或特殊患者使用50%硫酸镁导泻时，量不宜过多，不要过量饮白开水，可适当饮生理盐水及葡萄糖溶液。

（2）清洁灌肠时宜用生理盐水作为灌肠液，一次量勿超过 1000ml，最好不超过 2 次，以防体内电解质流失。

（3）观察临床表现的同时，应注意皮肤的变化，皮肤有无弹性，肉眼判断皮肤失水情况，患者有无意识改变、精神萎靡、躁动、腹胀、腹泻等症状。

三、腹腔穿刺的护理风险与管理

1．误伤腹内脏器

【常见原因】术者技术不熟练。

【风险表现】患者出现腹痛、腹胀等症状。

【应对措施】

（1）立即停止穿刺，无菌纱布覆盖伤口。

（2）密切观察生命体征，出血严重者行急诊剖腹探查术。

【预防措施】术者熟悉解剖位置，操作熟练轻柔。

2．晕厥、休克

【常见原因】一次放腹腔积液量过多。

【风险表现】患者出现头晕、心慌、大汗、脉搏细速等症状。

【应对措施】

（1）立即停止抽腹腔积液，患者就地平卧、吸氧。

（2）建立静脉通道，补充液体。

【预防措施】

（1）一次放腹腔积液量不多于 3000ml。

（2）操作过程中注意观察患者反应。

3．腹腔积液外溢

【常见原因】

（1）穿刺伤口处未加压包扎或压力过小。

（2）患者腹内压过大。

【风险表现】穿刺伤口处持续有液体渗出。

【应对措施】

（1）严密消毒伤口，更换伤口处敷料。

（2）伤口处加压包扎或使用腹带。

【预防措施】腹腔穿刺完毕后常规用无菌纱布覆盖伤口后加压包扎或使用腹带。

4．感染

【常见原因】

(1) 无菌操作不严格。

(2) 患者自身抵抗力低。

(3) 伤口处换药不及时。

【风险表现】

(1) 伤口渗出较多，伤口愈合不良。

(2) 患者体温升高。

【应对措施】

(1) 伤口重新换药，严格无菌操作。

(2) 遵医嘱使用抗生素。

(3) 嘱患者加强营养，增强抵抗力。

【预防措施】

(1) 操作时严格无菌操作。

(2) 伤口每日消毒换药，无菌纱布或贴膜覆盖。

四、双气囊三腔管压迫术的护理风险与管理

1. 止血无效

【常见原因】

(1) 三腔管破损、漏气。

(2) 气囊充气量不足，压力过小。

(3) 牵引不紧，牵引力不足。

【风险表现】患者仍有上消化道出血症状。

【应对措施】

(1) 更换三腔管重新插入。

(2) 若气囊压力过小向气囊内补充气体。

(3) 增加牵引力。

【预防措施】

(1) 在插管期间注意检查气囊压力（一般胃囊注气量 250～300ml、食管气囊注气量 100～200ml），若压力不足及时补充，以防气囊脱出引起再次出血或窒息。

(2) 严密观察患者生命体征，注意有无继续出血。

2. 胃、食管黏膜损伤

【常见原因】

（1）三腔管质地过硬。

（2）插管时动作不够轻柔。

（3）胃底黏膜受压时间过长而糜烂、渗血。

【风险表现】胃食管黏膜受损。

【应对措施】遵医嘱给予胃黏膜保护剂或止血药。

【预防措施】

（1）选择质地较软的三腔管。

（2）插管时动作要轻柔。

（3）每12小时放气1次并松开牵引30分钟。

（4）给予胃黏膜保护剂。

3．吸入性肺炎

【常见原因】

（1）患者将唾液、痰液咽下，误入气管引起吸入性肺炎。

（2）患者口鼻不清洁而孳生细菌。

【风险表现】患者出现发热、咳喘等呼吸道感染症状。

【应对措施】必要时遵医嘱使用抗生素。

【预防措施】插管期间注意口鼻清洁，做好患者的口腔护理，嘱患者不要将唾液、痰液咽下。

4．呼吸道梗阻和窒息

【常见原因】

（1）三腔管胃气囊因漏气向上滑脱压迫气管。

（2）患者紧急发生呼吸道阻塞和窒息时，医护人员剪掉双气囊三腔管立即拔管，但此时的胃囊内仍可能残留气体，当它通过咽喉部时，可能加重患者呼吸道阻塞和窒息。

【风险表现】患者出现胸闷、气急等症状。

【应对措施】发生窒息应立即放气，紧急时可剪断三腔管放气，用针筒抽尽双气囊中的残余气体后再将双气囊三腔管拔出。

【预防措施】

（1）在三腔管牵引压迫期间，常用测压计测量囊内压力，如压力下降应随时注气，若补充后短时间内又下降，说明漏气或破裂，应仔细检查止血钳是否过松。

（2）拔管前应抽尽囊内气体，先抽食管囊气体，再抽胃囊气体，同时口服液状石蜡30ml，以润滑管壁，将三腔管缓慢拔出。

五、吸痰的护理风险与管理

1. 低氧血症

【常见原因】

（1）单次吸引持续时间过长。

（2）两次抽吸间隔时间过短。

【风险表现】

（1）血氧饱和度值降低。

（2）患者呈现不同程度呼吸困难、烦躁。

【应对措施】

（1）病情允许者立即停止吸痰。

（2）提高吸入氧浓度。

【预防措施】

（1）熟练掌握吸痰操作要领，抽吸时动作轻柔。

（2）单次吸引时间应少于15秒，两次抽吸间隔时间应大于3分钟。

（3）在吸痰前、中、后，适当提高吸入氧的浓度，增大氧流量。

2. 气道黏膜损伤

【常见原因】

（1）插管时有负压。

（2）吸引时负压过大。

【风险表现】

（1）抽吸时操作者自觉有黏膜被吸附。

（2）抽出带新鲜血痰液。

【应对措施】

（1）立即关闭吸引器负压。

（2）病情允许者停止吸痰。

【预防措施】

（1）吸引时正确控制负压：成人40.0～53.3kPa，小儿<40.0kPa。

（2）在无负压的前提下插管。

3. 呼吸道感染

【常见原因】吸痰过程违反无菌操作要求，吸痰用物消毒不严。

【风险表现】

（1）患者体温升高，痰培养及血培养检查异常。

（2）痰液量增多，抽出痰液为黄脓痰。

【应对措施】

（1）立即更换所有吸痰用物，并送检。

（2）根据药敏结果选用合适抗生素。

（3）痰液多及黏稠者应湿化呼吸道，增加吸痰次数，保持呼吸道通畅。

【预防措施】

（1）有条件者使用一次性吸痰管，且每根吸痰管只用 1 次，不可反复上下提插。

（2）鼻腔、口腔、气管切开需同时吸痰时，先吸气管切开处，再吸口腔，最后吸鼻腔。

（3）吸痰盘内物品应每班更换消毒，勤做口腔护理。

六、氧疗的护理风险与管理

1. 氧中毒

【常见原因】吸入氧浓度过高，吸氧时间过长。

【风险表现】

（1）轻者面色发红，口唇呈樱桃红，嗜睡状。

（2）重者胸骨后锐痛、咳嗽、呼吸困难，或出现视、听觉障碍，恶心，抽搐等神经系统症状。

（3）晚期表现为多脏器功能受损，以致昏迷、死亡。

【应对措施】

（1）立即降低吸氧浓度或停止吸氧。

（2）安慰患者及其家属，做好解释工作。

（3）对症处理。

（4）严重者报告医院相关管理部门。

【预防措施】

（1）根据患者具体病情决定氧流量和给氧时间。

（2）给氧时必须准确计算给氧浓度（21 + 4 × 氧流量）、流量、时间并记录，严密观察氧疗后的反应。

（3）预防氧中毒的关键是避免长时间高浓度氧疗。氧浓度的最大安全值在 40%，吸纯氧最好不超过 4~6 小时，尤其在 $PaCO_2 \geqslant 9.33kPa$（70mmHg）时，氧疗应引起高度重视。

（4）认真记录并保存好用氧记录单，记录上氧时间、流量、浓度，氧流量表数值，停氧时间等，加强巡视，交接班及更换氧疗用品时都应该查看用氧记录单。

2. 用氧意外（氧燃烧、氧爆炸）

【常见原因】

（1）用氧区内有烟火或易燃品。

（2）氧气表及螺旋处抹油。

（3）搬运时有大幅度倾倒和震动。

（4）再次充气前，氧气筒内氧气已用尽，灰尘进入氧气钢瓶中。

【风险表现】用氧区内发生燃烧及爆炸。

【应对措施】

（1）迅速上报医疗机构相关管理部门，采取灭火措施。

（2）安抚患者及家属，安全转移患者。

（3）极力抢救事故受害者。

【预防措施】

（1）牢固树立安全用氧意识。

（2）用氧时切实做到"四防"：防震、防火、防热、防油。氧气筒宜放置于阴凉处，周围严禁烟火和易燃品，至少距火炉 5m，暖器 1m，不可在氧气表及螺旋处抹油，搬运时避免倾倒和震动，以防引起爆炸。

（3）氧气筒的氧气不可全部用尽，压力表上指针降至 $5kg/cm^2$ 时，即不可再用。

（4）加强病房管理，宣传病房防火、禁烟、通风的重要性，取得患者及其家属的配合。

3. 气道干燥、出血，呼吸道分泌物排出不畅

【常见原因】

（1）氧气吸入时未经湿化。

（2）湿化瓶内蒸馏水少于1/3。

【风险表现】

（1）患者主诉呼吸道干燥，有异物感。

（2）严重者呼吸道有出血现象。

（3）痰液多者排痰不畅。

【应对措施】

（1）安慰患者及其家属，做好解释工作。

（2）连接湿化装置，湿化瓶内盛放 1/2～2/3 蒸馏水；蒸馏水每日更换。

（3）呼吸道干燥及排痰不畅者给予雾化吸入。

【预防措施】

（1）严格执行《氧疗技术操作规程》。

（2）操作前熟练掌握氧疗过程中氧气湿化的重要性。

4．氧冲伤

【常见原因】用氧时，颠倒流量调节及插、拔管顺序，同时拧错流量开关，大量氧气冲入呼吸道。

【风险表现】不同程度鼻黏膜及呼吸道黏膜损伤，呛咳。

【应对措施】

（1）迅速拔出吸氧管，调节好流量后再插管。

（2）安抚患者，向患者及其家属做好解释工作。

【预防措施】

（1）吸氧时，先调节好流量再插管。

（2）停止吸氧时，先拔管后关闭氧气开关。

七、胸腔闭式引流的护理风险与管理

1．引流无效

【常见原因】

（1）引流管堵塞。

（2）引流瓶位置过高。

【风险表现】

（1）引流管内水柱不随呼吸上下波动，引流瓶液面无气体逸出。

（2）肉眼可见引流物堵塞引流管，或引流管扭曲打折。

（3）患者呼吸困难加重，出现大汗、烦躁、发绀、胸闷、气管偏向健侧等症状。

【应对措施】

（1）通知医师同时立即寻找原因。

（2）若为引流瓶位置过高或引流管扭曲打折，迅速给予纠正；若为引流管堵塞，协助医师在无菌操作下更换引流管。

【预防措施】

（1）行胸腔闭式引流术前需严格检查整套引流装置是否通畅。

（2）引流瓶应放在低于患者胸部的位置，引流瓶内液平面应低于引流管胸腔出口 60cm。

（3）保持引流管通畅，防止引流管扭曲、打折或受压；密切观察引流管内的水柱是否随呼吸上下波动以及有无气体自液面逸出；密切观察引流液的颜色、量及性状，并及时准确记录。

（4）必要时可根据病情定期捏挤引流管（由胸腔端向引流瓶端捏挤），防止引流物堵塞引流管。

（5）当水柱波动不明显、液面无气体逸出时，应及时准确地判断出是患者肺组织已复张还是引流管堵塞。

2. 人为气胸形成

【常见原因】

（1）胸腔与闭式引流装置间未形成密闭系统。

（2）引流管不慎滑脱。

【风险表现】

（1）引流管从胸腔内滑出。

（2）患者表现出不同程度的大汗、烦躁、胸闷、发绀及呼吸困难或原有气胸症状加重。

【应对措施】

（1）一旦发现脱管现象，应嘱患者呼气，迅速用凡士林纱布或胶布等封闭引流口，并立即通知医师。

（2）给予氧气吸入。

（3）气胸严重者应立即实施紧急排气。

（4）迅速准备一套新的胸腔闭式引流装置，并保证其密闭性。

（5）必要时遵医嘱酌情给予镇静、镇痛药物。

【预防措施】

（1）行胸腔闭式引流术前，需严格检查整套闭式引流装置是否密闭。连接胸腔闭式引流管的玻璃管一端应置于水面下 1.5～2cm，以确保患者的胸腔与引流装置间的密闭性。

（2）引流瓶应妥善放置，防止被踢倒时打破；引流管应妥善固定，且长度应适中，防止患者翻身或活动时脱出。

（3）搬动患者时需用 2 把血管钳将引流管双重夹闭，防止搬动过程中发生脱管或漏气现象。

（4）更换引流瓶时应先将近心端引流管用 2 把血管钳夹闭，更换完毕检查装置无误后再松开血管钳。

（5）引流全过程中均应密切观察引流液的情况和水柱波动情况，并准确记录。

3．感染

【常见原因】在插管、引流和伤口护理过程中，未严格执行无菌操作。

【风险表现】

（1）伤口处红肿，脓性分泌物增多。

（2）引流瓶内引流液增多。

（3）患者体温升高，实验室检查示白细胞数增高。

【应对措施】

（1）立即更换并妥善连接整套闭式引流装置，引流瓶应放在低于患者胸部的地方，防止瓶内的液体反流入胸腔。

（2）伤口处给予消毒换药，留取适量分泌物送检。

（3）根据药敏结果合理使用抗生素。

【预防措施】

（1）插管时严格无菌操作。

（2）引流瓶每日更换，更换时注意连接管和接头处的消毒；引流瓶内所需注入的水应为无菌蒸馏水或生理盐水；尽量使用一次性负压引流瓶。

（3）引流瓶上的排气管外端应用 1～2 层纱布包裹，避免尘埃和脏物进入引流瓶内。

（4）伤口敷料每日更换，更换时严格无菌操作，如敷料被分泌物浸湿或污染，应立即更换。

八、动脉血气分析的护理风险与管理

1．动脉穿刺失败

【常见原因】

（1）患者血管条件差。

（2）执行穿刺操作的护士经验不足，操作技术不熟练。

【风险表现】

（1）多次穿刺失败，血管刺破，穿刺部位出现渗血、血肿。

（2）患者主诉穿刺部位疼痛。

（3）患者及其家属不满。

【应对措施】

（1）安抚患者及其家属，做好解释工作。

（2）更换经验丰富的护士。

（3）血肿处给予冷敷。

【预防措施】

（1）操作前应与患者及其家属沟通，讲清操作的风险与难度。

（2）注重基本护理技术的训练与提高。

2. 动脉穿刺处渗血、血肿

【常见原因】

（1）穿刺针在患者的同一位置上反复穿刺，造成血管壁损伤，管壁弹性降低，针孔愈合欠佳。

（2）穿刺完毕后局部按压力度过小或按压时间过短。

【风险表现】针眼处有血液渗出或穿刺部位有肿块、淤青。

【应对措施】

（1）对渗血者，在渗血处用纱布卷压迫，延长压迫时间；渗血严重者可做局部冷敷。

（2）对形成血肿者，在48小时后可局部热敷。

【预防措施】

（1）提高穿刺技术，避免反复穿刺。

（2）穿刺完毕后局部加压止血5~10分钟。

（3）有出血倾向者，慎用动脉穿刺术。

九、心肺复苏的护理风险与管理

1. 胸外按压并发症

【常见原因】胸外按压部位不准确或力度过大。

【风险表现】肋骨骨折、血气胸、肝破裂等。

【应对措施】

（1）并发症严重者立即停止按压。

（2）病情允许者纠正按压部位及力度后继续实施按压。

【预防措施】

（1）按压前找准正确按压部位：胸骨中下段1/3交界处。

（2）按压时力度应适中：按压时双肘关节伸直，利用上身重量垂直下压5cm（成人），为小儿行胸外心脏按压，用一手掌按压即可，若为婴儿，则用拇指或 2~3 个手指按压即可。

2．人工呼吸并发症

【常见原因】人工呼吸吹气量过大，导致咽部压 > 食管压，气体吹入胃内。

【风险表现】胃胀气。

【应对措施】纠正每次吹气量及吹气频率后可继续实施人工呼吸。

【预防措施】

（1）人工呼吸每次吹气量应为 800~1000ml，一般不超过 1200ml。

（2）吹气频率：成人 14~16 次/分，儿童 18~20 次/分，婴幼儿 30~40 次/分。

（3）吹气时间以约占 1 次呼吸周期的 1/3 为宜。

十、中心静脉穿刺置管的护理风险与管理

1．中心静脉穿刺置管失败

【常见原因】

（1）患者血管条件差。

（2）执行穿刺操作的护士经验不足，操作技术不熟练。

【风险表现】多次穿刺失败，穿刺部位出现渗血、血肿，引发患者及其家属不满。

【应对措施】

（1）安抚患者及其家属，做好解释工作。

（2）更换经验丰富的护士。

（3）局部按压，创可贴固定。血肿严重者 48 小时后给予热敷。

【预防措施】

（1）严格执行《中心静脉穿刺操作规程》。

（2）操作前与患者及其家属沟通，讲清操作的难度、风险，并签署风险告知书。

（3）中心静脉穿刺置管术应由经验丰富的医师和护士操作。

2．穿刺并发症，如气胸、血胸、血肿等

【常见原因】

（1）术者穿刺技术不熟练。

（2）患者躁动、不配合。

【风险表现】

（1）并发气胸者，穿刺过程中突然出现术侧胸前区刺痛或撕裂样痛，并伴有胸闷、气促，严重者出现进行性呼吸困难与发绀，不能平卧。

（2）血气胸者，如失血量过多，可致血压下降，甚至发生失血性休克。

（3）血肿者，患者主诉局部疼痛，血肿表浅者可触及。

【应对措施】

（1）并发气胸、血胸者，应立即停止穿刺。

（2）安慰患者，嘱患者卧床休息，吸氧，酌情给予镇静、镇痛药物。

（3）气胸症状严重者给予紧急排气。

（4）血胸者给予止血处理。

【预防措施】

（1）中心静脉穿刺置管术应由经验丰富的医师和护士操作。

（2）操作前向患者说明术中屏气的重要性，并教会患者屏气的方法。

（3）穿刺前应准确选择穿刺点，掌握好进针方向，避免反复穿刺。

（4）躁动不安、呼吸急促及胸膜上升的肺气肿患者，不宜采取锁骨下静脉穿刺术。

3. 静脉空气栓塞

【常见原因】在穿刺或输液过程中，由于人为因素使空气进入静脉，如输液时空气未排尽，输液管连接处连接不紧密，加压输液时无人看守等。

【风险表现】患者胸部突感不适，随即发生呼吸困难、发绀，听诊心前区可闻及响亮的水泡音。

【应对措施】

（1）立即停止输液并置患者于左侧头低足高卧位。

（2）给予高流量氧气吸入。

（3）当进入右心室空气量较多时，应立即行右心室穿刺抽气。

【预防措施】

（1）输液前应绝对排尽输液导管内空气。

（2）输液管连接处衔接紧密。

（3）输液过程中加强巡视，发现可疑问题及时处理，加压输液时应有专人看护。

（4）液体输完及时拔管或封管。

（5）拔除较粗的进胸腔的深静脉导管时，必须严密封闭穿刺点。

4. 中心静脉管堵塞

【常见原因】

（1）输液完毕后未用肝素盐水封管，或封管不及时。

（2）从中心静脉导管处输血或抽血。

【风险表现】

（1）液体输入不畅。

（2）肉眼见导管内为血凝块堵塞。

【应对措施】

（1）停止输液，用注射器抽出血凝块，切忌将血凝块推入血管。

（2）若血凝块无法抽出，则需拔管，必要时更换部位重新置管。

【预防措施】

（1）置管时射管水枪及硅胶管需先注入肝素或枸橼酸钠液。

（2）暂停输液或输液结束后及时用肝素盐水封管。

（3）切忌从中心静脉导管处抽血或输血。

5. 非计划性脱管

【常见原因】

（1）导管固定不牢靠。

（2）输液导管过短。

（3）患者不配合。

【风险表现】导管部分或全部自中心静脉内脱出。

【应对措施】将脱出导管拔除，切忌重新置入。必要时在无菌操作下再次置管。

【预防措施】

（1）穿刺完毕后将导管上护翼缝扎在患者皮肤上，并以无菌贴膜覆盖穿刺部位。

（2）输液导管长度应适宜，切忌过短，以防患者翻身或活动时发生脱管。

（3）躁动患者应给予适当约束或有专人看护，以防患者拔管。

6. 感染（静脉炎）

【常见原因】

（1）中心静脉穿刺、输液过程中未严格执行无菌操作。

（2）导管留置时间过长。

（3）患者免疫缺陷、抵抗力低下。

【风险表现】

（1）穿刺局部红、肿、热、痛，并有脓性分泌物。

（2）患者寒战、高热。

【应对措施】

（1）无寒战、高热者，给予穿刺处消毒换药，每日1次。

（2）有寒战、高热者，立即拔除导管，留取导管头端及血液做培养，根据培养结果合理使用抗生素。

【预防措施】

（1）中心静脉穿刺及大静脉输液过程中严格执行无菌技术。

（2）穿刺部位每日消毒，敷料每日更换。

（3）导管与输液管接头处以无菌纱布包裹。

（4）输液管每日更换1次；中心静脉导管最长留置7天，逾期应拔除。

（5）如输入静脉高营养液，应在无菌操作台内配置，且现配现用。

（6）密切观察穿刺部位皮肤及患者体温，如有异常及时处理。

（7）颈静脉置管者避免洗脸、洗头时污染伤口，股静脉置管者避免尿便污染伤口。

十一、电复律（除颤）的护理风险与管理

1. 电除颤部位皮肤灼伤

【常见原因】

（1）电极板上未涂导电糊或未用生理盐水纱布包裹。

（2）电除颤时电极板与患者胸壁皮肤间留有空隙。

【风险表现】电除颤部位皮肤出现红斑、脱皮、水疱等皮肤灼伤症状。

【应对措施】症状轻者可自行恢复，症状严重者涂以烫伤油膏。

【预防措施】

（1）除颤前电极板上需均匀涂以导电糊或以生理盐水纱布包裹（5~6层厚），盐水纱布不宜过湿。

（2）绝对禁用乙醇棉球或纱布作为导电介质。

（3）除颤时电极板紧贴胸壁皮肤，不留空隙。

2. 工作人员触电损伤

【常见原因】除颤时工作人员与患者或病床有接触。

【风险表现】

（1）工作人员遭遇电击伤。

（2）轻者可出现头晕、心悸、面色苍白，甚至晕厥，清醒后伴有惊悸和四肢软弱无力。

（3）重者可出现呼吸浅而快、心跳过速、心律失常或短暂昏迷。

（4）严重者出现四肢抽搐，昏迷不醒或心搏、呼吸骤停。

【应对措施】

（1）立即切断电源。

（2）轻者给予卧床休息、吸氧。

（3）重者立即组织人员实施抢救，密切注意呼吸和心搏，一旦发现呼吸和脉搏停止应立即进行人工呼吸和胸外按压。

【预防措施】除颤时操作者喊口令嘱咐相关人员离开床边，操作者两臂伸直固定电极板，身体离开床沿后按放电钮。

十二、溶栓治疗的护理风险与管理

1. 出血

【常见原因】

（1）溶栓药物不良反应。

（2）溶栓治疗前患者存在溶栓禁忌证或血小板偏低，出、凝血时间延长等异常情况而未被发现。

（3）溶栓药物配制错误，剂量偏大。

【风险表现】皮肤、黏膜、内脏出血，严重者发生低血容量性休克或脑出血。

【应对措施】

（1）密切观察患者出血情况，勤测心率、血压。

（2）仅轻度皮肤、黏膜出血者，可适当调整溶栓药物剂量后在严密观察下继续治疗。

（3）皮肤穿刺部位出血严重者可选择静脉留置针，尽量减少穿刺次数。

（4）牙龈出血者可选用软毛刷刷牙或给予口腔护理。

（5）出血现象严重者立即中止治疗，并做好紧急处理。

【预防措施】

（1）溶栓治疗前应详细询问患者是否有活动性出血、消化性溃疡、高血压、近期大手术或脑血管病病史等禁忌证。

（2）溶栓前遵医嘱抽血查血常规，血小板数，出、凝血时间和血型，并配血备用。

（3）二人查对，准确配置溶栓药物，严格控制输液滴数。

（4）溶栓治疗期间提倡患者穿着宽松衣服，活动时避免受伤。

（5）溶栓治疗过程中密切观察患者有无皮肤、黏膜及内脏出血等。

2. 过敏反应

【常见原因】溶栓药物不良反应。

【风险表现】寒战、发热、皮疹等。

【应对措施】

（1）安抚患者及其家属，向其解释过敏反应为溶栓治疗过程中的正常情况。

（2）给予对症处理。

（3）过敏反应严重者更换药物或停止治疗。

【预防措施】

（1）治疗前与患者及家属沟通，讲清药物的不良反应。

（2）遵医嘱选用不良反应小的溶栓药物。

（3）溶栓治疗同时给予抗过敏药物。

十三、留置导尿管的护理风险与管理

1. 置管失败

【常见原因】

（1）误插入阴道。

（2）患者不配合。

（3）护士操作不够熟练。

【风险表现】

（1）插入后不见尿液流出。

（2）不能顺利插管。

【应对措施】

（1）向患者解释取得配合。

（2）误入阴道拔出，消毒后更换导尿管重新插管。

【预防措施】

（1）护士掌握好尿道口解剖位置。

（2）操作前向患者解释，取得患者配合。

2. 尿道损伤

【常见原因】

（1）尿管质地过硬或者型号过大。

（2）插入尿管时动作粗糙，强行插入引起尿道黏膜损伤。

（3）插管前管端未涂液状石蜡润滑。

（4）尿管插入深度不够，注水后膨大的气囊压迫尿道，致局部组织水肿、出血、炎症、粘连甚至坏死。

（5）拔管时未抽尽气囊内的液体强行拔管。

【风险表现】

（1）尿道出血。

（2）患者排尿感尿道疼痛不适。

【应对措施】

（1）抽尽气囊内的液体再拔出尿管。

（2）局部应用止血药物。

【预防措施】

（1）选择质地柔软型号合适的导尿管。

（2）对于前列腺增生或尿道狭窄患者，留置导尿管时，先用无菌液状石蜡润滑尿管，插管时阻力较大，让患者做深呼吸，以减轻腹压使膀胱颈部肌肉放松再缓缓插入。

（3）操作人员熟练掌握尿管的结构、性能、特点、方法及注意事项，正确掌握尿管的插入方法，掌握人体尿道的解剖特点，插尿管时动作要轻柔。

（4）导尿管留置后，嘱患者活动要适当，并注意妥善保护导尿管，防止导尿管过分移动擦伤黏膜引起出血。

（5）插尿管见尿液流出后再插入1～2cm，在确认气囊进入膀胱后，注入适量生理盐水，若患者感觉尿道胀痛或注水有阻力时，应立即停止注水并将水抽出，重新调整尿管插入深度。

3. 尿路感染

【常见原因】

（1）导尿时未严格无菌操作。

（2）尿管留置时间过长。

（3）患者或陪护随意打开尿管密闭系统，引起泌尿系上行感染。

（4）患者自身抵抗力低。

【风险表现】

（1）发热。

（2）疼痛不适。

【应对措施】

（1）拔除尿管，送检。

（2）根据培养结果合理使用抗生素。

【预防措施】

（1）导尿时严格执行无菌操作。

（2）留置尿管期间多饮水，24 小时内应大于 3000ml，必要时每日行膀胱冲洗。

（3）尽量缩短尿管留置时间，避免尿管堵塞，如无特殊禁忌，每 7～14 天更换导尿管 1 次。

4. 非计划性拔管

【常见原因】

（1）气囊尿管质量差，气囊漏气或气囊内注水量过少致尿管脱出。

（2）对导尿管的过度牵拉而致暴力拔出。

（3）当尿管阻塞，引流不畅进行冲洗时操作不当，误从注气管注入生理盐水，导致气囊破裂。

（4）患者自行拔除。

【风险表现】导尿管脱出体外。

【应对措施】

（1）明确导尿管脱出原因。

（2）向患者解释取得配合后重新插入导尿管。

【预防措施】

（1）使用前应注意检查尿管有无漏水、漏气现象，同时检查尿管有效期，选择优质硅胶尿管。

（2）注意加强对导尿管的保护，对小儿或神志不清者尤应注意，防止患者自行拔出。

（3）加强责任心，规范操作程序，气囊内注水不宜过少，严格按说明书执行。

（4）患者下床活动或翻身时，应给予必要的依托，保持尿管与身体同步运动，减轻尿管对尿道的刺激。用热水袋热敷下腹部，可解除膀胱及尿道括约肌痉挛，必要时使用镇静药或解痉药物，减轻患者不适，防止自拔管的发生。

5. 尿液引流不畅

【常见原因】

（1）导尿管受压或打折。

（2）血块或结石阻塞。

【风险表现】导尿管无尿液流出，患者主诉膀胱胀痛。

【应对措施】

（1）先检查导尿管有无受压或打折，若排除了此种情况，可应用1∶5000呋喃西林液冲洗膀胱，以使导尿管通畅。

（2）必要时更换导尿管。

【预防措施】

（1）注意保护导尿管，防止受压或打折而影响尿液引流。

（2）轻柔操作，防止损伤尿道或膀胱黏膜，进而防止出血形成血块阻塞导尿管。

（3）定时做膀胱冲洗，定时更换导尿管，以防止形成血块或结石。

6. 膀胱功能丧失

【常见原因】置管期间膀胱功能进行性退化。

【风险表现】拔管后尿失禁或排尿困难。

【应对措施】教会患者进行有计划的膀胱功能训练。

【预防措施】

（1）定时夹闭、开放尿管。

（2）留置尿管期间有意让患者锻炼膀胱功能。

十四、尿标本采集的护理风险与管理

1. 标本污染

【常见原因】

（1）无菌操作不严格。

（2）送检途中标本污染。

【风险表现】标本污染，检验结果不准确。

【应对措施】找出污染原因，向患者解释后重新留取标本。

【预防措施】

（1）操作时严格无菌操作。

（2）塞紧瓶塞送检。

2．标本变质

【常见原因】

（1）标本采集后未及时送检。

（2）未添加防腐剂。

【风险表现】标本变质，检验结果不准确。

【应对措施】找出变质原因重新留取标本。

【预防措施】

（1）标本采集后及时送检。

（2）不能及时送检要放在冰箱内，但要防止标本冻结。

十五、膀胱穿刺的护理风险与管理

1．穿刺失败

【常见原因】

（1）患者术前未最大限度憋尿，膀胱充盈不够。

（2）术者技术失误。

【风险表现】穿刺后未见尿液流出。

【应对措施】

（1）停止穿刺，穿刺处用无菌敷料覆盖。

（2）嘱患者憋尿，安排时间另行穿刺。

【预防措施】

（1）穿刺前向患者说明憋尿的重要性，取得合作。

（2）操作前熟悉解剖，熟练技术。

2．误伤其他脏器

【常见原因】

（1）术者解剖位置掌握不好造成。

（2）患者术前未最大限度地憋尿。

【风险表现】

（1）患者腹部疼痛明显。

（2）穿破腹膜，穿刺造口术后造口管中无尿液排出，影像学检查发现造口管位于肠腔内。

【应对措施】

（1）立即停止穿刺，伤口加压包扎。

（2）穿破腹膜后立即留置导尿管，给予禁食、胃肠减压，并随时注意患者腹部体征的变化。

（3）必要时行急诊手术。

【预防措施】

（1）术者掌握好解剖位置。

（2）患者术前最大限度地憋尿。

3．感染

【常见原因】

（1）操作时操作人员无菌观念不强，操作不当。

（2）医用物品消毒不严。

（3）患者自身抵抗力低。

【风险表现】

（1）伤口处流脓。

（2）发热。

【应对措施】

（1）伤口换药。

（2）遵医嘱给予抗生素。

【预防措施】

（1）操作时严格无菌操作。

（2）嘱患者进食高营养食物增强自身抵抗力。

4．影响检验结果

【常见原因】

（1）患者饮水太多或用利尿药，使得尿液稀释。

（2）操作时无菌操作不严格，污染标本。

【风险表现】检验结果与实际不符。

【应对措施】对患者解释后重新留取标本。

【预防措施】

（1）操作时严格无菌操作。

（2）嘱患者饮水憋尿，但饮水不能太多，避免使用利尿药。

5．膀胱出血

【常见原因】

1．膀胱内感染。

2．膀胱反复穿刺。

3．误伤膀胱内血管。

【风险表现】

（1）引流管持续引流出脓、血尿，血凝块反复堵管。

（2）血压下降，患者面色苍白。

【应对措施】如果引流管持续引流出脓、血尿，血凝块反复堵管，甚至血压下降都提示有活动性出血，必须积极输血、补液，必要时手术探查。

【预防措施】

（1）造口术后早期必须严密观察引流管的通畅情况，尿液的颜色，穿刺部位周围和腹部的症状、体征，脉搏、血压等。

（2）术前留置导尿者，在穿刺造口后不要立即拔除，待病情平稳后再拔除。

十六、膀胱冲洗的护理风险与管理

1．逆行感染

【常见原因】

（1）冲洗液对膀胱壁产生机械性损伤，膀胱黏膜受损。

（2）操作时护理人员无菌观念不强，操作不当。

（3）冲洗时尿管内的尿逆流入膀胱。

（4）医用物品消毒不严。

（5）患者自身抵抗力低。

（6）冲洗过于频繁。

【风险表现】尿路感染症状。

【应对措施】

（1）遵医嘱应用抗生素。

（2）减少膀胱冲洗频率。

【预防措施】

（1）操作时严格无菌操作。

（2）嘱患者进食高营养食物增强自身抵抗力。

（3）使用密闭式引流，采取密闭式冲洗方式，选择有效冲洗溶液。

（4）减少膀胱冲洗频率。

2．膀胱过度充盈

【常见原因】

（1）冲洗量过大。

（2）冲洗后未及时开放尿管。

【风险表现】患者下腹胀痛。

【应对措施】开放尿管。

【预防措施】

（1）控制冲洗液量，一次不得超过 1000ml。

（2）注入一定量后即可开放尿管，之后再夹闭再冲洗。

十七、骨髓穿刺的护理风险与管理

1．术前患者情绪反应

【常见原因】患者对骨髓穿刺不甚了解，有畏惧、担心情绪。

【风险表现】患者产生焦虑、抑郁、恐惧、愤怒等负性情绪，不合作。

【应对措施】对患者进行健康教育，解释操作目的，根据骨髓穿刺患者不良情绪产生的原因实施针对性护理，使患者以较为从容愉悦的心态面对检查。

【预防措施】对患者情绪进行评估，根据骨髓穿刺患者不良情绪产生的原因实施针对性护理。

2．感染

【常见原因】

（1）细菌直接入侵。

（2）医用物品消毒不严。

（3）患者自身抵抗力低。

（4）无菌操作不严格。

【风险表现】发热。

【应对措施】遵医嘱应用抗生素。

【预防措施】

（1）严格无菌操作。

（2）必要时用抗生素预防感染。

十八、脑脊液引流术护理风险与管理

1．颅内血肿

【常见原因】颅内压快速下降时脑组织向下塌陷，撕破皮层进入静脉窦间的静脉血管或硬脑膜自颅骨剥离，撕破其间的血管或蛛网膜颗粒而引起出血。

【风险表现】

（1）患者诉头痛。

（2）出院恶心、呕吐等颅内高压的症状、体征。

（3）CT检查可见颅内血肿。

【应对措施】遵医嘱应用止血药物。

【预防措施】

（1）术中脑脊液引流应缓慢，术后应保持健侧卧位，维持一定的颅内压（70~180mmH$_2$O），以防脑组织过度塌陷牵拉并发颅内血肿。

（2）术后有意识障碍或肢体瘫痪持续不缓解或加重者，应及时行CT扫描，一旦发现血肿形成，应尽快处理。

2．颅内感染

【常见原因】

（1）细菌直接入侵。

（2）医疗用品消毒不严。

（3）患者自身抵抗力低。

（4）无菌操作不严格。

【风险表现】

（1）患者诉头痛。

（2）出现恶心、呕吐等颅内高压的症状、体征。

（3）发热，辅助检查示血象高。

【应对措施】

（1）留取血培养，根据血培养结果遵医嘱合理应用抗生素。

（2）高热者给予物理降温。

【预防措施】

（1）严格无菌操作。

（2）必要时用抗生素预防感染。

第七节　外科护理风险与管理

外科护理是为接受外科治疗的患者提供整体护理，以达到去除病灶、预防残障、促进康复的目的。外科患者大多发病急、病情变化快、抢救多、抢救时机紧迫等，因此，在外科护理操作中潜藏的护理风险较多。外科护理风险主要存在于围术期的护理以及对危重患者的抢救过程中。

一、术前准备不充分的护理风险与管理

【常见原因】

1. 医嘱开具不及时。

2. 执行不及时或不充分（如清洁灌肠不彻底）。

3. 术前注意事项考虑不全面（义齿、个人物品）。

【风险表现】

1. 需术前给予的药物或特殊处理未及时或正确给予。

2. 引起术后感染等多种并发症。

3. 导致手术延误、物品丢失甚至误吸。

【应对措施】及时发现问题，并采取恰当的补救措施。

【预防措施】

1. 加强对医护人员专科知识的培训。

2. 术前准备流程化。

3. 管理者加强术前准备的检查工作。

二、备皮的护理风险与管理

【常见原因】

1. 备皮技术不熟练或缺乏相应的备皮知识。

2. 备皮者重视程度不够，操作不认真。

【风险表现】皮肤划伤或备皮不彻底，导致术后伤口感染，甚至手术延期。

【应对措施】

1. 对划伤皮肤及时进行消毒处理，并报告主管医师确定是否对手术造成影响。

2. 备皮不彻底的患者及时进行二次备皮。

3. 遵医嘱合理应用抗生素。

【预防措施】

1. 对护理人员的备皮技术和相关知识进行培训。

2. 管理人员对备皮质量要严格要求，及时检查。

3. 不涉及手术区的皮肤、毛发可不去除。

4. 需备皮的手术区，去除毛发时间要离手术时间靠近。

5. 去除毛发时，尽量用剪毛法。

三、留置导尿管的护理风险与管理

【常见原因】

1. 执行操作的护士经验不足，技术操作不熟练。

2. 患者，尤其是男性患者前列腺增生及尿道畸形，导致置管困难，如强行进入，导致出血。

3. 男性患者留置导尿管位置较浅，水囊充气或注水后压迫海绵体，出现疼痛、出血等不适症状或不能有效引流出尿液。

4. 导尿管水囊破裂、水囊内注气（水）不足或尿管固定不牢，导致导尿管从膀胱脱出。

5. 操作者无菌意识不强，导致患者尿路感染。

6. 置管时间过长，基础护理不到位，导致导尿管堵塞或尿路感染。

【风险表现】

1. 尿道损伤　患者疼痛，尿道出血。

2. 导尿管脱出　储尿袋内无尿液引出，患者尿意强烈，导尿管滑出尿道口。

3. 尿路感染　患者诉尿道不适，尿意持续，已拔管者有尿急、尿频、尿痛症状，部分伴尿液浑浊、有沉淀，甚至出现发热等全身感染征象。

4. 导尿管堵塞　患者尿意强烈，膀胱胀满，挤压导尿管无尿液流出，或流出不畅，已引出的尿液可伴絮状沉淀。

【应对措施】

1. 更换经验丰富的护士。

2. 置管动作轻柔，对于置管困难的患者如多次留置失败，可请泌尿外科专科医师协助留置导尿管。

3. 严格遵守无菌操作制度，做好相关基础护理，对留置导尿管时间较长者应每日进行膀胱冲洗，保持导尿管通畅和尿液澄清。

4. 普通留置导尿管患者出现阻塞征象，及时采用尿管冲洗器冲洗导尿管，一般均可复通，如仍不能通畅，立即拔除导尿管。对特殊留置导尿管患者应报告医师给予恰当的处理，根据病情判断是否需要重新留置。

【预防措施】

1. 对护士定期进行技术操作培训和考核，经考核合格后方可进行操作。

2. 选择粗细合适的尿管，进行置管操作前检查水囊有无破裂，水囊内注水严格按说明书执行，防止注水过少不能妥善固定或注水过多水囊破裂或压迫尿道内口。

3. 固定导尿管时留有活动余地，叮嘱患者翻身时不可过度牵拉导尿管，以防脱出。

4. 强化医护人员的无菌观念和人文关怀理念。

5. 每日行膀胱冲洗，防止尿路感染和尿管阻塞。

6. 定时观察导尿管是否在位通畅，出现异常及时处理。

四、留置胃管的护理风险与管理

【常见原因】

1. 执行操作的护士经验不足，技术操作不熟练。

2. 鼻腔黏膜血管丰富，且部分患者鼻黏膜水肿，鼻腔畸形或狭窄，置管困难。

3. 置管过程中出现呕吐或出血较多时，口鼻内容物可能误入气管。

4. 对于已有颅脑损伤的患者，胃管可能由鼻腔经颅底骨折处置入颅腔。

5. 有些危重患者虽置入气管但无呛咳反射，可能导致判断错误。

【风险表现】

1. 鼻腔出血。

2. 误吸　出现呼吸困难，吸入性肺炎，严重者发生窒息。

3. 胃管误置入颅脑，可引出清亮透明的脑脊液，重者可损伤脑组织。

4. 误经气管注入肠内营养液，导致肺不张。

【应对措施】

1. 更换经验丰富的护士。

2. 出血者暂停操作，如出血严重，可给予压迫止血或遵医嘱药物止血。

3. 出现呕吐或大量出血立即停止操作，采用负压吸引清理气道，防止误吸。

4. 如怀疑胃管置入位置错误，立即拔出。

【预防措施】

1. 对护士定期进行技术操作培训和考核，经考核合格后方可进行操作。

2. 置管时摇高床头，昏迷患者头偏向一侧。

3. 严重外伤者置管前应先明确有无颅脑损伤。

4. 置管动作轻柔，出血较多时暂停操作。置管困难者可先以麻黄碱扩张鼻腔。

5. 对于昏迷等患者，应采用多种方法确认胃管在胃内后方可使用。

五、暴露性操作的护理风险与管理

【常见原因】

1. 操作过程中未注意保暖。

2. 操作过程中过多暴露，忽视遮挡患者。

【风险表现】

1. 操作后患者出现感冒症状，可能导致手术延期或影响术后恢复。

2. 暴露患者隐私，忽视患者心理感受，引起患者和家属的不满，产生纠纷。

【应对措施】

1. 发现感冒症状立即报告医师，及时治疗，以减少对手术的影响。

2. 及时向患者及其家属道歉，做好解释和安抚工作，并立即消除不足的行为。

【预防措施】

1. 加强护理人员人文关怀思想的培养，操作中尽量减少患者的暴露。

2. 管理者应为医护人员提供良好的操作环境，例如屏风、围帘或单独的操作间。

六、术前指导不确切的护理风险与管理

【常见原因】

1. 患者因知识水平不同，理解出现偏差。

2. 护士缺乏专科知识，或讲解不清，示范不到位。

3. 护士重视程度不够。

【风险表现】

1. 术前准备不到位，手术不能按时进行或影响手术效果。

2. 术后不能进行正确的康复运动，影响康复进程，甚至产生原本可以避免的并发症。

【应对措施】

1. 观察患者及家属对术前准备和术后康复运动的配合程度，发现问题及时纠正。

2. 术前准备出现无法纠正的错误时，应及时与医师沟通，采取恰当的处理。

【预防措施】

1. 加强对护士健康教育能力的培训，增强护理人员的专业知识和与患者

沟通的能力。

2．加强对各班工作的检查，以便及时发现问题。

3．鼓励同病室患者相互交流，相互辅导，以促进术前健康知识的学习。

七、心理护理不到位的护理风险与管理

【常见原因】对手术过程和结果解释不恰当。

【风险表现】患者过度焦虑，影响手术。

【应对措施】

1．请高年资的护士或医师为患者讲解手术相关知识。

2．请病区中手术成功的同种病例患者介绍治疗过程和体会。

【预防措施】

1．对护理人员的专科知识和讲解方式进行培训，使之做到"既要把手术过程中存在的危险讲清楚，又不会给患者带来过高的压力"。

2．术前充分评估患者对疾病的认知程度、对手术和社会支持系统的期望值，及时发现引起情绪或心理变化的诱因，对症实施心理疏导。

八、术后留置引流管的护理风险与管理

【常见原因】

1．术后患者躁动。

2．医护人员固定引流管不牢固，或在护理过程中未安放好引流管。

3．引流物中含有较多的块状物，医护人员未及时疏通管路。

4．护理人员未按操作规程消毒或未按时更换引流瓶。

5．术后引流管种类较多，如肠造口引流、腹腔负压引流、腹腔冲洗管等多根管道可能同时存在。

【风险表现】

1．引流管脱出　引流瓶内无引流液或引流管持续引出气泡，引流无法正常进行，影响治疗的正常进行，如需重置，则增加了患者的痛苦，加大治疗难度。

2．管路阻塞　引流袋内无液体引出，但患者体内相应腔隙间的压力增大，引起患者的不适感，伤口敷料较多渗出，导致感染加重，影响医护人员对病情的正确判断，贻误病情。

3．通道性感染　病原菌通过管路进入体内，引起感染。

4．引流管错接　因各引流管标记不清，更换引流袋时连接错误，为进一步治疗和护理提供错误的信息，并增加感染概率。

【应对措施】

1. 当引流瓶内无引流液或持续引出气泡时，护士应在可视范围内调整引流管的位置，如调整后无效，应及时通知医师进行换药，对引流管进行调整。

2. 当引流管完全脱出，护士应立即以无菌纱布覆盖伤口，同时报告医师，根据病情，在无菌条件下重新置入。切忌直接将脱出的引流管插回至伤口内。

3. 管路阻塞时，可试行更换外接引流管，或用注射器回吸引流液，如无法复通应及时报告医师给予拔除。

4. 发生感染遵医嘱应用抗生素，防止炎症扩散。

5. 重新更换引流袋，并正确连接。

【预防措施】

1. 妥善固定引流管，进行翻身等操作时注意保护管路。

2. 定时挤压和疏通引流管，保持管路通畅。

3. 定时更换引流袋，严格执行无菌操作原则。

4. 了解各管路的作用，并做好标记，防止接错。

九、尿潴留患者导尿的护理风险与管理

【常见原因】膀胱高度膨胀患者置管后首次放尿量过多。

【风险表现】一次性导尿超过1000ml，易导致虚脱或血尿。

【应对措施】立即夹闭尿管，密切观察，有虚脱者对症处理，密切观察血尿情况，必要时遵医嘱应用止血药物。

【预防措施】导尿时使用量杯测量尿量，导出尿量 >800ml 者，应暂时夹闭尿管，间断多次放尿。一次导尿 >500ml 者导尿后应留置尿管，并定时夹闭尿管，以利于膀胱逼尿肌功能的恢复。

十、术后协助咳痰的护理风险与管理

【常见原因】

1. 不正确的咳痰方法，导致切口处张力过大。

2. 护士咳痰的指导和协助方法不正确。

3. 患者术后存在感染、营养不良等因素，切口愈合不佳。

【风险表现】切口裂开：切口疼痛、出血，拆除敷料可见缝线断裂、局部皮肤及皮下组织不同程度裂开。

【应对措施】

1. 安慰患者，做好心理护理，护理人员和患者均需保持镇静。

2. 禁食，给予胃肠减压。

3. 立即用无菌生理盐水纱布覆盖切口，并用腹带包扎。

4. 通知医师，护送患者入手术室重新缝合处理。

5. 如有内脏脱出，切勿在床旁还纳内脏，以免造成腹腔内感染。

【预防措施】

1. 术前加强营养支持。

2. 切口外用腹带或胸带包扎。

3. 教会患者正确的咳痰方法，避免盲目用力，并在咳痰时提供适当的伤口支托。

十一、术后早期失血性休克的护理风险与管理

【常见原因】术中失血量大，术后液体补充不足。

【风险表现】患者心率增快，脉率 >100 次/分，乏力，困倦，反应迟钝，面色苍白，出冷汗，血压下降（低于 80/50mmHg），外周静脉萎陷，呼吸增快，尿量减少，意识模糊甚至丧失。

【应对措施】

1. 正确评估休克的程度及发生的原因，采取相应的措施，如加大静脉输液速度，恢复有效循环血量，纠正酸碱平衡失调。

2. 保持呼吸道通畅，保证肺通气，是抢救失血性休克的重要环节。

【预防措施】

1. 术后进行心电血压监测，严密观察生命体征变化，及时发现休克的早期征象。

2. 监测中心静脉压，评估血容量，及时恢复有效血容量。

3. 随时观察补液效果　根据患者血压、脉搏、中心静脉压、尿量及一般情况来判断有效循环血量，随时调整补液量。

4. 必要时备好抢救物品。

十二、气管切开的护理风险与管理

【常见原因】

1. 套管脱位或脱出　①患者躁动、呛咳或呃逆所致；②护士在为患者变化体位过程中，未固定气管套管处；③套管固定带松动；④用呼吸机时呼吸机管路固定不当引起的牵拉。

2. 分泌物堵塞气管套管　①患者分泌物多、黏稠，未能及时吸出，造成痰液阻塞；②吸痰深度不够，吸引不彻底，造成痰痂阻塞气管套管。

【风险表现】

1. 患者出现憋气、情绪急躁，恢复语言能力。

2. 吸痰管下送受阻。

3. 心电监测示　经皮血氧饱和度下降。

【应对措施】

1. 认真评估患者出现症状原因，立即给予相应处理。

2. 发现套管脱出后立即通知医师进行处理：①对有自主呼吸的患者，及时松气囊，以利于患者自行呼吸，同时稳定患者情绪；②对没有自主呼吸的患者，积极配合医师气管插管，争取抢救时间。

3. 分泌物堵塞气管套管　及时吸痰，必要时做纤维支气管镜灌洗。

【预防措施】

1. 对神志不清、躁动的患者，幼儿和有厌世情节的患者，用约束带将肢体固定，避免自行拔管。

2. 护士在护理患者过程中，避免拖、拉、拽等动作，不能自行完成的护理工作，尽量在他人协助下完成，保持头颈和躯干的轴线位置。

3. 对分泌物黏稠者，可行雾化吸入和气道的湿化，以稀释痰液、湿化气道、消炎，根据患者痰量，及时吸痰。

4. 严格无菌操作，动作轻柔，吸痰管在导管内停留时间不超过 15 秒，吸痰时要由深至浅，1 次吸痰更换 1 根吸痰管。

5. 保持固定带松紧度适宜，更换气管切口敷料时，固定气管套管，更换结束后，调节固定带以通过一指为宜。

十三、术后强制卧床患者的护理风险与管理

【常见原因】术后部分患者因疼痛、虚弱、治疗需要等原因采取强迫体位。

【风险表现】出现下肢深静脉血栓、压疮等并发症。

【应对措施】

1. 正确评估患者下肢肿胀程度和全身皮肤情况，及时报告医师。

2. 下肢深静脉血栓患者患肢抬高，制动。

3. 防止发生压疮的局部皮肤继续受压，并采取相应的皮肤保护措施，严格交接班，密切关注压疮的转归。

【预防措施】

1. 可采用气压式循环驱动器促进患者下肢的血液循环。

2．术后早期指导患者进行肌肉等长运动等功能锻炼。

3．定时协助患者翻身，改变体位。

十四、下肢静脉血栓的护理风险与管理

【常见原因】手术后患者疼痛，强迫体位。护士未及时指导功能锻炼。

【风险表现】患侧肢体肿胀，抬高后无改善。

【应对措施】

1．正确评估肿胀程度及发生的原因，及时汇报医师，采取相应的处理措施。

2．嘱患者卧床休息，避免剧烈活动。

【预防措施】

1．术后早期指导患者进行功能锻炼，从肌肉等长运动开始，以促进血液循环。

2．协助患者变换体位，术后早期抬高患肢。

3．进食高营养、低脂饮食。

十五、肿瘤患者保护性措施不到位引发的护理风险与管理

【常见原因】

1．医患、护患、医护之间沟通不够。

2．医护人员对保护性医疗的重视程度不够。

3．肿瘤患者一般病情较重，愈后不佳，患者心理压力较大。

【风险表现】

1．患者出现沉默不语，紧张、焦虑，拒绝治疗等表现。

2．患者突然得知病情，一时不能接受，产生自杀的念头和行为。

【应对措施】

1．立即与医师、家属联系，指导家属安慰鼓励患者，提醒陪护、家属，防止患者采取过激行为，出现自杀等后果。

2．耐心讲解，做好解释、说服工作，正确指导患者积极配合治疗，树立战胜疾病的信心。

3．值班护士注意交接班，做好定期巡视和记录工作。

【预防措施】

1．严格执行医院制定的《保护性医疗执行要求》。

2．加强医护人员的保护性医疗意识，定期对保护性医疗知识进行讲解。

十六、术后饮食指导的护理风险与管理

【常见原因】由于护士指导错误或不清楚，患者饮食开始过早、过度或过快。

【风险表现】腹胀、吻合口漏等并发症。

【应对措施】发现后及时制止，观察有无不良反应，报告医师，做相应处理。

【预防措施】

1. 加强术前、术后指导，认真耐心地为患者及家属进行讲解，并要求复述。

2. 观察患者饮水、进食的情况，及时发现问题。

十七、肠瘘患者留置负压引流的护理风险与管理

【常见原因】

1. 引流管连接的负压设置不正确，或负压引流接口处松动。

2. 未及时更换负压引流瓶。

【风险表现】

1. 负压<6kPa，过大造成肠黏膜损伤、出血；过小，引流不充分。

2. 引流液回吸至中心负压系统中，影响中心负压系统的使用。

【应对措施】

1. 立即调整负压至可接受范围，正确连接引流管路。

2. 立即关闭负压表，更换引流瓶，根据情况请专业人员进行维修。

【预防措施】

1. 维持负压在4~6kPa，并做好标记，防止其他人员误操作。

2. 观察引流液的量、色、性状，定时更换引流瓶。

十八、乳腺癌术后患者皮瓣的护理风险与管理

【常见原因】

1. 术后胸带加压包扎过紧或过松，或松脱后未及时调整。

2. 负压引流管阻塞或脱出。

3. 搀扶患者活动时未注意保护患侧。

4. 术后一般要求早期活动，以促进患侧肢体功能的恢复，但如活动范围过大，皮瓣会滑动。

【风险表现】

1. 皮瓣缺血坏死。当胸带加压过紧，影响皮瓣的血液供应和患侧肢体体液回流；当胸带包扎过松，皮瓣容易松动，影响生长。

2. 皮瓣下局部积液，皮瓣不能紧贴胸壁且有波动感。淤血和毒素皮瓣下蓄积，易引起感染和坏死。

3. 在活动中或活动后患侧肢体疼痛剧烈，皮瓣局部缺血或与胸壁贴合欠佳。

【应对措施】

1. 及时调整绷带或胸带的松紧度。

2. 报告医师，及时处理，如皮下积液较多，可在严格消毒后抽液并局部加压包扎。

【预防措施】

1. 观察患者远端血液循环，如出现皮肤温度降低、脉搏波动较弱的情况，提示腋部血管受压，应及时调整。

2. 妥善固定乳引管，保证有效的负压吸引，定时挤压引流管。

3. 术后忌经患侧上肢行测血压、抽血等操作，指导患者自我保护患侧上肢，搀扶患者活动时只能扶持健侧。

4. 护士应掌握康复运动方法，并认真做患者及家属的教育工作，指导他们进行正确的康复锻炼。

十九、各种引流管的护理风险与管理

【常见原因】

1. 留置引流管的种类较多，各种引流管的护理要点有所不同。

2. 引流管的无菌条件要求较高。

3. 引流管不易固定。

【风险表现】

1. 不同引流管错接，增加感染危险，为患者的观察和治疗提供错误的信息，延误病情。

2. 泌尿系感染。

3. 肾、膀胱造口管脱出，尿液外渗至周围组织间隙，引起感染，导致手术失败。

【应对措施】

1. 更换引流袋，经严格消毒后正确连接。

2. 遵医嘱进行抗感染治疗。

3. 一旦脱出立即以无菌纱布覆盖伤口，报告医师，做好二次手术的准备。

【预防措施】

1. 各引流管做好标识。

2. 尽量不拆卸接口处，冲洗或更换时严格无菌操作。

3. 无菌尿袋低于引流部位，防止尿液倒流。

4. 定时更换引流袋，保持瘘口周围皮肤清洁干燥。

5. 鼓励患者多饮水，每日 2000～3000ml，以保证足够的尿量，增加内冲洗作用。

6. 妥善固定各引流管，在翻动患者时护士应注意保护管路，防止过度牵拉，肾、膀胱造口术后 2 周内严防脱出。

二十、肾上腺疾病患者的护理风险与管理

【常见原因】血压波动及血容量增减所引起的血流动力学改变复杂而凶险。

【风险表现】

1. 高血压危象。

2. 肾上腺危象。

【应对措施】严密监测血压、心率的变化，遵医嘱及时准确地给升压、降压药物。根据中心静脉压和动脉压的变化调整补液速度，控制症状。

【预防措施】

1. 严密观察生命体征的变化，准确记录出入量。

2. 避免手术局部受压，以免使腺体受压影响血液循环。

3. 观察患者术后有无心率加快、恶心、呕吐、腹痛、腹泻、血压下降等肾上腺危象先兆症状。

二十一、心包、纵隔引流管的护理风险与管理

【常见原因】心包、纵隔引流管移位或阻塞。

【风险表现】心包和纵隔内积液过多，直接影响心脏和肺的正常功能，危及生命。

【应对措施】

1. 调整引流管的位置或以无菌注射器回抽，以复通引流管。

2. 如复通失败，密切观察患者病情变化，做好再次手术的准备。

【预防措施】

1. 保持管路通畅，每隔 15～30min 挤压引流管一次。

2. 妥善固定，协助患者活动时注意保护引流管，防止脱出。

3. 密切观察病情，注意有无心脏压塞征象。

二十二、全肺切除术后补液的护理风险与管理

【常见原因】

1. 术后大量补液。

2. 肺代偿功能降低明显。

【风险表现】出现肺水肿的表现。

【应对措施】

1. 减慢输液速度或暂停输液。

2. 报告医师，遵医嘱给予脱水利尿治疗。

3. 摇高床头，调节吸氧浓度，减轻患者的呼吸困难。

【预防措施】

1. 限制钠盐的摄入。

2. 严格掌握输液的量和速度，一般 24 小时补液量控制在 ＜2000ml。

3. 准确记录出入量，维持体液平衡。

二十三、全肺切除术后留置胸腔引流管的护理风险与管理

【常见原因】

1. 胸腔引流管未钳闭。

2. 单次放出胸腔引流液较多。

【风险表现】可能导致纵隔移位，心搏骤停。

【应对措施】夹闭胸腔引流管，根据病情，立即进行胸外心脏按压等抢救治疗，同时呼叫医师。

【预防措施】

1. 一般全肺切除术后所留置的胸腔引流管呈钳闭状态，以保证术后患侧胸腔内有一定的渗液，以减轻或纠正明显的纵隔移位。

2. 当需放出气体或引流液以维持气管和纵隔的正常位置时，每次放液量应 ＜100ml，速度宜慢。

二十四、颅脑损伤患者吸痰的护理风险与管理

【常见原因】颅脑损伤患者可伴有颅底骨折或脑脊液漏，急诊患者在未

排除颅底骨折的情况下可能需要吸痰。

【风险表现】为伴有颅底骨折、脑脊液漏的患者经鼻腔吸痰，可能会吸出大量脑积液甚至脑组织，且增加感染发生率。

【应对措施】疑有颅底骨折、脑脊液漏时，立即停止鼻腔吸痰，报告医师，做相应处理。

【预防措施】

1. 对未排除颅底骨折的患者，禁止经鼻腔吸痰。

2. 经鼻腔吸痰时注意观察吸出物的性状和颜色，及时发现异常情况。

二十五、保护性约束的护理风险与管理

【常见原因】

1. 患者神志不清，躁动明显，用力或持续地做挣脱动作。

2. 患者癫痫、抽搐发作，肢体强烈收缩。

3. 患者持续保持某种强迫体位。

【风险表现】

1. 约束部位皮肤擦伤。

2. 肢体骨折。

3. 关节强直。

【应对措施】一旦出现损伤，及时做相应处理，避免损伤进一步加重。

【预防措施】

1. 所采用的约束用具应柔软、可调节。

2. 定时帮助患者变换体位，按摩肢体。

3. 注意观察患者状态，及时发现异常。

4. 持续躁动不能控制者，应及时与医师沟通，合理给予镇静药物。

二十六、吞咽功能受损患者的护理风险与管理

【常见原因】患者术后吞咽功能受损或尚未完全恢复。

【风险表现】护理人员或家属协助经口进食时，出现噎食或误吸引起窒息。

【应对措施】

1. 立即清理气道，采用负压吸引器吸出气道内异物，呼叫医师。

2. 给予吸氧。

3. 必要可采用纤维支气管镜吸出异物或经手术取出。

【预防措施】

1. 训练患者的吞咽功能。

2. 进饮食应采取循序渐进的原则，先给予少量温开水，观察患者的吞咽情况，如无呛咳等异常情况方可进食流质饮食。

二十七、脑室引流管阻塞或滑脱的护理风险与管理

【常见原因】

1. 脑室引流管管径较小，术后早期，脑脊液呈血性，可伴有块状物，引流管易发生阻塞。

2. 术后患者躁动或护士搬动患者时未注意保护，可能发生管路脱出。

【风险表现】

1. 引流液不能及时引出，导致颅内压增高，甚至发生脑疝。

2. 血性脑积液在脑室内蓄积，加重脑膜刺激症状，可能导致脑膜粘连和蛛网膜粘连，影响脑脊液正常循环和吸收。

【应对措施】

1. 如引流管液面无波动，或无法引出液体，应考虑可能的原因：

（1）颅内压较低，证实方法是将引流瓶降低再观察有无脑脊液流出。

（2）引流管放入脑室内过深、过长，在脑室成角或折叠，可提请医师对照 X 线片，将引流管缓慢向外抽出至有脑积液流出。

（3）管口吸附于脑室壁，可将引流管轻轻旋转，使管口离开脑室壁。

（4）如已有引流管被凝血块或挫碎的脑组织阻塞，可在严格消毒管口后，用无菌注射器轻轻向外抽吸，切不可注入生理盐水冲洗，以免管内阻塞物被冲至脑室系统狭窄处，引起日后脑脊液循环受阻。

（5）如经上述处理无效，及时拔除或更换引流管。

2. 当引流管向外脱出，应立即以无菌生理盐水纱布覆盖伤口，并报告医师，进行进一步处理。

【预防措施】

1. 妥善固定引流管，适当限制患者头部活动范围，活动及翻身时避免牵拉引流管。

2. 注意观察引流管是否通畅，不可扭曲、折叠或受压，观察引流管内是否有脑脊液流出，管内的液面是否随呼吸、脉搏上下波动。

二十八、躁动患者的护理风险与管理

【常见原因】

1. 由于神经系统功能受损，患者常伴有躁动、谵妄等精神症状。

2. 护理人员未做好保护性措施。

【风险表现】

1. 患者坠床。

2. 引流管、气管插管等各种管路脱出。

【应对措施】

1. 及时评估患者伤情，对症处理。对患者及家属进行安抚。

2. 根据脱出的管路不同，及时给予相应的处理措施。

【预防措施】

1. 对有躁动、谵妄症状的患者早期评估，加双侧床档，必要时采用约束带对患者进行适当的约束。

2. 护士在护理过程中加强巡视，及时发现患者存在及潜在的危险。对风险较大的患者及时与家属沟通，或派专人看护，确保患者安全。

3. 为患者提供安静舒适的环境，避免灯光等因素对患者的刺激。

4. 耐心安慰患者，动员家属调节患者的情绪。

5. 与医师沟通，必要时遵医嘱合理给予镇静药物。

二十九、精神失常患者的护理风险与管理

【常见原因】患者出现精神症状。

【风险表现】出走。

【应对措施】立即通知家属，呈报上级机关，动员院内外力量寻找患者。

【预防措施】做好巡视工作，了解患者情况，住院患者只可在指定范围内活动，有精神症状的患者应由家属或专人陪伴。

三十、体位性低血压的护理风险与管理

【常见原因】

1. 患者因手术、失血等原因导致体质虚弱。

2. 长时间保持一种体位。

3. 变换体位时未准确评估体能承受力。

【风险表现】患者因较大幅度变换体位出现晕厥、虚脱等表现，容易发生跌倒、摔伤。

【应对措施】立即平卧，监测血压，必要时给予吸氧、静脉输液等治疗。

【预防措施】

1．长期卧床的患者第一次坐起或下床活动时应避免空腹，尽可能在医护人员的指导下进行。

2．指导患者及家属在进行术后功能锻炼时掌握循序渐进的原则，避免体位变换幅度过大。

3．根据患者体质或术后恢复情况制定科学合理的康复计划。

三十一、病理性骨折的护理风险与管理

【常见原因】

1．患者因自身疾病如骨肿瘤、骨质疏松等原因导致骨骼正常结构遭到破坏，失去应有的坚固性，容易发生骨折。

2．未认真执行分级护理制度。

3．健康教育落实不到位，患者对发生病理性骨折认知不够。

【风险表现】患肢出现疼痛、肿胀、功能障碍，X线片上有骨折表现。

【应对措施】立即通知医师根据骨折发生位置进行复位、固定等处理。

【预防措施】

1．骨肿瘤患者需认真进行身体评估，根据骨质破坏程度限制其活动。

2．严格执行分级护理制度，按时巡视，及时发现并处理问题。

3．加强健康教育细致到位，以提高患者的认知水平，主动配合各项医疗护理措施，积极预防病理性骨折。

三十二、关节挛缩的护理风险与管理

【常见原因】

1．手术后患者疼痛，强迫体位。

2．护士指导功能锻炼不到位。

【风险表现】关节活动受限、肢体呈屈曲位挛缩状。

【应对措施】根据病情制定合理的康复计划，可应用伸展法、强制运动及利用自身体重的方法来矫正已发生的关节挛缩。

【预防措施】

1．手术后强迫卧位或需制动的肢体应注意保持其功能位，使关节处于活动范围的中间位较为适宜。

2．每日对全身关节进行活动训练，活动度从小到大，可分为自动训练和被动训练，并定时活动相应关节。

3．认真仔细，加强交接班及病情观察，及时发现并纠正问题。

4　加强健康教育，及时指导患者进行正确的功能锻炼。

三十三、伤口裂开的护理风险与管理

【常见原因】

1．不正确的功能锻炼方法导致伤口处张力过大。

2．因站立不稳、跌倒、坠床等原因导致突然用力过猛累及伤口。

3．相关健康教育内容落实不到位。

4．自身营养差。

【风险表现】伤口疼痛、出血，拆除敷料可见缝线断裂，局部皮肤及皮下组织不同程度的裂开。

【应对措施】

1．立即报告医师根据伤口裂开程度进行处理。

2．行二次缝合处理的患者定时观察伤口敷料渗出情况。

【预防措施】

1．指导患者掌握正确的功能锻炼方法。

2．根据个体差异及病情轻重制定合理的功能锻炼计划。

3．使用气垫床的患者安放床档，避免因床铺过高、床边过软导致坠床或自床上滑倒。

4．患者术后下床进行功能锻炼时需有陪同人员。

5．加强健康教育及行动能力的评估，积极预防跌倒等意外伤害。

三十四、重症患者物理降温的护理风险与管理

【常见原因】由于感染等原因，危重患者常发生体温过高，使用冰囊、冰毯机降温等是目前临床采用较多的物理降温方法。但危重患者对温度反应力降低，有些昏迷患者甚至无反应。

【风险表现】冰块、冰囊等长时间作用局部皮肤，发生冻伤。

【应对措施】更换冷敷部位，保护冻伤处皮肤，等待愈合。禁止挤压、摩擦或在该处进行任何治疗。

【预防措施】

1．冰袋不可直接与皮肤接触，应隔以纱布垫、毛巾等物品。

2．观察与冰袋接触的局部皮肤，定时更换降温部位。

三十五、重症患者肠内营养的护理风险与管理

【常见原因】

1. 危重患者管路繁杂，锁骨下或颈内静脉与胃管位置接近，且为方便治疗，胃管末端常需连接三通接头，使得胃管与大静脉更为相似。

2. 肠内营养速度过快，或患者胃肠功能尚未恢复，胃潴留明显。

3. 空肠造口管滑入腹腔，或十二指肠旷置者给空肠内营养时，护士误经胃管注入。

【风险表现】

1. 肠内营养液误通过锁骨下或颈内静脉置管注入静脉。

2. 误吸，吸入性肺炎。

3. 腹膜炎。

【应对措施】对症治疗。

【预防措施】

1. 在胃管三通接头处做醒目标识，尽量不与大静脉置管固定于同侧。

2. 护理人员责任心强，养成认真、细致的工作态度。

3. 喂养过程中，观察患者有无腹胀、呕吐等症状，咳痰较多者观察痰液中有无肠内营养样物质。

4. 每4小时夹闭胃管一次，暂停肠内营养30～60分钟后，经胃管回抽胃内容物，判断患者的消化情况。

三十六、重症患者肠外营养的护理风险与管理

【常见原因】

1. 患者未留置大静脉置管。

2. 长期行肠外营养，完全未启动肠道功能。

3. 肠外营养液输注过快或营养液配方突然调整。

【风险表现】

1. 经外周静脉营养支持时，易发生血栓性浅静脉炎。

2. 完全肠外营养者因长期禁食，可发生肠源性感染。

3. 易发生代谢性并发症，如低血糖性休克、非酮性高渗性高血糖性昏迷等。

【应对措施】对症处理。

【预防措施】

1. 护士在执行期间应注意观察输液处有无发红、肿胀、疼痛等症状。外

周静脉留置时间不可过长，一般为 3 ~ 5 天。

2. 在病情许可的情况下尽早启动肠内营养。

3. 合理调整肠外营养的输注速度，监测血糖变化，观察患者有无尿量增多、神志改变、面色苍白、四肢湿冷等代谢性并发症的症状。

三十七、为危重患者翻身时的护理风险与管理

【常见原因】外科重症监护室收治的病种较多，患者病情较重，护士在为各类患者翻身时可能存在的较多风险，如：

1. 颅脑手术后有减压窗的患者，减压处脑组织失去骨性保护屏障。

2. 体积较大的颅脑肿瘤患者，因颅腔留有较大空隙，脑组织易发生移位。24 小时内，手术区应保持高位，以免突然翻动时发生脑和脑干移位，引起大脑上静脉撕裂、硬脑膜下出血或脑干功能衰竭。

3. 严重休克患者循环不稳定，受体位影响较大。

4. 颈椎损伤患者颈部锥体的稳定性降低，颈部脊髓和神经水肿、损伤。

5. 髋关节置换术后的患者术后早期关节周围的肌肉、韧带尚未恢复，关节的稳定性差。

【风险表现】患者的病情在翻身过程中或翻身后发生较大变化，影响预后。

1. 头部有减压窗者在向术侧翻动时由于翻动幅度过大，或医护人员的疏忽，使减压窗受压，导致患者颅内压升高，甚至脑组织受损。

2. 体积较大的颅脑肿瘤患者，突然翻动时发生脑和脑干移位，引起大脑上静脉撕裂、硬脑膜下出血或脑干功能衰竭。

3. 在翻动严重休克患者时，患者血压突然大幅度降低。

4. 颈椎损伤患者在搬运或翻身时，脊髓损伤加重。

5. 协助髋关节置换术后患者翻身时由于手法错误导致关节再次脱出。

【应对措施】出现病情变化后，护士应首先根据病情为患者采取简单而必要的急救措施，随后呼叫医师，进行进一步救治。

【预防措施】

1. 头部有减压窗者应在减压处做明显的标记，一般禁止向术侧翻身，必须向术侧翻动时头部应有专人保护。

2. 体积较大的颅脑肿瘤患者术后 24 小时内，手术区应保持高位，为患者翻身时动作轻柔，禁止对患者突然、大幅度的翻动。

3. 严重休克患者翻身时动作轻、幅度小，必要时可暂不给予翻身。

4. 颈椎损伤患者在搬运或翻身时应佩戴颈托，需由专人固定头部，保持头颈躯干呈轴样。

5. 髋关节置换术后患者在搬运和翻身时患肢由专人固定，保持外展中立位。

三十八、重症患者大量输血输液的护理风险与管理

【常见原因】

1. 输入的液体温度一般等于或低于室温，当输液量大、输液速度过快时，易导致体温过低。

2. 危重患者代偿能力降低，大量输液可能加重患者的心脏负担。

【风险表现】

1. 体温过低，从而影响血液循环，降低组织细胞的代谢能力，加重病情。

2. 出现心力衰竭、肺水肿等相关症状。

【应对措施】

1. 采用温毯机为患者复温。

2. 减慢输液速度，遵医嘱合理使用脱水利尿药物。

【预防措施】

1. 评估患者的年龄、病情等情况，合理调节输液速度。

2. 密切观察生命体征，记录出入量，作为调节输液速度的依据。

三十九、重症患者拔除气管插管的护理风险与管理

【常见原因】

1. 患者凝血功能不佳。

2. 气管插管球囊未完全排空，或拔管过程中用力过猛，球囊边缘擦伤黏膜。

【风险表现】出现鼻出血、气管损伤等症状，甚至发生误吸。

【应对措施】

1. 立即将患者头偏向一侧，采用负压吸引器清理气道，防止误吸。

2. 遵医嘱及时给予止血药物。

3. 如出血较多，应立即请耳鼻喉专科医师会诊止血。

【预防措施】

1. 拔管前评估患者有无出血倾向。

2. 回抽气囊时充分排空气囊内气体。

3. 检查负压吸引器功能是否正常。

4. 进行拔管操作时必须有一名医师在场观察病情，或由医师拔除。

5. 拔管时动作轻柔且迅速，以免增加患者痛苦。

四十、重症患者经大静脉置管输液的护理风险与管理

【常见原因】

1. 静脉置管留置时间长，患者出汗、活动等原因使静脉置管不能良好固定。

2. 危重患者同时经大静脉置管输注多种药物。

3. 危重患者常用的血管活性药物浓度大，作用强，输注速度的变化对患者的循环稳定影响较大。

4. 输液管路连接复杂、接口处固定不牢、患者翻动等原因，三通连接处易发生松动。

【风险表现】

1. 导管错位或移位后，液体渗漏，导致局部肿胀，如位于颈部，可压迫气管，出现呼吸困难，甚至并发感染。

2. 经三通连接同时输注的药物发生化学反应，引起各种药物不良反应。

3. 血管活性药物（尤其是升压药物）进入体内的速度突然改变，导致血压、心率大幅度波动，甚至心搏骤停。

4. 由于输液管路连接复杂，易发生管路连接处脱落，血液反流，如未及时发现，导致大量失血。

5. 药物渗出，导致局部皮肤损伤。

【应对措施】

1. 发现液体渗漏，应停止输液，拔管并做局部处理，观察患者病情变化，有无呼吸困难及局部皮肤变化等症状，及时处理。

2. 发现液体浑浊变质或患者出现不良反应，立即停止相关药品的输注，密切观察患者病情变化，有无全身性不良反应，及时报告医师，进行相关处理。

3. 出现因血管活性药物的输注引起血压、心率的骤然变化，应暂停该药物的输注，报告医师，密切观察血压、心率是否恢复正常，根据病情遵医嘱应用对抗的药物。

4. 及时连接脱落的管路，失血量较大时，可适当加快液体的输入速度，观察患者的心率、血压是否受到影响。安抚患者及家属，清除血迹，整理床

单元。

【预防措施】

1. 妥善固定大静脉置管，及时更换固定贴膜，注意观察患者输液是否通畅，局部皮肤有无损伤，输液处有无肿胀、疼痛等不适症状。

2. 掌握药品的配伍禁忌，输液过程中观察液体有无变质、沉淀现象。对于化学活性高，稳定性差的药品应单通路输注。

3. 当输液通道中有血管活性药物（尤其是升压药物）匀速泵入时，调节其他液体的输液速度要慎重，以免引起血压和心率的突升突降，以匀速为佳。其他液体输注完毕，应立即更换相应液体，以免影响血管活性药物进入体内的速度，导致血压波动。

4. 护理人员应注意巡视，妥善连接三通各接头，及时发现可能存在的危险。

5. 收缩血管与扩张血管的药物，不可同一通路泵入。

四十一、重症躁动患者重新固定重要管路时的护理风险与管理

【常见原因】

1. 患者不能配合治疗和护理，在更换贴膜、胶布的过程中发生躁动。

2. 护士未对患者发生躁动的可能性进行正确的评估。

【风险表现】大静脉置管、气管插管、气管切开、动脉置管等重要管路脱出或位置变化。

【应对措施】根据脱出管路的不同做紧急处理。随后报告医师，根据病情决定是否需要重新置管。

【预防措施】

1. 了解患者病情及神志情况，对患者可能配合插管的程度做出正确的评估，预测可能存在的风险。

2. 对于可能发生躁动的患者要妥善固定其肢体并做好固定部位的皮肤保护，躁动明显者可在操作前遵医嘱使用少量短效镇静药，待患者平静后再行固定操作。

四十二、危重患者转运、外出检查时潜在的护理风险与管理

【常见原因】

1. 转运、外出检查时远离病房，缺乏抢救设备和药物。

2. 医护人员未充分评估存在的危险，准备外出用物不充分。

【风险表现】发生呼吸、心搏骤停、呕吐、误吸、痰液阻塞窒息、癫痫

发作等得不到及时救治。各种治疗管路的脱落。

【应对措施】

1. 发现异常医护人员应首先对患者进行可操作的基本救治，暂时稳定病情。

2. 尽快转回监护室或寻求附近科室的帮助，尽快救治，待病情稳定及时转回监护室继续治疗。

3. 安抚家属，做好解释工作。

【预防措施】

1. 根据监护室的特点制定转运、外出检查时的护理操作常规，并记录所需用物作参考。

2. 出发前全面评估患者病情及可能存在的危险，参照操作常规并结合患者实际情况准备转运途中可能用到的物品。

3. 外出前告知家属，并向家属解释可能出现的危险，经家属同意后由家属本人签字。

四十三、危重患者疾病的严重性及病情的复杂性潜在的护理风险与管理

【常见原因】

1. 危重患者的病情危重，病情变化快，工作预见性难，护理人员工作压力大。

2. 由于病情危重、经济压力大、过度的焦虑和恐惧导致清醒患者和家属性情急躁。

【风险表现】

1. 护士容易出现工作忙乱，态度急躁，解释工作不细致，处理不及时以及记录不完善等现象。

2. 患者和家属易产生对医护人员工作的误解和不满，护理工作稍有不慎和疏忽，容易引起差错和纠纷。

【应对措施】

1. 管理者应加强监督、检查工作。

2. 每班均安排经验丰富的护士指导工作，控制局面。

3. 一旦出现纠纷，护士应及时呈报上级，及时向患者和家属道歉，做好解释工作。

【预防措施】

1. 护士要培养良好的心理素质和扎实的工作能力。

2. 管理者应为护理工作提供良好的环境，并建立合理的工作制度，给护士自我调整和休息的时间，同时指导护士调整心态，保持积极乐观的情绪。

第八节　妇科护理风险与管理

妇科疾病在治疗上主要以手术为主，对于妇科肿瘤患者，手术后或无法行手术治疗的患者还涉及化疗。本节主要介绍妇科手术前、后的护理风险以及妇科肿瘤化疗的护理风险。

一、术前准备的护理风险与管理

【常见原因】

1. 患者年龄大，文化水平低，理解表达能力差。

2. 手术前没有向患者交代手术相关的注意事项。

3. 没有询问患者过去的用药史，皮试结果判断有误。

【风险表现】

1. 患者没有按照手术前的要求准备，造成手术准备工作不彻底或手术推迟。

2. 患者出现药物过敏反应。

3. 患者术前进食进饮。

4. 患者进手术室时仍然带着义齿、发卡、手表、现金及贵重物品等。

【应对措施】

1. 对文化程度低的患者，可向其家属交代手术前的注意事项，或者写好书面的文字交给家属。

2. 视过敏反应的轻重，采取不同的处理措施。

3. 患者已经进餐的，要询问进餐的时间及进食量，告知麻醉师，由麻醉师和手术医师共同评估麻醉和手术风险。

4. 将义齿、发卡、手表、现金及贵重物品交予手术室外等候的家属，由家属写收条并签字。

5. 告知患者及陪护人员相关风险，做好病情观察及护理处置的记录。

【预防措施】

1. 评估患者的文化程度。

2. 手术前与患者及其家属做好沟通，逐条讲明手术前的准备项目，语言上要通俗易懂，避免使用行话或者专业术语。

3. 抗生素皮试前，询问患者既往药物过敏史，备好盐酸肾上腺素。

4. 手术日晨告知患者取下义齿、发卡、手表、现金及贵重物品，交予家属保管。

二、术前温水坐浴时发生烫伤的风险与管理

【常见原因】

1. 护士未详细向患者或家属交代注意事项。

2. 患者在坐浴时，护士没有检查坐浴的水温。

3. 患者年龄大，误听温水坐浴用水的使用温度。

【风险表现】患者阴道脱出的肿物或臀部发生烫伤，导致患者或家属不满，引发投诉甚至纠纷。

【应对措施】

1. 调试适宜温度的温水进行坐浴。

2. 查看患者烫伤的部位、范围及程度，及时进行对症处理。

3. 安慰患者和家属，做好善后处理工作。

4. 告知患者及陪护人员相关风险，做好病情观察及护理处置的记录。

【预防措施】

1. 坐浴前护士检查温水坐浴的水温，控制在使用范围。

2. 护士向患者或家属详细说明温水坐浴的注意事项。

3. 老年患者由家属或护士全程陪伴。

三、术后引流管发生异常的风险与管理

【常见原因】

1. 阴道引流管出现堵塞、打折、受压和脱落。

2. 尿管引流受阻，出现打折、堵塞、受压。

3. 腹腔引流管发生引流物堵塞现象。

【风险表现】

1. 患者出现小腹胀痛，引流袋的引流量少。

2. 阴道切口端出血，患者可因出血多，出现休克症状。

3. 膀胱憋胀，尿液收集袋无尿液。

4. 患者出现腹部胀痛。

【应对措施】

1. 解除引流不通畅的原因，如用手挤压引流管，形成负压状态。

2. 抽出引流管中的引流物，并用手交替在引流管处进行挤压。

3. 告知患者及陪护人员相关风险，做好护理处置的记录。

4. 注意做好护理记录、交班记录，交接班时注意交接发现引流不畅的情况。

【预防措施】

1. 接引流管及尿管时，妥善放置引流管，勿打折、受压。

2. 患者从手术室回病房后，详细了解手术中的情况。

3. 在引流管内出现大块絮状物时，应警惕发生引流管堵塞现象。

4. 定时挤压引流管，确保引流通畅有效。

四、术后腹部及阴道切口异常的风险与管理

【常见原因】

1. 患者体形较胖，营养状况差，腹部切口较长。

2. 皮下负压引流装置出现故障。

3. 切口出现感染。

【风险表现】

1. 腹部切口敷料及外阴敷料出现渗液、渗血情况。

2. 皮下负压吸引装置管道脱落，护士没有及时发现，引发患者和家属的投诉。

3. 切口不愈合。

【应对措施】

1. 及时更换敷料，减少切口的感染机会。

2. 取出外阴纱布和阴道敷料，重新填塞纱布或遵医嘱使用止血药。

3. 重新衔接皮下负压吸引装置的管道。

4. 告知患者及陪护人员相关风险，做好护理处置的记录。

5. 注意做好护理记录、交班记录，交接班时注意交接发现引流不畅的情况。

【预防措施】

1. 增加患者机体营养，鼓励患者多吃高蛋白食物，提高抵抗力。

2. 在使用前认真检查皮下负压吸引装置，保持管道通畅，各衔接处固定紧。

3. 患者回病房后，认真观察切口敷料是否出现渗液、渗血，如有异常及时报告医师。

4. 安抚患者和家属，解除其紧张情绪。

五、腹腔镜手术围术期的护理风险与管理

【常见原因】

1. 患者文化水平低，不能正确理解护士的宣教内容。

2. 宣教内容过于简单，交代不详细。

3. 腹腔引流装置没有处于负压状态，或引流管发生堵塞、打折、受压。

【风险表现】

1. 患者术前工作准备不完善，手术推迟。

2. 腹腔引流装置失去功能，患者出现腹胀或体温升高。

【应对措施】

1. 向患者和家属同时宣教术前、术后的护理要点，并重点强调，反复提醒。

2. 倾倒引流液后，使引流管的装置处于负压状态，并持续保持引流袋的功能位置。

3. 告知患者及陪护人员相关风险，做好护理处置的记录。

【预防措施】

1. 正确评估患者的文化程度，并根据患者不同的文化水平实施个性化的护理服务。

2. 培训护士具有良好的专业技术。

3. 保持腹腔引流呈负压状态。

六、术后急腹症患者的护理风险与管理

【常见原因】

1. 患者病情急，家属担忧且心情焦虑，语言急切，要求高。

2. 患者腹腔内失血多，外周循环差，护士静脉穿刺困难。

3. 护理文书记录不及时、不详细。

4. 病情观察不到位。

【风险表现】

1. 患者有急腹症的症状和体征。

2. 患者和家属心情急切，与医护人员出现过激语言。

3. 护士静脉穿刺经验不丰富，影响及时的治疗。

4. 患者及家属要求复印病历。

【应对措施】

1. 安抚患者和家属，对家属随时提出的问题和要求，尽可能给予回答和

满足。

2. 更换有经验的护士静脉穿刺，确保患者治疗顺利进行。

3. 准确书写护理文书。

4. 专科学习培训，提高业务能力。

【预防措施】

1. 制定急诊患者的抢救护理预案。

2. 耐心做好急诊患者和家属的安慰工作。

3. 加强护理技术操作培训力度。

4. 加强人员配备，护士及时书写护理记录。

七、术后肺动脉栓塞的护理风险与管理

【常见原因】妇科手术后发生肺动脉栓塞常由下肢或盆腔静脉血栓脱落所致。

1. 易发因素 手术操作、麻醉、老年妇女血流缓慢、阴式手术取截石位、术后留置导尿管和卧床时间长等。

2. 盆腔手术中常采用的硬膜外麻醉使麻醉平面以下静脉血管扩张，血流速度因此减慢，增加了术中形成下肢及盆腔静脉血栓的危险。

3. 术中如损伤静脉壁或血管内皮都有可能激活外源性凝血系统，导致静脉血栓形成。

4. 手术前禁食和灌肠使血液进一步浓缩，增加了血栓形成的危险。

【预防措施】

1. 认真做好术前行为训练指导，如训练患者床上排尿便，协助患者进行下肢被动活动。

2. 患者术后回病房即帮助患者按摩双下肢，2~3 小时一次，促进血液循环。

3. 患者血压平稳后即可协助患者翻身，做踝关节旋转，膝关节的伸屈、抬腿等主动或被动活动。

4. 鼓励患者尽早下床活动，并遵照循序渐进的原则。

5. 长期静脉输液的患者要经常更换注射部位，尽量减少从下肢输入刺激性药物及高渗液体。

6. 定时检测凝血酶原时间及血小板计数，以及早发现术后高凝状态的发生，做到早预防。

八、多功能监护仪报警处置的风险与管理

【常见原因】

1. 多功能监护仪的各项参数设置不正确，或监测时间设置不对，或生命体征参数的上限和下限设定与患者病情不相符。

2. 值班人员没有及时发现监护仪的报警，处理不及时。

3. 监护仪出现故障。

【风险表现】没有及时发现患者的病情变化，处理时机延误，患者腹腔内大出血、休克甚至死亡。

【应对措施】

1. 调整监护仪的各项参数指标，使之与患者的病情相符。

2. 及时处理报警信号，报告医师。

3. 检查监护仪各线路衔接情况，必要时联系厂家进行维修。

【预防措施】

1. 熟悉监护仪的正确使用方法。

2. 使用前设置好各项参数报警指标，并密切观察其监护指标。

3. 对监护仪定时进行维护、保养并检修。

九、术后护理文件书写不规范的风险与管理

【常见原因】

1. 护理记录时间不及时，与医疗记录时间或检查结果不相符。

2. 护理文书内容记录不客观、不详细。

【风险表现】遇有患者突发病情变化时，大多数家属要求复印病历，可能封存病历。

【应对措施】

1. 及时与医师沟通，并了解各项目检查结果，做到医疗护理文书相一致。

2. 客观、详细记录护理文书，及时修改不准确的内容，修正文书中的错误。

3. 抢救完毕后护士要及时补记抢救时的护理记录，补记前要与医师沟通。

4. 抢救完毕后要求医师及时补记抢救患者时的口头医嘱。

【预防措施】

1. 按要求及时记录护理文书，做到与医疗和各项检查结果相符。

2. 面对患者突发病情变化，要充分意识到护理文书书写的重要性。

3. 在患者要求复印病历前，认真检查所有护理文书的记录内容。

十、化疗药物外渗的风险与管理

【常见原因】

1. 患者拒绝深静脉穿刺术，血管条件差。

2. 血管通透性高，化疗药物对血管刺激性大。

3. 静脉穿刺针固定欠妥。

4. 患者在输液过程中，因活动引起穿刺针滑出、脱落。

【风险表现】药物外渗部位出现红肿、疼痛、发黑，甚至坏死。

【应对措施】

1. 在渗出部位滴注更换非化疗药物的液体，以减少血管的损伤。

2. 拔除输液管道，重新建立静脉通道。

3. 根据药物的不同性质，药液渗出的范围、面积的大小，及时处理。

4. 告知患者及其家属相关风险，做好病情观察及治疗护理处置的护理文书记录。

【预防措施】

1. 确保静脉管道通畅，再滴注化疗药物。

2. 履行告知义务，让患者或家属积极配合，减少化疗药物的风险。

3. 加强临床巡视，发现问题及时妥善处理。

十一、深静脉置管失败的风险与管理

【常见原因】

1. 患者血管条件差。

2. 执行穿刺操作者经验不足，操作技术不熟练。

3. 穿刺中违反无菌操作原则。

【风险表现】

1. 反复穿刺血管，皮下出现渗血、血肿。

2. 深静脉导管污染，造成浪费。

3. 引起患者或家属的不满。

【应对措施】

1. 安慰患者或家属，同时做好解释工作。

2. 调换有经验者进行静脉穿刺。

3. 重新更换深静脉穿刺导管。

4. 将有关情况及时记录在护理文书中。

【预防措施】

1. 向患者或家属说明此项操作的技术难度、风险及可能出现的并发症，操作前与患者或家属签署风险告知书。

2. 严格按照《中心静脉穿刺操作规程》进行操作。

3. 对血管情况差的患者，安排有经验者进行穿刺。

十二、浅静脉穿刺失败的风险与管理

【常见原因】血管条件差，实施静脉穿刺技术的护士经验不足。

【风险表现】多次操作失败，血管刺破，引起穿刺部位渗血，甚至出现血肿，导致患者和家属不满。

【应对措施】

1. 安慰患者和家属，向其解释原因。

2. 调换有经验的护士为其进行静脉穿刺。

3. 视穿刺部位的不同情况给予及时对症处理。

【预防措施】

1. 操作前与患者和家属做好沟通，说明血管条件的状况。

2. 告诉患者在穿刺前，将双手浸泡在温水中，促进血液循环。

3. 挑选穿刺技术好的护士。

十三、绒毛膜癌患者化疗的护理风险与管理

【常见原因】

1. 患者空腹体重测量不准确，致使药物剂量错误。

2. 患者在化疗期间，消化道反应严重，恶心、呕吐且进食少，易出现体虚，头晕。

【风险表现】

1. 患者治疗效果不明显或不良反应严重。

2. 体质弱，发生摔倒和跌伤，引发家属投诉甚至纠纷。

【应对措施】

1. 严格按要求测量空腹体重，必要时重新配置药物。

2. 检查患者摔伤的程度、全身状况，必要时进一步检查和治疗。

3. 安慰患者和家属，告知患者及其家属相关风险，做好病情观察及治疗护理处置的护理文书记录。

【预防措施】

1. 严格掌握测量空腹体重的方法，保证输入化疗药物的剂量准确、适当。

2. 及早使用预防消化道反应的药物，减轻患者的不良反应。

3. 加强患者的饮食指导，增加其营养。

4. 告诉患者和家属在用药期间可能出现的不良反应，引起双方的重视。

5. 加强临床巡视，发现问题及时解决。

十四、上皮肿瘤患者化疗的护理风险与管理

【常见原因】

1. 化疗药物品种多，作用不同。

2. 每一种药物的使用，均有不同时间和方法的要求。

3. 患者血管条件差。

【风险表现】药物使用方法及时间不正确，患者出现过敏反应，甚至发生过敏性休克。

【应对措施】

1. 即刻抗过敏药物治疗，给予低流量吸氧。

2. 调整用药的方法和时间。

3. 安抚患者和家属，告知患者及其家属相关风险，做好病情观察及治疗护理处置的护理文书记录。

【预防措施】

1. 严格执行"三查八对"制度。

2. 掌握化疗方案的执行原则。

3. 由经验丰富的护士进行静脉穿刺，用药期间加强临床巡视。

第九节　产科护理风险与管理

产科是高风险的临床科室。因此，在医疗纠纷、差错和事故中，产科占有较高的比例。本节主要介绍产科护理风险的一般情况、产前护理风险、生产中的护理风险以及生产后产妇、新生儿的护理风险。

一、脐带脱垂的护理风险与管理

脐带脱垂是指破膜后脐带脱出至胎先露下方，经宫颈进入阴道内，甚至显露于外阴部。

【常见原因】

1．胎头入盆困难。

2．胎位异常，如臀先露、肩先露、枕后位。

3．脐带过长。

4．羊水过多。

5．胎膜早破后处理不当。

【风险表现】

1．胎心率异常。

2．胎心突然消失，胎死宫内。

3．阴道内诊可触及脐带。

【应对措施】

1．一旦发生脐带脱垂，胎心尚好，胎儿存活时，应争取尽快娩出胎儿。

2．阴道检查发现有脐带先露，要将先露部分上推至骨盆入口以上，以减轻脐带受压，同时做手术准备。

3．娩出方式根据宫内情况选择阴道助产或就地剖宫产，以最短时间娩出胎儿为目标。

4．通知新生儿科医师到场，做好新生儿抢救准备。

5．告知产妇家属相关风险，做好病情观察及治疗护理处置的护理文书记录。

【预防措施】

1．在孕期保健时向孕妇讲解胎膜早破后产妇需要采取的自我保护措施。

2．护士接诊胎膜早破产妇，应立即嘱其取平卧位，听取并记录胎心，通知医师，做阴道检查。

3．对羊水量多、流出速度快的产妇要取臀高位。

4．行人工破膜时，应选择宫缩间隙。羊水量多、胎胞张力大者，可用针头破膜，用手指堵在破口处，控制羊水缓慢流出。

5．产房准备好剖宫产手术包，以备就地剖宫产使用。

6．准确及时记录胎心情况，如发现异常及时与家属沟通。

7．每班检查新生儿抢救物品及药品，保持性能良好，随时备用。

二、产前胎儿窘迫的风险与管理

胎儿窘迫是指胎儿在宫内因缺氧和酸中毒危及其健康和生命的综合状态。

【常见原因】

1．母体血流含氧量不足。常见的因素有妊娠合并各种严重的心、肺疾病；急性缺血及重度贫血；休克和急性感染性发热；妊娠期高血压疾病、慢性肾炎、糖尿病及过期妊娠等导致子宫胎盘间灌注不足；孕妇应用麻醉剂或镇静剂过量，抑制呼吸；缩宫素使用不当致宫缩过强；产程延长；长时间仰卧位低血压；产妇精神过度紧张。

2．母胎间血氧运输及交换障碍。

3．胎儿自身因素。

【风险表现】

1．胎心率异常　胎心 > 160 次/分或 < 120 次/分，无刺激胎心监护（NST）无反应型；缩宫素激惹试验（OCT）阳性。

2．羊水污染　羊水出现Ⅱ~Ⅲ度粪染。

3．胎动异常　胎动较平时明显增多或减少。

【应对措施】

1．左侧卧位，吸氧。

2．对因治疗，如治疗原发病改善母体血氧含量不足的状态。

3．根据缺氧的程度决定终止妊娠的时机。

4．注意告知产妇家属相关风险，做好病情观察及治疗护理处置的护理文书记录。

5．产妇带婴儿出院时，向产妇及家属建议 1 个月内复查。

【预防措施】

1．认真阅读孕期保健记录，对有妊娠合并症的产妇要积极控制原发病，向产妇或家属交待可能造成胎儿缺氧的潜在因素。

2．入院后即听胎心并记录，定期听胎心并记录，当日内行 NST，必要时重复 NST 或持续胎心监护，留存胎心监护中有意义的打印图纸。

3．指导产妇取左侧卧位，必要时吸氧。

4．指导产妇自数胎动。

5．严格按规定使用缩宫素。

6．将产妇体重记录提供给麻醉师，避免用药过量。

三、妊娠晚期出血的护理风险与管理

妊娠晚期胎儿娩出前，由于胎盘因素引起的阴道出血，严重者可导致休克、凝血功能障碍甚至母婴死亡。

【常见原因】

1. 胎盘早剥。

2. 前置胎盘。

3. 医护人员对出血的认识不足。

【风险表现】

1. B超提示胎盘位置低或前置，无诱因、无痛性反复阴道出血，可为少量多次，也可一次大量致命性出血。

2. B超提示胎盘位置正常，产妇主诉持续性腹痛，腰酸或腰背痛，阴道出血不多或无阴道出血，出血量与贫血程度不成正比，严重者出现板状腹、休克甚至凝血功能障碍。

3. 胎心异常甚至消失。

【应对措施】

1. 准确记录阴道出血量，评估生命体征，了解产妇一般情况，立即报告医师。

2. 建立静脉通道，抽血配血，同时留取血常规、凝血功能检查的标本。

3. 听胎心，了解胎儿宫内情况并记录。

4. 配合医师纠正休克，及时终止妊娠。

5. 分娩后应立即遵医嘱使用宫缩剂，预防产后出血。

6. 病情危重，立即启动院内抢救小组，全力抢救。

7. 告知产妇家属相关风险，做好病情观察及治疗护理处置的护理文书记录。

【预防措施】

1. 指导孕妇分娩前适量活动，避免长时间仰卧和腹部外伤。

2. 搞好计划生育宣传，避免多产、多次刮宫等诱发前置胎盘。

3. 平时加强对年轻护士应急能力和法律意识方面的培训。

4. 配合医师有效治疗妊娠期高血压疾病，合理使用降压药，避免血压过高或忽高忽低，诱发胎盘早剥。

5. 人工破膜时，控制羊水缓慢流出，避免腹压急剧改变，诱发胎盘早剥。

6. 重视产妇主诉，严密观察腹痛的特点，及时发现胎盘早剥征象。

7. 及时准确地做好护理记录。

四、产后出血的护理风险与管理

产后出血是指胎儿娩出后 24 小时内阴道出血量超过 500ml，是分娩期的严重并发症之一。

【常见原因】

1. 子宫收缩乏力。

2. 胎膜滞留、粘连或部分残留。

3. 软产道裂伤。

4. 凝血功能障碍。

【风险表现】

1. 阴道流血过多。

2. 失血性休克的相应症状和体征。

【应对措施】

1. 立即通知医师，积极查找病因，给予对症处理，迅速止血。

2. 平卧，吸氧，保暖。

3. 建立大静脉输液通道，抽血配血，快速补充血容量。

4. 如为宫缩乏力引起出血，可采取以下措施加强宫缩。

（1）按摩子宫：先导尿排空膀胱，护士一只手置于子宫下段部位，拇指及其余 4 指分别置于下腹两侧，上扶子宫，另一只手则在子宫底部，压迫宫底，挤出宫腔内积血，均匀有节律地按摩子宫，直到子宫恢复正常收缩为止。

（2）遵医嘱使用子宫收缩药物，如缩宫素、卡孕栓、米索前列醇类药物。

（3）经上述两种方法处理止血效果不佳时，可采用双手压迫法或宫腔纱条堵塞法止血，护士与医师核对并记录宫腔填入大纱条的数量。

（4）以上方法处理无效时，应协助医师行手术止血。

5. 如为胎盘因素引起出血，应配合医师立即行阴道及宫腔检查，如胎盘已剥离则取出胎盘，如胎盘粘连可行徒手剥离胎盘，如有胎盘胎膜残留，护士手扶宫底，配合医师行清宫术，如有胎盘植入，则需要手术切除子宫。

6. 如为软产道裂伤，立即配合医师按解剖层次缝合止血。

7. 排除上述因素后仍有出血，应考虑凝血功能障碍，遵医嘱及时补充新鲜全血、血小板、凝血酶原复合物、纤维蛋白原等。

8. 抢救过程中，严密观察病情变化，5～10 分钟测量并记录生命体征 1 次，必要时持续心电监护。

9. 采取接血盘或接血袋收集阴道出血，正确估计出血量。

【预防措施】

1. 正确处理产程

（1）第一产程：注意休息、饮食、防止疲劳和产程延长；合理使用镇静剂。

（2）第二产程：认真保护会阴，正确掌握会阴切开的指征和时机，阴道手术应轻柔规范。正确指导产妇使用腹压，避免胎儿娩出过快，造成软产道裂伤。对有产程延长、多胎妊娠、羊水过多、巨大胎儿等因素的产妇，应在此程中常规建立静脉通道，方便胎儿娩出后立即使用宫缩剂，并为抢救赢得时机。

（3）第三产程：不过早牵拉脐带，胎儿娩出后可等待 15 分钟；如有阴道出血应立即通知医师，查明原因，及时处理；胎盘娩出后应仔细检查有无胎盘缺损或副胎盘残留，检查软产道有无损伤及血肿。

2. 加强产后观察　产后 2 小时是出血的高峰期，应在产房观察。出血不多，方可送回病房。观察内容应包括产妇生命体征、子宫收缩及阴道流血情况，15～30 分钟记录一次，发现异常及时报告医师。产后要及时排空膀胱，避免膀胱充盈，尿潴留影响子宫收缩。

五、羊水栓塞的护理风险与管理

羊水栓塞是指在分娩过程中，羊水突然进入母体血液循环引起急性肺栓塞、休克、弥散性血管内凝血（DIC）、肾衰竭或突发死亡的分娩严重并发症。

【常见原因】

1. 宫缩过强致使羊膜腔内压力增高。

2. 宫颈或子宫损伤处有开放的静脉血管或血窦存在。

3. 当胎膜破裂后，羊水由开放的血管或血窦进入母体血液循环。

【风险表现】

1. 在分娩过程中或胎儿娩出后短时间内，出现烦躁不安、寒战、气急、呕吐等先兆症状，继而出现呛咳、呼吸困难、发绀及休克症状，休克程度与阴道出血量不成正比，严重者突然惊叫一声，血压急剧下降，可数分钟内死亡。

2. 渡过前一阶段后，进入 DIC 期，表现为难以控制的全身广泛性出血，产妇可因出血休克死亡。

3．渡过前两阶段后，出现少尿、无尿、肾衰竭。

【应对措施】

1．立即通知医师并启动抢救小组。

2．保证氧气供给：保持呼吸道通畅，行面罩加压给氧或气管插管、气管切开给氧，必要时呼吸机辅助呼吸。

3．建立2~3条大静脉通道，快速补液、补血。

4．立即停止使用宫缩剂。

5．持续多功能心电监护，及时观察并记录血气、血氧饱和度、生命体征、瞳孔、意识，记录尿量及出血情况。

6．严格遵医嘱使用解痉、抗过敏、抗休克及纠酸类药物。

7．在抢救过程中，根据宫口开大情况配合医师就地剖宫产或阴道助产尽快结束分娩，必要时行子宫切除。

8．留取血液标本，送镜检，作为诊断羊水栓塞的依据。

【预防措施】

1．分娩前向家属交待，羊水栓塞是分娩的严重并发症之一，病死率达70%~80%。

2．消除引起宫缩过强的外界因素，严格按规定使用宫缩剂。

3．加强产程监护，发现宫缩过强，应通知医师，必要时使用解痉、镇静药物。

4．待产过程中，禁止人工扩张宫口，避免宫颈损伤。

5．人工破膜应选择在宫缩间隙。

6．定期对全体护理人员进行模拟训练，使护士对羊水栓塞有较高的警觉性，熟练掌握急救及监护技术。

7．执行口头医嘱时，应当重复医嘱内容，备好药与医师查对后方可执行，抢救完毕后，督促医师及时补开医嘱。

8．抢救过程中要指定专人记录用药、病情变化及各级人员到场情况。

9．注意及时与家属沟通，稳定家属情绪，如产妇不幸死亡，要做好家属的善后工作。

六、强直宫缩的护理风险与管理

由于外界因素造成子宫强力收缩，宫缩间歇期短或无间歇。

【常见原因】宫缩剂使用不当。

【风险表现】

1. 宫缩频，10 分钟内大于 5 次；宫缩持续时间大于 1 分钟仍不放松。

2. 胎心减慢或听不清。

3. 产妇烦躁不安，持续性腹痛拒按。

4. 病理性缩复环、血尿。

【应对措施】

1. 立即停止宫缩剂的使用。如为缩宫素静滴需要更换无缩宫素的液体和输液器，如使用前列腺素 E_2（普贝生）栓剂时，要立即取出。

2. 通知医师，遵医嘱使用抑制宫缩药物如硫酸镁（25% 硫酸镁 20ml + 5% 葡萄糖 20ml 缓慢静推）。

3. 如出现病理性缩复环，通知医师并根据医嘱使用镇静剂，如哌替啶 100mg 肌内注射或吗啡 10mg 皮下注射。

4. 如病理性缩复环不能缓解，应立即做手术准备，以剖宫产结束分娩。

【预防措施】

1. 严格掌握宫缩剂使用的禁忌证，如头盆不称、胎位不正等。

2. 静点缩宫素应从低浓度开始，缓慢增加滴速。

（1）缩宫素 2.5U 加入 5% 葡萄糖或生理盐水 500ml 中静滴，由 3 滴/分开始，观察 15 分钟无规律宫缩加至 6 滴/分，仍无规律宫缩加至 9 滴/分，再观察 15 分钟，以此类推增加至 48 滴/分，仍无规律宫缩报告医师，酌情增加缩宫素浓度。

（2）调整缩宫素浓度：在换高浓度液（缩宫素 5U 加入 500ml 液体中）之前，先将原液滴速调慢至原滴速的一半，再换高浓度液，重新开始根据宫缩情况调整滴速，直到宫缩规律。

（3）静脉滴注缩宫素方式以泵入为最好，使用输液泵，准确按要求泵入。如无泵入条件，应先用无缩宫素液静脉滴注，调好 3 滴/分再换含缩宫素液，避免穿刺成功后打开调节器的瞬间进入缩宫素液过快。静脉滴注缩宫素的产妇在决定剖宫产送手术室前，要更换无缩宫素液体和输液器。

（4）使用普贝生置阴道后穹隆促宫颈成熟时，需严格按药物使用常规严密监护，临产或出现宫缩过强要及时取出。

七、会阴Ⅲ度裂伤的护理风险与管理

会阴Ⅲ度裂伤是分娩时最严重的会阴裂伤，除盆底肌肉、阴道黏膜和会阴裂伤外，还累及部分或全部肛门括约肌，甚至达直肠黏膜。

【常见原因】

1. 产力过强　宫缩过强或产妇向下屏气用力过猛，会阴及阴道未充分扩张。

2. 胎头过大　巨大胎儿或胎头未以最小径线娩出。

3. 会阴条件较差　如会阴体过长，会阴组织肥厚，缺乏弹性，会阴部病变等。

4. 接产手法不当。

5. 阴道助产，切口不够大。

6. 带教过程中，学习人员接产，经验不足。

【风险表现】

1. 胎儿娩出后，检查软产道可见裂伤累及部分或全部肛门括约肌。

2. 以示指进入肛门，嘱产妇缩肛时无收缩力。

3. 阴道持续新鲜出血较多。

【应对措施】

1. 立即报告有经验的医师到场，协助缝合。

2. 严格无菌操作，彻底止血，认清解剖关系，逐层缝合。

3. 术后保持局部清洁，使用抗生素预防感染。

4. 给产妇无渣流质饮食，控制排便3天，随后软化粪便。

【预防措施】

1. 孕晚期训练及指导孕产妇在分娩时正确应用腹压及深呼吸，以免胎头娩出过快。

2. 孕早期做阴道检查，及时发现软产道异常，如瘢痕、狭窄等，在分娩时做相应处理，阴道瘢痕无法扩展者宜尽早行剖宫产。

3. 接产人员要了解产程进展，掌握接产要领，正确保护会阴。

4. 学习人员单独接生前，应以模型练习为主，接受系统培训，带教人员随时把握学生的实际操作能力，不可放手过早，带教人员要对学生的一切操作后果负责。

5. 准确判断会阴阴道的伸展情况，遇会阴条件不好或需手术助产时，应及时做足够大小的会阴侧切。

八、分娩期不消毒产生的护理风险与管理

由于产程过快或护士观察产程不仔细等因素导致产妇未经过常规外阴消毒，在护士未做好接产准备的情况下，胎儿部分或全部自阴道娩出。

【常见原因】

1. 经产妇、急产。

2. 护士责任心不强，观察产程不仔细。

3. 产妇不向医护人员提供真实孕产史。

4. 产程中个体差异较大。

5. 引产药物使用不当。

6. 先兆早产的产妇，在使用保胎药物过程中，宫口开大容易被护士忽略。

7. 高位截瘫产妇下身无感觉，无宫缩主诉。

8. 产妇误将胎头压迫直肠认为是要排便，自行如厕。

【风险表现】

1. 未做好接产准备，产妇在病房未正式消毒的床上或卫生间分娩。

2. 分娩时产妇身边无专业人员在场。

3. 未做好新生儿急救准备，新生儿窒息和死亡率增高。

4. 产道裂伤、产后出血及产褥感染率增加。

【应对措施】

1. 立即进行新生儿复苏，设法通知其他医护人员到场，为新生儿应用维生素 K，预防颅内出血。

2. 稳定产妇情绪，协助产妇上产床，在严格消毒下检查产道裂伤情况，给予仔细缝合。

3. 遵医嘱尽早使用精制破伤风抗生素。

4. 遵医嘱使用抗生素预防感染。

5. 真实、详细地做好护理记录。

【预防措施】

1. 有急产史的孕妇，在预产期前 1~2 周提前住院。

2. 详细了解孕产次，并保证对孕妇的隐私保密。

3. 加强护士的责任心，严密观察产程，对使用抑制宫缩药物保胎和下身感觉异常无宫缩主诉的产妇，护士要定时手摸宫缩，床边交接班，及时发现临产指征，提前做好接产准备。

4. 教育产妇待产过程中有便意感时，要先通知护士，经护士检查确认不是宫口开全胎头压迫所致，方可如厕排便，如便意感强烈，又不能自行排便，需通知医师检查后方可使用通便药物。

5. 使用引产药物特别是新药时，要严密观察产程，掌握药物特性及用药后产程特点，必要时增加阴道检查次数。

九、新生儿窒息的护理风险与管理

新生儿窒息是指新生儿出生后 1 分钟内无呼吸或无规则呼吸。

【常见原因】

1. 孕母因素　妊娠期高血压疾病（妊高症），急性失血，严重贫血，休克，子宫过度膨胀，子宫痉挛，子宫血管狭窄，严重心、肺疾病等。

2. 脐带因素　脐带脱垂、打结、绕颈、扭转、过长、过短等。

3. 胎盘因素　前置胎盘、胎盘早剥、胎盘功能不全等。

4. 胎儿因素　宫内发育迟缓、早产、过期产、先天畸形等。

5. 产程中因素　滞产、急产、多胎、手术产、分娩前应用麻醉药、胎位异常等。

6. 新生儿因素　肺不张、肺未发育或发育不全、肺血流灌注不足、中枢抑制等。

【风险表现】

1. 新生儿出生后无呼吸或呼吸不规则。

2. 无心搏或心率 <100 次/分。

3. 四肢松弛或肌张力低。

4. 对刺激无反应或仅有皱眉动作。

5. 皮肤颜色苍白或青紫。

【应对措施】

1. 立即评估窒息程度：以阿普加（Apgar）评分为标准，4~7 分为轻度窒息，0~3 分为重度窒息。

2. 协助医师采取复苏方案

（1）清理呼吸道。

（2）建立呼吸，增加通气。

（3）建立正常循环。

（4）药物治疗。

（5）评价监护。

3. 详细记录评估结果和复苏过程。

【预防措施】

1. 每班检查新生儿抢救物品及药品，保持性能良好，随时备用。

2. 仔细阅读孕期病历，掌握孕期情况，及时发现高危因素，提前做好新生儿复苏人员及物品的准备。

3. 临产后严密监测胎心变化，及时发现胎儿窘迫征象。

4. 分娩时至少要有 1 名受过复苏训练的人员在场，有高危因素时要通知新生儿科医师到场，做好新生儿抢救准备。

5. 及时将新生儿复苏情况与家属沟通。

6. 将新生儿复苏流程图及用药方案挂在产房复苏台的上方。

7. 定期组织新生儿复苏培训，使全体产科护士都能快速、准确地配合医师抢救。

十、早产新生儿吸氧致视网膜病变的风险与管理

早产儿是指胎龄小于 37 周，出生体重小于 2500g，身长小于 47cm 的活产新生儿。早产新生儿由于胎龄小，发育较差，各器官生理功能不成熟，生活能力低下，病死率高。因此，早产新生儿在出生后都要加强人工辅助方式进行喂养，其中实施人工辅助给氧几乎是一项常规的护理操作。但是，人工辅助给氧在救治早产新生儿生命的同时，也会带来负面影响，对早产新生儿的视网膜会造成损害，造成早产儿视网膜病变（ROP），从而导致其长大后双眼失明。

【常见原因】早产儿视网膜病变是发生在早产儿的眼部疾病，严重时可导致失明，发生原因是多方面的，与早产、视网膜血管发育不成熟有密切关系，用氧是抢救的重要措施，又是致病的常见原因。胎龄、体重愈小，发生率愈高。随着我国新生儿抢救水平的提高，使原来不能成活的早产儿存活下来，ROP 的发生率也相应增加。

【风险表现】

1. 需要吸氧的早产儿、低体重儿都存在发生 ROP 的风险，但是由于新生儿尚小，无法检查和发现其在吸氧后有任何的视力障碍。

2. 婴儿可以睁眼视物时，家长发现患儿无视力。

【应对措施】对症治疗。

【预防措施】

1. 掌握给氧指征　临床上有呼吸窘迫的表现，在吸入空气时，动脉氧分压（PaO_2）<50mmHg 或经皮氧饱和度（$TcSO_2$）<85% 者。治疗的目标是维持 PaO_2 50～80mmHg，或 $TcSO_2$ 90%～95%。

2. 正确实施氧疗及呼吸支持方式

（1）头罩吸氧或改良鼻导管吸氧：用于轻度呼吸窘迫的患儿。给氧浓度视病情需要而定，开始时可试用40%左右的氧，10～20分钟后根据PaO_2或$TcSO_2$调整。如需长时间吸入高浓度氧（>40%）才能维持PaO_2稳定时，应考虑采用辅助呼吸。

（2）鼻塞持续气道正压给氧（nCPAP）：早期应用可减少机械通气的需求。压力2～6cmH_2O，流量3～5L/min。要应用装有空气、氧气混合器的CPAP装置，以便调整氧浓度，避免纯氧吸入。

（3）机械通气：当临床上表现重度呼吸窘迫，吸入氧浓度（FiO_2）>0.5时，PaO_2<50mmHg、$PaCO_2$>60mmHg或有其他机械通气指征时需给予气管插管机械通气。

3．注意事项

（1）严格掌握氧疗指征，临床上无发绀、无呼吸窘迫、PaO_2或$TcSO_2$正常者不必吸氧。对早产儿呼吸暂停主要针对病因治疗，必要时间断吸氧。

（2）在氧疗过程中，应密切监测FiO_2、PaO_2或$TcSO_2$。在不同的呼吸支持水平，都应以最低的氧浓度维持PaO_2 50～80mmHg，$TcSO_2$ 90%～95%。在机械通气时，当患儿病情好转、血气改善后，及时降低FiO_2。调整氧浓度应逐步进行，以免波动过大。

（3）如患儿对氧浓度需求高，长时间吸氧仍无改善，应积极查找病因，重新调整治疗方案，给予相应治疗。

（4）对早产儿尤其是极低体重儿用氧时，一定要告知家长早产儿血管不成熟的特点、早产儿用氧的必要性和可能的危害性。

（5）凡是经过氧疗，符合眼科筛查标准的早产儿，应在出生后4～6周或矫正胎龄32～34周时进行眼科ROP筛查，以早期发现，早期治疗。

（6）进行早产儿氧疗必须具备相应的监测条件，如氧浓度测定仪、血气分析仪或经皮氧饱和度测定仪等，如不具备氧疗监测条件，应转到具备条件的医院治疗。

十一、抱错婴儿的护理风险与管理

抱错新生儿一般不会发生，但是有时由于新生儿病房护理管理混乱，新生儿洗澡、喂养、母子见面等程序操作不按照规范来进行，从而导致新生儿抱错的现象。严重的直到长大后才被发现。这类风险一旦发生，往往给父母、孩子本人及其家庭带来极其严重的负面影响，不利于小孩的身心健康和教育发展，不利于家庭和社会稳定，贬损医疗机构的形象，因而容易导致巨额索赔的民事诉讼。

【常见原因】

1．产婴室人员工作责任心不强，查对不认真。

2．手腕条脱落。

3．母婴同室病房管理不当。

【风险表现】

1．婴儿标志条与标志牌不一致。

2．婴儿父母对该婴儿是否是自己的孩子有疑问，经亲子鉴定后证明抱错。

【应对措施】

1．查看家长提供的相关证据并复印留存，安抚婴儿的父母及亲属。

2．紧急向医务管理部门报告，医务管理部门会同护理部紧急成立联合调查组对事件展开调查。

3．查明该婴儿出生时，产房是否有其他婴儿同时出生。查阅婴儿出生时间段所有出生婴儿的病历，尽可能与每个婴儿家庭取得联系。

4．根据婴儿性别、体重及足印的原始记录，查对婴儿。

5．联系亲子鉴定机构进行亲权鉴定，明确是否抱错。

6．确定发生了婴儿抱错的，医疗机构应当向婴儿、家长等道歉，并给予婴儿家庭适当补偿。

【预防措施】

1．婴儿出生后，产房护士立即将母亲姓名及住院号，婴儿性别、出生时间写在婴儿标识条上，由母亲确认后当面系在婴儿手腕和脚腕上，将婴儿的右脚印留在新生儿的病历上。

2．系婴儿标识条时，要松紧合适，过松容易脱落，过紧则易损伤婴儿。

3．婴儿送入病房前，产房护士做到"四查"：查母亲病历、查新生儿病历、查婴儿标识条、打开襁褓查婴儿性别。

4．病房护士接婴儿时，要根据新生儿病历写婴儿标识牌，包括母亲姓名及住院号、婴儿性别、体重、身长、出生时间等内容，带到床旁，打开襁褓查婴儿性别，查对婴儿标识条，并请母亲确认后挂在婴儿床上。

5．严格执行新生儿洗澡程序。每日给婴儿洗澡时，护士要查对婴儿标识条与标识牌是否一致，发现标识条脱落要根据标识牌填写详细内容，请二人查对后系上。

6. 教育产妇及家属认清自己的婴儿，不要私自摘除婴儿标识条或标识牌，在抱婴儿时不能搞错。

7. 婴儿出院时，由护士与产妇详细查对婴儿标识条与标识牌上全部信息，准确无误后抱婴儿出院。

第十节　儿科护理风险与管理

儿科在临床实践中涉及内科、外科及其他有关专科等多个学科的护理问题。儿科诊疗时护士是直接操作者和管理者，护士在儿科诊疗中起到至关重要的作用，患儿疗效与护士的业务水平、工作状态等有着密切的关系。因此，儿科诊疗室护士的工作具有很大的风险性。儿科诊疗护理主要面临三大风险因素：一是患者因素，二是治疗措施因素，三是指导陪护家长因素。

一、新生儿疾病的一般护理风险与管理

【常见原因】小儿自出生至生后 28 天称新生儿期。新生儿初离母体，发育尚未完善，生理功能差，适应外界的能力差，容易患病，且病情变化快，病死率高。

【风险表现】预防感染、保暖、喂养、脐带及皮肤护理、臀部及胎便的观察处置不当，输液中操作不顺利，或引发不良输液反应，均会导致患儿家长的不满。

【应对措施】

1. 安抚其家长，做好解释工作。

2. 更换经验丰富的护士进行第二次操作。

3. 每项操作前都要认真细致准备，尽量集中完成操作。

4. 选择合理的时间段进行治疗。

【预防措施】

1. 严格执行静脉穿刺操作规程；操作前与患儿家长沟通，讲清该项操作的难度、风险，如行深部静脉穿刺要签署风险告知书。

2. 穿刺术应由经验丰富的护士操作，最好固定护士操作；操作护士要熟悉患儿的情况，输液速度不宜过快，按葡萄糖浓度计算，每小时 $6 \sim 8\text{mg/kg}$ 为宜。

3. 密切观察新生儿的体温、呼吸、体重、皮肤、吃奶情况、尿量、排便情况，避免在操作前后喂奶，以防发生吐奶、呛咳等危险。

4. 每日检查皮肤、口腔情况，尤其是脐带、腋下、腹股沟等部位，认真指导陪护的家长，发现异常情况及时报告医师。

5. 脱水、禁食的患儿每日定时称 1 次体重，并在补完累计去失的液体量后再次称体重。

6. 入院时已有臀红或入院后发生臀红、尿布疹，更应当细心护理，可勤换尿布，适当暴露局部，或用"神灯"理疗臀部，尽量保持局部的干燥，但注意不要着凉或烫伤。

7. 患儿放在暖箱的应加强巡视，注意暖箱通电情况及温度。

8. 避免出现错抱患儿情况。

二、新生儿腹泻的护理风险与管理

【常见原因】通过呼吸道感染和消化道进行传播，也可由于喂养不当引起。传染源主要为患儿的母亲和新生儿室的工作人员、刚入院未隔离的患儿及污染的牛奶、尿布等。

【风险表现】患儿腹泻，出现脱水、发热等症状。

【应对措施】

1. 发现腹泻的新生儿，立即进行隔离，并由专人负责隔离室的工作。

2. 加强巡视，密切观察病情，注意新生儿的呼吸频率、心率、体温，神智，面色，脱水情况及排便的次数、性质、量，腹部情况，并详细记录 24 小时出入量。

3. 注意保暖、保温；体温过高时要给予物理降温；纠正脱水，严格掌握患儿的出入量。

4. 要注意告知患儿家长相关腹泻的风险，做好病情观察及治疗护理处置的护理文书记录。

【预防措施】

1. 根据患儿情况，动态评估患儿的体重。

2. 禁食补液时，要严格执行医嘱，尽量使用输液泵，以保证液体按时、按量正确输入，累积丢失液体量补完后要测体重。

3. 勤换尿布，注意皮肤、臀部护理，及时指导家长清洗。

4. 脱水纠正后，仍要注意观察患儿情况，发现异常及时报告医师。

三、新生儿呕吐的护理风险与管理

【常见原因】呕吐为新生儿临床常见症状之一，及时寻找原因，如消化道畸形、新生儿喂养不当、幽门痉挛、贲门松弛、胃扭转、咽下综合征、各种感染及胃肠功能失调等。

【风险表现】患儿出现呕吐、吐奶、呛奶、发憋等症状。

【应对措施】

1. 按医嘱禁食、洗胃或试喂奶。

2. 观察喂奶时有无呛奶、发绀，喂完后患儿取右侧半卧位。

3. 观察呕吐出现的时间，呕吐物内容、量、性质等。每次吐后洗净面颊及颈部，颊部可涂少许凡士林油保护皮肤。

4. 观察胎便及腹胀情况，记出入量。

5. 注意告知患儿家长相关风险，做好病情观察及治疗护理处置的护理文书记录。

【预防措施】

1. 及时寻找呕吐原因，认真观察病情，为医师及早做出诊断提供有利依据。

2. 禁食患儿按医嘱输液及护理。

3. 指导家长能够应对突发情况，对患儿的体位、禁食期间的处理、呕吐等情况预先告知，避免造成紧张或继发感染。

四、新生儿肺炎的护理风险与管理

【常见原因】新生儿呼吸道防疫功能差，易患肺炎。可分为吸入性肺炎和感染性肺炎两大类，也可两类并存。最常见的致病菌为大肠杆菌、金黄色葡萄球菌和白色葡萄球菌。

【风险表现】患儿表现为反应差、拒奶、呼吸浅促、吐沫、呛奶等。尤其以金黄色葡萄球菌肺炎治疗不当，易合并脓气胸而预后不佳。

【应对措施】

1. 病室要空气新鲜，阳光充足，注意通风。通风时注意患儿的保暖。

2. 患儿按照病原及病程分室居住，医护人员进病室要戴口罩。

3. 喂养中要注意每日的液体入量，按照每日 80ml/kg 计算，不足部分由静脉输液补充。

4. 保持呼吸道通畅，可按照医嘱给予雾化吸入治疗。

5. 密切观察病情变化，如体温、脉搏、呼吸等，体温 39℃ 以上的给予物理降温。

6. 注意告知患儿家长相关风险，做好病情观察及治疗护理处置的护理文书记录。

【预防措施】

1. 避免输液过快。

2. 高热时忌用阿司匹林退热药，因阿司匹林可使凝血酶原减少，易导致全身性出血。

3. 如突然发生呼吸困难，青紫加重，应立即报告医师，早期发现脓气胸。

五、新生儿黄疸的护理风险与管理

【常见原因】新生儿期间由于胆红素代谢异常，血胆红素 > 34.2μmol/L（2mg/dl）时，皮肤、巩膜可出现黄染称黄疸；足月新生儿血胆红素 > 205μmol/L（12mg/dl），早产儿血胆红素 > 256.5μmol/L（15mg/dl）称高胆红素血症。

【风险表现】黄疸分生理性和病理性 2 种。

1. 生理性黄疸　足月儿多见于生后 2 ~ 3 天，一般 7 ~ 10 天黄疸会自然消失。未成熟儿生理性黄疸较足月儿迟 1 ~ 2 天，程度稍重，血胆红素不超过 256.5μmol/L（15mg/dl），一般无需治疗，但要密切注意黄疸的变化。消失过晚，则需排除病理性因素。

2. 病理性黄疸　多因新生儿败血症、新生儿肝炎综合征、新生儿溶血病等疾病引起。新生儿胆红素脑病多见于新生儿溶血患儿，1 周内血胆红素超过 340 ~ 425μmol/L（20 ~ 25mg/dl），出现嗜睡、尖叫、肌张力低下或痉挛、"落日眼"等症状称胆红素脑病，可因呼吸衰竭而死亡，抢救成功多有后遗症。

【应对措施】

1. 新生儿肝炎综合征

（1）明确病因，进行床边隔离。

（2）供给足够的水分、热量，观察精神、神志、腹胀等变化，食欲差、入量不足的应及时报告医师。

（3）观察患儿皮肤、巩膜黄疸的变化，尿便颜色的变化，详细记录，以协助判断黄疸的性质。

（4）按医嘱完成各项治疗并观察疗效，如中药的喂给、保肝药物的注入等。

2. 新生儿溶血病　ABO 溶血第一胎即可发生，Rh 溶血多见于第二胎。

（1）蓝色荧光灯照射治疗护理：包括患儿的保护，箱温调至 30℃ 左右，

2～4 小时测体温、呼吸 1 次，灯管与患儿的皮肤距离 33～55cm 等。

（2）换血疗法的护理：要严格掌握适应证，注意血源选择、术前护理及术后护理。

3. 新生儿脑红素脑病

（1）备齐急救药物、氧气、吸痰器。

（2）吞咽功能不全的患儿可鼻饲，抬高床头避免误吸，或采取侧卧、头偏向一侧。

（3）密切观察皮肤、巩膜、精神、惊厥发作等变化，及时报告医师。

【预防措施】

1. 及时耐心指导家长配合治疗的有关训练，如喂养方法，患儿的吞咽能力、肢体被动锻炼、智力训练。

2. 手术患儿要按医嘱控制输液量，术后 2～4 小时试喂葡萄糖水后 1 小时再喂奶。

3. Rh 血型不合的溶血，选用 Rh（-）与患儿同型或 O 型血源；ABO 血型不合的溶血，最好采用 AB 型血浆和 O 型血细胞混合的血源，如无条件可选用抗 A 及抗 B 效价不高的 O 型血源。

4. 对于病理性黄疸，要注意告知患儿家长相关风险，做好病情观察及治疗护理处置的护理文书记录。

六、新生儿脐部感染的风险与管理

【常见原因】脐部感染是新生儿感染的常见原因之一。因脐带适合细菌生长，护理不当易引发感染，严重者可以导致败血症。新生儿出生后 3～7 日脐带脱落，因此在脐带脱落之前要加强和重视脐部感染风险的防范，重视脐部护理。

【风险表现】脐带局部发红、肿胀，有黏性或者脓性分泌物。进一步发展可以出现腹壁蜂窝织炎、脓肿。脐部炎症时细菌还可以进入血液循环，发展为腹膜炎、败血症等。

【应对措施】

1. 加强脐局部护理，保持局部干燥。

2. 配合采集标本，行血培养、肝功能检查等。

3. 积极抗感染治疗，加强支持治疗。

4. 密切观察病情变化，随时与经治医师保持联系。

5. 注意告知患儿家长相关风险，做好病情观察及治疗护理处置的护理文书记录。

【预防措施】

1. 脐带未脱落前，沐浴时勿使其潮湿，沐浴后用75%乙醇涂擦局部，保持脐部清洁、干燥。

2. 及时更换尿布，勿使湿尿布污染脐部。

3. 每日观察脐部，局部发红或者有黏性、脓性分泌物时，要及时报告医师，并用3% H_2O_2 清洗，之后再用75%乙醇局部涂擦脐部，每天2~3次。

4. 脐带脱落后，如有肉芽组织，可用5%~10%硝酸银烧灼。

七、新生儿颅内出血的护理风险与管理

【常见原因】新生儿颅内出血可因产前、产程中或产后缺氧，以致血管壁渗透性增加，血液外渗引起点状出血；加之生后1周内凝血功能尚不健全，而加重出血；也可因产伤导致颅内血管破裂出血。

【风险表现】患儿拒奶、呕吐、嗜睡、脑性尖叫或烦躁，肌张力增高或软瘫、抽搐等症状。预后因轻重不同，部分严重患儿幸存，常留下永久性不同程度的精神神经损害。

【应对措施】

1. 绝对保持病房的安静，抬高床头时要将患儿抱起，免洗澡。

2. 发病初期氧气吸入，烦躁不安或抽搐的立即报告医师，按医嘱给予镇静剂、脱水剂。

3. 危重患儿暂不喂奶，按医嘱静脉输液，液量每日60~80ml/kg。

4. 注意告知患儿家长相关风险，做好病情观察及治疗护理处置的护理文书记录。

【预防措施】

1. 护理工作尽量集中进行，轻轻操作。

2. 观察病情，出现烦躁不安、尖叫、呻吟、呼吸暂停及瞳孔变化等时报告。

3. 病情好转后可选用小孔奶头少量试喂，若无发绀，逐渐增加奶量。

4. 指导家长学会锻炼患儿的吞咽功能，逐渐恢复消化道供给，维持基础代谢的液体量与热量。

八、新生儿败血症的护理风险与管理

【常见原因】败血症是致病菌在胎内，产时或生后侵入血液，并在血液中生长，产生毒素造成全身性细菌感染。产程中感染的病原菌多见于革兰阴

性菌；生后感染以革兰阳性葡萄球菌多见。

【风险表现】产程中感染，常在出生后 3 天内发病；生后感染的常在出生 3 天后发病。一般患儿多有发热，表现精神萎靡不振，面色苍白、发灰，皮肤发花，体温不升。皆可合并中毒性肝炎、中毒性肠麻痹、硬肿症。如果感染得不到及时控制，可致肺炎、脓胸、化脓性胸膜炎、脊髓炎、心包炎等。

【应对措施】

1. 患儿住单间，准备氧气、吸痰器。

2. 配合采集标本，行血培养、肝功能检查等。

3. 根据病情选择合适的喂养方法，鼻饲法要慎重。

4. 积极抗感染治疗，加强支持治疗。

5. 密切观察病情，包括精神状况，皮肤、口唇有无发绀，有无腹胀，注意观察巩膜、尿布及尿便情况，随时与经治医师保持联系。

6. 注意告知患儿家长相关风险，做好病情观察及治疗护理处置的护理文书记录。

【预防措施】

1. 指导家长合理观察病情，树立战胜疾病的信心。

2. 加强全身情况的观察处理，有其他感染灶出现及时处理。

3. 根据患儿的情况，选择有效的喂养方式，避免出现呕吐。

4. 病情好转后，根据患儿情况及时调整喂养方案，增强机体抵抗力。

九、新生儿硬肿症的护理风险与管理

【常见原因】新生儿硬肿症又称新生儿皮脂硬化症，多见于早产儿。由于皮下脂肪所含的不饱和脂肪酸很少，因此熔点较高，寒冷季节容易凝固。

【风险表现】表现为低体温、皮肤冷、全身皮下脂肪积聚的部位形成硬块，可伴有水肿，易有继发感染，严重患儿可并发肺出血，病死率较高。分为轻度、轻-中度、重度。

【应对措施】

1. 复温　使体温逐渐上升，切忌体温骤升，以免引起肺出血而死亡。

2. 喂养　复温至 34℃ 开始喂养。吸吮力弱可鼻饲。吞咽功能恢复后可选用小奶孔、软奶头试喂。无发绀、憋气逐渐增加奶量。体温 34℃ 以下的按医嘱静脉输液，输液速度每小时 3～4ml/kg。

3. 认真观察病情变化，呼吸、心率、体温、尿量的监测要仔细记录。如出现鼻腔喷出血红色泡沫样液体，则可能为肺出血，应立即报告医师，抢救

过程中避免挤压肺部做人工呼吸。尿少要及时报告医师,按医嘱使用利尿药,并观察用药后的情况。

4. 指导患儿家长勤换体位,观察受压皮肤的颜色,防止压伤。

5. 注意告知患儿家长相关风险,做好病情观察及治疗护理处置的护理文书记录。

【预防措施】

1. 轻度 合并体温正常的,仅有硬肿,注意保暖,不用特殊处理。体温偏低的,可给予热水袋保温,热水袋温度要适中,4~6 小时使体温升至 36℃。

2. 轻、中度 体温 >30℃,产热良好的,直接放入 30℃暖箱,随体温上升,箱温渐升至 30~33℃,6~12 小时体温正常。

3. 重度 体温 <30℃,将患儿置于高出体温 1~2℃的暖箱中,每小时提高箱温 1~2℃,体温升高 0.5℃,12~24 小时复温完毕。

4. 体温维持 36.2~37.2℃,向家长宣传出院后保暖、喂养及预防感染的方法和重要性,避免复发。

十、儿科意外事件的风险与管理

【常见原因】儿童患者为未成年人,对生活中的风险没有认识,护理操作中留下的隐患,都容易引发意外事件。主要表现在:

1. 无家属陪护时,患儿的床栏没有拉起。

2. 护士在进行治疗护理操作后没有及时将针头、安瓿等清理干净,遗留在患儿床头柜或者床上。

3. 热水瓶摆放位置不妥。

4. 输液时患儿在病房四处走动,或者嬉戏打闹。

5. 患儿用棉被蒙头睡觉。

6. 家属将不符合有关标准的食物、玩具等给患儿玩耍。

【风险表现】

1. 患儿坠床、摔伤。

2. 患儿外出散步时走失。

3. 护士疏忽大意造成针头、空安瓿遗留床上或者床头柜上,导致患儿误伤或者患儿拿来当玩具时误伤。

4. 将食物、纽扣、小玩具等误吸、误咽。

5. 患儿被输液架砸伤,热水瓶烫伤。

6. 蒙被综合征。

【应对措施】

1. 及时将有关意外事件情况向医师报告。

2. 及时清除异物，对受伤患儿进行恰当处理。

3. 对于患儿走失的，与家属和相关人员进行查找。

4. 对患儿及其家属进行安抚，属于医院责任的，应当进行道歉。

5. 注意告知患儿家长相关风险，做好相关处置记录。

【预防措施】

1. 与患儿家长签署陪护告知书，随手安好床护栏。

2. 护士在执行护理治疗行为时规范操作，及时将医疗废弃的针头、安瓿等放置在治疗托盘上，操作完毕须检查患儿床铺、床头柜，确定没有遗留医疗废弃物后方可离开。

3. 热水瓶放置在患儿接触不到的地方，并且要固定稳妥。

4. 发现患儿在输液时四处走动或者在病房嬉戏打闹时要及时制止。

5. 要对患儿及其家属进行安全教育，发现可能有安全隐患的事情，要及时纠正，对于发现患方的危险行为，护士实施的安全教育及纠正情况要记录到护理记录中。

十一、新生儿重症常规监护的护理风险与管理

【常见原因】接到新患儿入院通知后要做好各种准备工作。消毒措施不当、仪器使用不当、急救药品准备不充分，造成患儿的抢救延误。

【风险表现】

1. 呼吸机管道未及时消毒、更换。

2. 暖箱或辐射保暖台未预热，暖箱使用中的温度变化大。

3. 未严格交接班，造成部分仪器的使用存在问题。

4. 未认真检查急救用品，包括氧气、吸痰器、药品、呼吸机湿化器、监护仪。

5. 医务人员消毒措施不好，造成交叉感染。

【应对措施】注意告知患儿家长相关风险，做好病情观察及治疗护理处置的护理文书记录。

【预防措施】

1. 任何人接触患儿前后都要洗手。医务人员的双手是交叉感染的最危险传播途径。

2. 接到通知后，认真检查呼吸机、监护仪运转是否正常。

3. 快速准确对患儿的体征进行测量、检查，包括体温、脉搏、呼吸，称体重，量头围、胸围、腹围，随时观察生命体征的变化。

4. 观察患儿的呼吸情况，决定是否立即需要吸痰、吸氧气、气管插管及使用呼吸机，及时上报医师。

5. 对特殊的患儿一定严格床旁交班。

6. 检查患儿的静脉滴注是否通畅，记录单位时间内的出入量，总液量按照医嘱要求准时、准量地输入。

十二、新生儿重症体温监测的护理风险与管理

【常见原因】体温过高或者过低，对新生儿、早产儿的并发症发生率及病死率都有影响。能否给患儿提供中性环境温度是抢救成功的重要因素。

【风险表现】病室中室温、床温不准确，造成判断体温监测不准确。

【应对措施】注意告知患儿家长相关风险，做好病情观察及治疗护理处置的护理文书记录。

【预防措施】

1. 患儿裸露于辐射保暖台上，不用包裹。

2. 室温维持在 24～26℃。

3. 选择腹部监测体温。

4. 避免误差，注意测量床温。

5. 尽量减少对流和对流散热。

十三、新生儿重症心肺监测的护理风险与管理

【常见原因】用于呼吸不规则或有呼吸暂停、心率过快或过缓的心功能障碍的患儿。

【风险表现】患儿出现心肺情况变化，因仪器故障造成抢救延误。

【应对措施】

1. 清洁皮肤。

2. 注意电极板位置和电极膏使用量。

3. 24 小时更换电极膏。

4. 调节心率及呼吸频率报警上下极限。

5. 至少间隔 1～2 小时测查 1 次。

【预防措施】注意规范操作，随时观察患儿病情变化。

十四、重症新生儿呼吸的风险与管理

【常见原因】患儿呼吸困难、咳嗽、烦躁、有明显分泌物，听诊为痰鸣音，体位变化等造成呼吸机压力改变。

【风险表现】机器报警、吸痰不当引起家长不满。

【应对措施】

1. 预防感染，护理操作前要洗手，戴好口罩。

2. 检查负压吸引器的读数。

3. 先听诊，小心转动患儿的体位，根据病变的部位，分别叩击前胸、后背、左肺、右肺并体位引流。

4. 痰黏稠的，注少量生理盐水稀释，保持体位吸痰。

5. 吸痰完毕后再听诊，比较变化。

6. 注意呼吸机参数。

【预防措施】

1. 呼吸道管理过程中时刻注意患儿的皮肤颜色，若有呼吸困难要停止操作。

2. 选用合适的吸痰管。

3. 每次吸痰前用复苏器加压给氧 4~5 次，提高氧浓度。

4. 开动机器注意氧气压力、空气压力等。

十五、危重儿输液及应用输液泵的风险与管理

【常见原因】危重儿输液首选输液泵。输液过快、过多易致心力衰竭、肺水肿。

【风险表现】输液泵衔接、液体量及速度设定问题，输液部位有渗血，药物刺激患儿等。

【应对措施】

1. 准备物品齐全　输液泵、一次性专用注射器、延长管 1 根。

2. 查对医嘱，注意输入的药物配伍禁忌。

3. 抽取静脉注射液入注射器，排除空气。

4. 注射器针筒加上标签，注明液体种类配制时间、操作者。按照医嘱，最低限度稀释药物，降低组织坏死的危险。

5. 调节速度，启动开关，计时注入。

【预防措施】

1. 连续输液过程中，2~4 小时记录并监测输液量是否准确。

2. 治疗药物要准时、准量给予。

3. 使用推注式输液泵，注射器每次更换，塑料延长管每日更换。

4. 包装袋破损、过期禁止使用。

十六、新生儿重症氧气疗法及血气监护的护理风险与管理

【常见原因】主要针对引起血氧分压下降的重症新生儿。

【风险表现】血气样本错抽为静脉血，或样本送至检验科时出现凝固，引起患儿家长的不满。

【应对措施】

1. 氧疗必须按照血气分析的结果调节氧浓度。

2. 氧气湿化后供给，及时清理呼吸道。

3. 间隔 2~4 小时监测氧浓度。

4. 使用人工呼吸机的，要做血气动态监测。

5. 抽取动脉血，操作快速、细致，做到 5 分钟送检，保留冰箱内不超过 2 小时。

6. 注意告知患儿家长相关风险，做好病情观察及治疗护理处置的护理文书记录。

【预防措施】

1. 观察呼吸性质，听诊双肺呼吸音。

2. 根据血气分析结果，与前次比较，减少误差，指导正确的氧疗和使用呼吸机。

3. 与家长沟通好，力争血气操作一次穿刺成功。

第十一节 手术室护理风险与管理

手术室是实施手术的地方，而手术本身又是风险最大的治疗措施。因此，手术的护理风险格外重要。

一、接错患者的风险与管理

【常见原因】

1. 未根据手术通知单接手术患者。

2. 接患者的人员思想不集中，未认真核对科室，患者姓名、床号、性别、诊断、手术部位名称等。

3. 患者术前紧张及应用镇静药后，不能正确回答问话，易发生接错患者

或放错手术间。

【风险表现】不该做手术的患者被接来，或患者安置手术间错误，为医疗差错、事故埋下隐患。

【应对措施】

1. 立即停止操作，仔细查找原因，纠正错误。

2. 安抚患者，做好解释工作。

3. 及时向护士长汇报，通知科室主管医师，协助做好善后工作。

【预防措施】

1. 严格执行《手术室接送患者制度》。

2. 接患者前认真核对手术通知单。

3. 接患者的人员要到患者床旁核对患者姓名、床号、性别等。

4. 患者应有护士接送，最好安排配合手术的护士接送。

二、切错手术部位的风险与管理

【常见原因】

1. 术者、巡回护士术前未严格按要求进行核对。

2. 安置体位时未再次核对手术部位。

【风险表现】不是病变的组织、脏器被实施手术，给患者造成终身痛苦或残疾，引起医疗纠纷。

【应对措施】

1. 终止手术，对患者情况进行评估，尽量挽回患者的损失。

2. 上报医疗机构有关主管部门。

3. 做好事后处理工作。

【预防措施】

1. 术前访视患者，了解手术病历、手术部位。

2. 手术单必须注明手术名称、左右侧及可能改变的术式。

3. 接患者时要严格三查一问：查手术通知单、查病历、查手术部位，问患者手术部位、左右侧。

4. 术者、巡回护士在开刀前必须根据病历、X线片，再次核对手术部位。

5. 安置体位时，与手术医师、麻醉师共同核对手术部位。

三、用错药的风险与管理

【常见原因】

1. 不按医嘱用药。

2. 执行口头医嘱时用错药。

3. 未严格执行查对制度。

【风险表现】轻者无任何表现，重者影响身体健康，甚至造成死亡。

【应对措施】

1. 停止错误用药。

2. 根据临床症状对症处理。

3. 做好患者的解释和善后处理工作。

【预防措施】

1. 严格执行三查八对制度。

2. 执行口头医嘱时，必须重复一遍，无误后方可执行。

3. 台上给药时，需同台上护士核对瓶签。

4. 手术台上装麻醉药的量杯与其他物品同时存放时必须有标记。

5. 手术未结束或患者抢救用药后空安瓿不经许可不可拿出手术间。

6. 护士交接班时，要交代清楚药品名、剂量、浓度。

四、输错血的风险与管理

【常见原因】

1. 血型搞错。

2. 没有严格执行输血查对制度。

【风险表现】发热，畏寒，呼吸困难，血红素尿，休克。

【应对措施】

1. 立即停止输血，更换输液器，输生理盐水，遵医嘱给予抗过敏药物。

2. 情况严重者通知医师立即停止手术，保留输血制品及有关设备，以待检验。

3. 病情紧急的患者备好抢救药品及物品，配合麻醉医师进行紧急救治，给予氧气吸入。

4. 按要求填写输血反应报告卡，上报输血科。

5. 溶血、输血严重反应时，抽取患者血样与血袋一起送输血科。

6. 加强病情观察，做好抢救记录。

【预防措施】

1. 严格执行输血查对制度。

2. 输血前做到 2 人核对，核对患者和供血者姓名、输血号、住院号、血型、交叉配血结果及采血日期等，无误后方可输血。

五、患者坠床、摔伤的风险与管理

【常见原因】

1. 搬运患者时，安全措施不到位。

2. 未正确使用运送患者交通工具，如手术平车、轮椅等。

3. 等待手术或手术麻醉清醒不全的患者，无专人看护，造成坠床、摔伤。

【风险表现】轻者皮外伤，表现红、肿、淤血，重者四肢骨折，全身内脏、颅脑损伤。

【应对措施】

1. 发生意外后，立即协助患者卧床，测量血压、脉搏、呼吸并及时采取护理措施。

2. 立即报告主管医师、护士长。

3. 观察患者有无损伤、骨折以及精神状态等。

4. 及时正确执行医嘱。

5. 做好患者和家属的解释工作。

6. 在护理报告中记录事情经过。

【预防措施】

1. 搬运患者时要加强安全措施。

2. 正确使用平车、轮椅，接送患者的平车、轮椅经常检查、维修，保持良好的性能。

3. 患者在等待手术时，应系好约束带。小儿、老人、神志不清者接到手术间后要有专人看护。

4. 麻醉清醒不全、神志不清者必须有麻醉师、护士、医师在场。

5. 送患者由医师、护士、麻醉师 3 人同时护送，麻醉医师在患者头部，以利观察患者情况，护士和医师利用床档、固定带，以保证患者安全。

六、电刀灼伤的风险与管理

【常见原因】

1. 未遵守规章制度和技术操作常规。

2. 负极板使用不当。

【风险表现】轻者皮肤红肿、水疱，重者电伤达皮下、肌肉层，患者疼痛、功能障碍等。

【应对措施】

1. 及时关闭电刀电源开关。

2. 保护受伤创面，避免污染。

3. 通知医师，尽快请有关专科会诊。

4. 消炎、理疗等对症处理。

【预防措施】

1. 使用电灼器或其他电器时要遵守常规操作，乙醇消毒时不要太湿，电刀不用时固定放置，避免无意中启动开关烧伤患者。

2. 电极板放置于肌肉丰富的部位，离手术区越近越好，极板应平整，与皮肤接触面要紧密。

3. 患者不可与手术床的金属面直接接触，以防灼伤。

4. 根据需要调节频率。

七、手术体位安置不当致损伤的风险与管理

【常见原因】手术时体位安置不当容易导致损伤，如压疮、神经损伤、软组织损伤。

【风险表现】引起神经麻痹，支配的肢体功能受限；压伤的组织红、肿、水疱，静脉回流受阻。

【应对措施】

1. 重新调整体位。

2. 局部消炎、理疗。

3. 局部肌肉按摩、针灸、神经生长或营养药。

4. 做好患者的解释、善后处理工作。

【预防措施】

1. 掌握各种手术体位的摆放方法及注意事项。

2. 掌握摆体位的原则　保持呼吸、循环功能，充分暴露手术野，使患者舒适，固定牢固。

3. 机体的着床支点避开神经走行的部位，避免肢体受压造成神经麻痹。

4. 保持皮肤清洁干燥，手术床单平整、清洁，防止损伤皮肤。

八、异物遗留体腔的风险与管理

【常见原因】

1. 清点制度不落实。

2. 对术中用器械、敷料、缝针核对不清，记录不准。尤其是洗手、巡回护士比较疲倦或相当紧张的时候容易出现这种失误，致使器械、敷料、缝针遗留于体腔或身体其他部位。

【风险表现】

1. 异物遗留体腔，造成伤口不愈合、感染。

2. 患者出现局部疼痛、发热、全身不适症状。

【应对措施】

1. 发现后，配合医师手术取出异物。

2. 遵医嘱静脉输入抗生素，对症处理。

3. 立即上报护士长、科主任及有关领导。

4. 做好患者及家属的医疗纠纷处理工作。

【预防措施】

1. 敷料、器械清点应做到术前、关腹或关闭体腔前后 3 次清点，而且每次均应由巡回护士和洗手护士（或医师）同时清点 2 次无误。

2. 手术中途添加敷料、器械等，需经 2 人清点才能加入。

3. 患者入手术间之前及手术结束后整理手术间时，巡回护士应认真检查手术间地面是否留有纱布、缝针、器械螺丝等体积较小的物体，以免混淆。

4. 凡属清点范围的物品，未经允许，任何人不得拿出或拿进手术间。

5. 连台手术要清理手术间，更换垃圾袋，将清点物品全部拿出手术间。

6. 应执行手术护士 1 人 1 台制，一般情况下不交接班，以杜绝此类差错事故。

7. 加强安全管理。

九、烫伤、冻伤或者化学物品灼伤患者的风险与管理

【常见原因】

1. 术中使用温水时水温过高或使用热水袋、冰袋直接贴于皮肤，尤其小儿、昏迷患者，容易引起烫伤、冻伤。

2. 使用对患者有损伤的化学药品，消毒液浓度、适应证、方法掌握不准确，引起皮肤、组织烧伤。

【风险表现】皮肤红肿、水疱、组织坏死；患者疼痛，功能障碍等。

【应对措施】

1. 让患者迅速脱离热源、冷源。

2. 保护创面，免受污染。

3. 通知医师，尽快请有关专科会诊。

4. 消炎、理疗等对症处理。

【预防措施】

1. 术中使用温水温度不可过高，一般成人水温 60～70℃，小儿、昏迷者50℃；使用热水袋、冰袋时一定不能直接贴于皮肤，防止烫伤、冻伤。

2. 使用化学药品或消毒液，要准确掌握浓度、适应证及方法，防止碘酒、乙醇、双氧水等化学药品灼伤。

十、手术中器械准备不足或不良的风险与管理

【常见原因】

1. 器械护士接手术通知单时，未仔细查看手术名称。

2. 特殊手术未与手术医师沟通。

3. 常规及急诊手术包配备不到位。

4. 洗手及巡回护士术前未再次仔细查对器械是否齐全。

【风险表现】

1. 延误手术时间。

2. 取消手术。

3. 患者家属不满意。

【应对措施】

1. 立即启用应急的器械包。

2. 向患者家属及时告知。

【预防措施】

1. 手术前护士应根据手术需要准备器械，并应检查其性能是否良好。

2. 施行重大或特殊手术所需特殊器械，手术者应在手术前一日及时与手术室护士沟通，准备充分，以保证手术的顺利进行。

3. 在进行重要手术步骤前，手术者应先检查器械是否合适，发现有问题的器械，及时交巡回护士处理。

4. 根据需要备齐常规器械包，同时应备有应急的器械包。

5. 中等以上的手术，要通过术前访视了解患者情况及手术医师的需求，保证手术的顺利进行。

十一、误用未消毒的或未达到消毒灭菌的手术器械和物品的风险与管理

【常见原因】

1. 消毒管理制度不健全。

2. 消毒和未消毒物品混合放置在一起。

3. 使用前未检查消毒效果、日期、名称，包装是否松散、潮湿、破损。

【风险表现】患者出现切口感染，全身感染症状。

【应对措施】

1. 更换消毒物品。

2. 切口消炎处理。

3. 静脉输入抗生素。

4. 通知医师，及时会诊处理。

【预防措施】

1. 严格执行查对制度、消毒隔离制度。

2. 消毒和未消毒物品要分开放置并有明显标识。

3. 消毒员持证上岗，消毒灭菌物品要彻底。

十二、气囊止血带损伤的风险与管理

【常见原因】止血带衬垫不合适，止血带压力过高或超时使用。

【风险表现】

1. 止血带效果不佳。

2. 肢体皮肤红肿淤血，水疱。

3. 患者自感不适，血压下降、寒战、脂肪栓塞等。

【应对措施】

1. 停止使用止血带。

2. 对症处理。

3. 遵医嘱给予局部理疗。

【预防措施】

1. 要有清醒的预防意识。

2. 严格遵守止血带操作规程。

3. 压力不可过高、过低或超时，止血带衬垫要合适。

十三、切口感染的风险与管理

【常见原因】

1. 违反无菌操作原则，感染途径控制不严。

2. 消毒隔离措施不落实。

3. 手术时间长，侵入性操作多。

4. 患者自身条件差，患糖尿病、肥胖等。

【风险表现】患者数日体温不退或逐渐升高，伤口疼痛，有烧灼感或胀痛；切口周围红、肿、压痛明显，形成脓肿。

【应对措施】

1. 早期用药物外用湿敷。

2. 抗生素静脉输液。

3. 已形成脓肿，切开引流，放置引流物。

4. 炎症消退后，创口清创，二期缝合。

【预防措施】

1. 加强无菌观念，熟练掌握无菌技术，严格遵守操作常规制度。

2. 严格控制进入手术间人数，尽量减少人员流动。

3. 一个手术间应先做无菌手术再做感染手术。

4. 凡是违反无菌操作须立即纠正。

5. 过期标识要清楚准确。

十四、标本保存不当或丢失的风险与管理

【常见原因】

1. 规章制度不落实。

2. 实习护士及进修生单独洗手时，不了解手术标本的正确处理方法，造成标本丢失。

3. 手术时间长，医师和护士易疲劳，忽略和丢失标本。

4. 医护人员不重视标本处理，对术中切除标本不够重视，如护士未反复询问医师是否留取，造成标本丢失。

【风险表现】标本丢失，缺少疾病诊断依据，临床治疗困难。

【应对措施】

1. 积极查找标本可能丢失地方，如垃圾桶、污水桶、下水道，或者送病理、冰冻沿途地方。

2. 通知手术医师，如有弥补措施尽快实施。

【预防措施】

1. 加强宣传教育。

2. 凡有洗手护士上台的手术，由洗手护士保管标本；没有洗手护士的手术，巡回护士要提醒手术医师自己保管好标本。

3. 手术中需冷冻病理切片的，由台上护士留好标本，由指定人员直接将病理标本、携带病理单立即送病理科。

4. 手术中切下的标本，台上护士按规定保存好，术后亲手交手术医师，由医师填写病理单，将标本放入专用容器内，贴好标签，注明患者姓名、科室、病理标本号、病理名称。

5. 术中任何标本未经医师允许不得遗弃或由他人拿走。

6. 实习护士和进修生单独洗手，标本由本院巡回护士负责。

7. 术后台上护士要常规检查医师标本处理情况，无误后做登记。送检的病理标本由值班护士经再次核对送到病理科，和病理科接收人员共同清点、核对并签名。

十五、手术与麻醉并发症——心搏骤停的风险与管理

【常见原因】

1. 患者患有器质性心脏病，引起心脏突然丧失泵血功能。

2. 手术麻醉意外的发生。

【风险表现】

1. 神志突然消失，大动脉搏动消失。

2. 听不到心音，血压测不到。

3. 呼吸停止。

4. 手术创面血色变紫、渗血或出血停止。

5. 瞳孔散大，无任何反射。

【应对措施】

1. 立即与医师分秒必争进行现场抢救。

2. 胸外心脏按压、除颤、心内注射等。

3. 通知护士长。

4. 准确记录抢救时间、血压、药物剂量、给药途径及出入量。

5. 严密观察尿量变化、肢端颜色、意识状态。

6. 保持静脉通畅，补充有效循环血量。

【预防措施】

1. 备齐抢救所需药物。

2. 备齐抢救仪器设备（监护仪、除颤器等），保障其功能状态。

3. 制定应急处理预案，经常进行急救演练，做到有备无患。

十六、手术与麻醉并发症——休克的风险与管理

【常见原因】患者在各种病因打击下，如创伤、内脏及大血管破裂出血、急性心肌梗死引起有效循环血量急剧减少、组织器官的氧合血液灌注不足、末梢循环障碍。

【风险表现】面色苍白或发绀，四肢厥冷，血压下降，尿量减少，烦躁不安，神志模糊或昏迷。

【应对措施】

1. 遵医嘱，及时补充血容量。

2. 保持呼吸道通畅，吸氧，必要时气管插管。

3. 积极解除病因，如对大血管出血的控制等。

4. 纠正酸碱平衡失调，休克期常因组织缺氧产生酸中毒，也有休克早期过度换气引起低碳酸血症，发生呼吸性碱中毒，应及时纠正。

【预防措施】

1. 严格掌握手术适应证。

2. 手术患者进行心电氧饱和度监测，备除颤器、抢救药等。

3. 平时做好抢救设备的维护，使其处于可正常使用状态；备齐急救车中急救、抢救用药。

4. 保障氧气使用，吸引器通畅。

第十二节　ICU 护理风险与管理

ICU 是为危重患者提供高质量集中治疗抢救的场所。ICU 患者病情危重、变化快，治疗复杂，护理繁琐，多种监护仪器、抢救仪器和设备应用频繁，监测要求严密，对护理工作的要求极高，因此，ICU 存在着更高的护理风险。

一、工作人员应急能力低的风险与管理

【常见原因】

1. 缺乏工作经验，专业理论及基础知识掌握不牢固，对危重患者的评估能力低。

2. 不能熟练地使用抢救仪器，救护技术不熟练。

【预防措施】

1. 对新进入 ICU 工作的护士进行规范化培训，熟练掌握各种仪器的使用方法、常见疾病的观察要点、护理要点及危重患者抢救技术等。

2. 按照人员层次、工作能力等合理进行排班，做好传、帮、带工作。

3. 加强护士专业理论和基础知识方面学习，定期组织护士学习新知识、新业务、新技术，并进行理论、监护水平、护理技能、应急能力考试，提高工作人员的专业水平。

二、约束带损伤的风险与管理

【常见原因】错误估计重症患者的神志情况，约束带过松或过紧。

【风险表现】约束带过松，往往导致肢体活动度过大甚至滑脱，神志不清的患者会由此失手引起身体其他部位伤害或意外拔管发生。约束带过紧会造成患者精神恐惧、躁动不安，或引起肢体供血障碍。

【应对措施】

1. 保持肢体活动度 <10cm。

2. 躁动厉害的患者与医师进行沟通，采用适量的镇静药物。

3. 使用松节油或凡士林等润滑油减轻肢体摩擦。

【预防措施】

1. 正确进行病情评价，确定患者神志状态。

2. 采用柔软材质的标准约束带，必要时可局部应用海绵垫等。

3. 及时观察约束带的固定情况，保持松紧适宜。

三、动、静脉穿刺失败的风险与管理

【常见原因】

1. 患者血管条件差。

2. 执行穿刺操作的护士经验不足，操作技术不熟练。

【风险表现】多次穿刺失败，血管刺破，穿刺部位出现渗血、血肿，引发患者或其家属的不满。

【应对措施】

1. 安抚患者及其家属，做好解释工作。

2. 更换经验丰富的护士。

3. 局部处理。

【预防措施】

1. 严格执行《中心静脉穿刺操作规程》。

2. 操作前与患者及其家属沟通，讲清该项操作的难度、风险，并签署风险告知书。

3. 内瘘穿刺术应由经验丰富的护士操作，最好固定护士操作，熟悉每个患者的内瘘情况。

四、压疮形成的风险与管理

【常见原因】患者病情危重，无生活自理能力，长期卧床，不能翻身；强制体位的患者，高龄、营养状态差、低蛋白血症。

【风险表现】患者长时间采用同样的卧姿，背部、臀部、肘部、膝、踝、足跟部压迫，血流不畅，造成局部皮肤缺血坏死、溃疡。

【应对措施】

1. 安抚患者，及时与家属沟通，并做好护理记录。

2. 保持患处干燥，如使用红外线烤灯等。

3. 局部使用烧伤膏治疗，定时换药，促进创面愈合。

【预防措施】

1. 加强生活护理，定时翻身。

2. 加强与患者及其家属的沟通，使其了解压疮的成因，加强医患配合。

3. 对不能活动的患者，做好压疮预防宣教，定时给易受压部位的皮肤按摩，保持床单元的清洁，无皱褶。防止压疮形成。

五、呼吸机运转不良的风险与管理

【常见原因】

1. 不熟悉机器的使用及故障排除方法。

2. 机器异常运转时没有及时发现。

3. 使用性能不良的呼吸机。

【风险表现】

1. 呼吸机频率与正常呼吸频率不符，形成人机对抗。

2. 呼吸机不能正常工作，造成患者窒息。

3. 压缩机停转，引起吸入纯氧，造成氧中毒。

【应对措施】

1. 及时查找故障源，排除故障。

2. 在自我查找不能明确故障的情况下，及时向护士长汇报，通知值班医师。

3. 必要时联系厂家维修。

【预防措施】

1. 熟悉机器使用及排除故障的方法。

2. 使用前设置好各种报警装置并密切监视，发生故障及时排除。

3. 机器定时检修、保养。

4. 呼吸机专人负责，定期维护，保证其完好状态。

六、呼吸机突然断电的风险与管理

【常见原因】突然停电、呼吸机短路、电线老化、电路接触不良等。

【风险表现】停电报警、呼吸机停止运转。

【应对措施】

1. 电源突然中断，须立即断开呼吸机管路与气管插管的连接，防止窒息。启动备用电源。

2. 无自主呼吸的患者，应立即采用其他人工辅助呼吸，如人工呼吸器。

3. 恢复供电后，应注意观察压缩机运转情况，避免患者吸入纯氧。

【预防措施】

1. ICU 应双路供电。

2. 定时对呼吸机及其配套设施机进行检修维护。

七、重症患者发生误吸的风险与管理

【常见原因】重症患者往往合并胃肠动力障碍，经胃肠营养的患者可发生误吸，进而引发肺部感染或吸入性肺炎。

【风险表现】患者发生误吸之后，可以即刻出现相应的临床表现，轻者表现为呛咳、咳嗽不止，重者会出现呼吸困难、呼吸抑制，甚至呼吸停止以及相应的窒息征象。

发生误吸经及时抢救后，可能会出现一些远期的临床症状，如肺部感染、吸入性肺炎等。

【应对措施】早期可以实施吸痰等措施。对于出现肺部感染、吸入性肺炎的患者，应当遵医嘱对症处理。

【预防措施】

1. ICU 患者半卧位较平卧位时，呼吸机相关性肺炎的发生率明显下降。

2. 经胃营养患者应严密检查胃腔残留量，避免误吸的危险，通常需要每6 小时后抽吸 1 次胃腔残留量。如果潴留量≤200ml，可维持原速度；如果潴

留量≤100ml，增加输注速度 20ml/h；如果残留量≥200ml，应暂时停止输注或降低输注速度。

3. 重症患者在接受肠内营养（特别经胃）时应床头抬高，最好达到30°~45°。

4. 备吸痰器，及时清理呼吸道分泌物。

八、重症患者院内感染的风险与管理

【常见原因】ICU 收治的患者病情严重，同时又伴随着广泛的侵入性操作及大量广谱抗生素、免疫抑制剂的应用，自身抵抗和保护能力均较差，随时处于发生感染的危险之中。一旦发生感染，会加重原发病，使病情恶化。

【风险表现】感染的症状和体征；加重患者的原发疾病，病情日益恶化。

【应对措施】对症处理。

【预防措施】

1. 设施与设备要求

（1）ICU 应设置在清洁、安静的区域内，在进入 ICU 前应有缓冲间，ICU 门口最好有风淋设施。

（2）紫外线灯 30W 灯管，每 $10m^2$ 安装 1 个，同时配制紫外线强度测试仪。

（3）每张床所占面积应为 $15m^2$，床间距 >2m。

2. 人员要求

（1）了解掌握感染监控知识和技能，自觉执行各项规章制度。

（2）进病房前先换鞋、更衣，严格遵守洗手制度，在各种操作前后、护理两个患者之间、处理便器之后、进入或离开监护病房时均应洗手。

3. 空气净化及环境消毒

（1）采取自然通风或机械通风。

（2）定期紫外线照射。

（3）消毒液使用：无患者时可用 1% 过氧乙酸喷雾消毒，注意喷雾前应将监护设备包裹好以防损坏。门窗表面每日 1 次，墙面每日 4 次。

4. 设备用物消毒

（1）呼吸机管道用一次性的；湿化瓶、面罩及管道接头用后用 500mg/L 含氯消毒剂浸泡消毒 30 分钟后，用清水冲洗晾干备用。

（2）治疗包、换药包、无菌治疗用品，送供应室消毒，提倡使用一次性用品，防止交叉感染。

（3）抹布、拖把、扫把用500mg/L含氯消毒液浸泡消毒后晾干。

第十三节 血液透析护理风险与管理

血液透析（HD）是应用较广泛的一种血液净化方法，主要用于治疗急性肾衰竭、慢性肾衰竭、急性药物或毒物中毒。护士在血液透析的医务人员组成中约占80%。血液透析时护士是机器的直接操作者和管理者，护士在血液透析中起到至关重要的作用，患者透析疗效与护士的业务水平、工作状态等有着密切的关系。因此，血液透析室护士的工作具有很大的风险性。

一、动静脉穿刺针孔渗血的风险与管理

【常见原因】粗大的穿刺针在患者的同一位置上反复穿刺（纽扣式穿刺），造成血管壁损伤，管壁弹性减低，针孔愈合欠佳，从而造成渗血。

【风险表现】血液自针眼周围渗出，渗出的速度与血流速度及使用的肝素量成正比，如果发现不及时，可造成大面积出血。

【应对措施】

1. 渗血处用纱布卷压迫。

2. 用冰块做局部冷敷。

3. 在渗血处撒上云南白药或者其他止血药。

4. 局部覆盖创可贴。

5. 用4~5条无菌纱布环绕针孔，以螺旋式拧紧。

【预防措施】

1. 采用绳梯式穿刺法，避免定点（纽扣式）穿刺。

2. 穿刺成功后，将针头两侧皮肤向内拉紧，用创可贴覆盖。

3. 根据患者情况来确定肝素剂量或者改为小分子肝素。

二、深静脉或动静脉穿刺失败的风险与管理

【常见原因】

1. 患者血管条件差。

2. 执行穿刺操作的护士经验不足，操作技术不熟练。

【风险表现】多次穿刺失败，血管刺破，在穿刺部位出现渗血、血肿，引发患者或其家属的不满。

【应对措施】

1. 安抚患者及其家属，做好解释工作。

2. 更换经验丰富的护士。

3. 局部处理。

【预防措施】

1. 严格执行《中心静脉穿刺操作规程》。

2. 操作前与患者及其家属沟通，讲清该项操作的难度、风险，并签署风险告知书。

3. 内瘘穿刺术应由经验丰富的护士操作，最好固定护士操作，熟悉每个患者的内瘘情况。

三、脱水量不准确的风险与管理

【常见原因】错误估计长期透析者的体重，导致脱水量不准确。

【风险表现】常见问题是透析中低血压，与其过量脱水、血容量急剧下降有关。

【应对措施】一旦发生低血压，应将患者平卧，减慢血流量、输液或输血浆、全血治疗。

【预防措施】根据患者情况，动态评估患者的体重。

四、透析时水源中断的风险与管理

【常见原因】驱水泵发生故障、输水管道断裂、水源不足或水处理机发生障碍等。

【风险表现】透析机低水压报警。

【应对措施】

1. 立刻将透析改为旁路或进行单超程序。

2. 寻找故障原因，如在 1～2 小时内不能排除故障，应中止透析。

【预防措施】

1. 血透室应双路供水或备有蓄水罐。

2. 定期检修驱水泵、输水管。

3. 定期对水处理机进行维护。

五、透析时电源中断的风险与管理

【常见原因】突然停电、透析机短路、电线老化、电路接触不良等。

【风险表现】停电报警、血泵停止。

【应对措施】

1. 在透析中电源突然中断，须用手摇血泵，防止凝血。

2. 将静脉壶下端的管路从保险夹中拉出来，再用手摇血泵，精神集中防止空气进入血管路。

3. 如果是透析机故障，应回血结束透析；如果是短时停电不必忙于回血，因透析机内有蓄电池可运行 20~30 分钟。

【预防措施】

1. 血透室应双路供电。

2. 定时对透析机进行检修维护。

六、透析器运转不良的风险与管理

【常见原因】

1. 不熟悉机器的使用及故障排除方法。

2. 机器异常运转时没有及时发现。

3. 使用性能不良的透析机器。

【风险表现】不能正常进行血液透析治疗。

【应对措施】

1. 及时查找故障源，排除故障。

2. 在自我查找不能明确故障的情况下，及时向护士长汇报，通知值班医师。

3. 必要时联系厂家维修。

【预防措施】

1. 熟悉机器使用及排除故障的方法。

2. 使用前设置好各种报警装置并密切监视，发生故障及时排除。

3. 机器定时检修、保养。

七、透析机出现空气报警的风险与管理

【常见原因】

1. 空气进入血管路。

2. 血流量不足，动脉压低产生气泡。

3. 静脉壶液面过低。

【风险表现】透析机显示空气报警，静脉壶内液面过低并有气泡。

【应对措施】

1. 降低血流速为 100ml/min。

2. 夹闭动脉管路，打开补液口输入生理盐水。

3. 提升静脉壶液面至空气探测器以上。

4. 静脉壶内泡沫较多时，给予 75% 乙醇 0.1 ~ 0.2ml，可有效降低泡沫表面张力使其消散。

5. 空气报警解除后，关闭补液口，打开动脉管路，提升血流速度恢复透析状态。

【预防措施】

1. 体外循环各接头要衔接紧密，由第二人查对。

2. 输液或输血应从动脉端给入，并留人值守。

3. 提升静脉壶液面使其高于空气探测器。

八、管路破裂的风险与管理

【常见原因】

1. 管路质量不合格。

2. 血泵的机械破坏。

3. 各接头衔接不紧。

4. 止血钳造成的破损。

【风险表现】破裂处出现渗血，随着血流及裂孔的加大造成大量渗血。

【应对措施】

1. 出现渗血时应立即回血，将管路的血回干净。

2. 将新管路用生理盐水预冲后更换。

3. 各衔接部位要紧密。

4. 如果失血量较大，应立即输新鲜血或血浆蛋白。

5. 当血压较低时，遵医嘱扩充血容量。

6. 密切观察生命体征，采取相应的措施。

【预防措施】

1. 上机前严格检查管路的质量。

2. 密切观察机器及管路的运转情况，发现渗血及时处理。

3. 定期检查维护透析机，发现异常及时通知工程师。

九、透析管路接口、透析器膜漏血的风险与管理

【常见原因】

1. 透析管路连接不牢。

2. 透析器破膜。

【风险表现】在透析管路接口、透析器膜等处有漏血现象。

【应对措施】

1. 对漏血处透析管的连接进行检查，加固连接。

2. 发生透析器破膜漏血现象时应立即停止透析，更换透析器。

【预防措施】

1. 保证所使用的透析产品的质量。

2. 透析产品使用前要检查血液通路各个连接处的连接是否紧密。

十、水质异常的风险与管理

【常见原因】

1. 反渗机出现故障。

2. 预处理系统没定时反冲。

3. 没按时消毒及维护。

【风险表现】患者血压下降、贫血、痴呆、心脏异常、骨软化、呕吐，远期甚至致癌等。

【应对措施】

1. 患者出现异常时，应立即抽血检查寻找原因。

2. 由水质异常造成的，立即停止透析。

3. 及时更换水处理系统。

4. 明确原因后尽快恢复透析。

【预防措施】

1. 水处理系统每半年维护 1 次，3 个月消毒 1 次。

2. 每年检测水质情况，以美国医疗仪器促进协会（AAMI）标准或欧洲药典为准。

3. 每年检测内毒素 1~2 次。

4. 发现异常值立即处理。

十一、透析中发生休克的风险与管理

【常见原因】严重低血压、贫血、心脏病、多脏器衰竭等。

【风险表现】患者面色苍白或发绀、出冷汗、呼吸困难、血压下降（80/50mmHg）、心率增快，脉率 >120 次/分、反应迟钝、意识模糊甚至丧失。

【应对措施】

1. 低血压引起的休克可不必先测血压，立即回输生理盐水 200~300ml，停止超滤，使患者头低臀高位，氧气吸入，必要时输入高渗液体，如 1.5%~3.0% 氯化钠、50% 葡萄糖或 5% 碳酸氢钠溶液等。

2. 危重患者当 $SaO_2 < 90\%$，心率减慢或严重心律失常如频发室性期前收缩、二联律、三联律时，立即回血停止透析，根据休克的程度及发生的原因，采取相应的措施，如气管插管、心肺复苏、开放静脉等。

【预防措施】

1. 根据血容量的监测确定干体重，超滤总量 $<6\% \sim 7\%$ 体重。

2. 做好宣传工作，透析期间体重增长控制在 $<1\text{kg/d}$。

3. 透析前根据个体差异停用降压药物，透析后期限制进食量。

4. 加强营养，改善贫血，必要时输血、白蛋白或血浆。

5. 危重患者进行心电 SaO_2 监测，备除颤器、抢救药等。

6. 严格掌握透析适应证。

7. 平时做好抢救设备的维护，使其处于可正常使用状态；备齐抢救车中急救、抢救用药。

十二、透析中致热原反应的风险与管理

【常见原因】 复用的透析器及管路消毒不充分、水处理系统没有定期消毒、执行无菌操作不严格等，使细菌或内毒素进入体内而引起致热原反应。

【风险表现】 透析开始 $0.5 \sim 1$ 小时出现畏寒、寒战，继而发热，体温达 38℃ 以上，持续 $2 \sim 4$ 小时，血常规检查白细胞与中性粒细胞均不增高，血培养阴性。

【应对措施】

1. 患者寒战时给予地塞米松 $5 \sim 10\text{mg}$ 静脉注射，如是寒战不能控制给予盐酸哌替啶 50mg 肌内注射。

2. 患者出现高热时给予对症处理，如肌注柴胡或冰袋物理降温。

3. 如果透析后 $2 \sim 3$ 天体温未降应做血培养，不必等结果就应给予抗生素治疗。

【预防措施】

1. 复用透析器时应用专用的复用机，有明确的容量、压力等监测指标，消毒液应用专用产品。

2. 水处理系统及水管道至少 3 个月消毒 1 次，防止反渗膜及管道内壁生长生物膜及内毒素。

3. 复用的透析器要严格按照《复用透析器消毒操作规程》的要求进行消毒处理。

4. 对于使用复用透析器的患者要履行知情同意手续，征得患者和（或）

家属同意，签署《复用透析器知情同意书》。

5．透析时应严格执行无菌技术。

十三、首次使用综合征的风险与管理

首次使用综合征是由于使用新透析器产生的一组症候群，分为 A 型和 B 型。

【常见原因】透析器膜激活补体系统，可引起过敏反应。透析器残留的环氧乙烷（ETO）消毒剂也可引起过敏反应。

【风险表现】

1．A 型　在透析开始20～30分钟（多在5分钟）内出现呼吸困难、烧灼、发热、荨麻疹、流鼻涕、流泪、腹部痉挛。

2．B 型　在透析开始1小时内出现胸痛、背痛。

【应对措施】

1．A 型　立即停止透析，弃去体外血，给予肾上腺素、抗组胺药或激素等药物。

2．B 型　不用中止透析，给予氧气吸入，防止心肌缺血。

【预防措施】

1．用生理盐水 1000ml 循环冲洗透析器，消除过敏原。

2．选用生物相容性好的透析膜。

3．透析前使用抗组胺药物。

十四、透析中发生空气栓塞的风险与管理

【常见原因】多为技术操作及机械装置失误所致，如血液管路安装错误、衔接部位漏气、空气探测器报警失灵、回血操作失误等。

【风险表现】患者突然惊叫，伴有呼吸困难、咳嗽、胸部发紧、气喘、发绀，严重者昏迷甚至死亡。

【应对措施】

1．立刻夹住静脉管道关闭血泵。

2．置患者头低左侧卧位使空气积存在右心房的顶端，切忌按摩心脏。

3．当进入右心室空气量较多时，在心前区能听到气泡形成的冲刷声，应行右心室穿刺抽气。

4．给患者吸纯氧或放在高压氧舱内加压给氧。

5．静脉注射地塞米松减少脑水肿，注入肝素和小分子右旋糖酐改善微循环。

【预防措施】

1. 透析管道连接方向正确。

2. 预冲管道及透析器必须彻底，不能留有空气。

3. 避免在血液回路上输血、输液。

4. 禁止使用空气回输血液的方法。

十五、透析中发生溶血的风险与管理

【常见原因】血泵或管道内表面对红细胞的机械破坏、高温透析、透析液低渗、消毒剂残留、异型输血、血流速率高而穿刺针孔小、回输血液时止血钳多次夹闭血管路等因素造成红细胞破裂而发生溶血。

【风险表现】血管道内呈淡红色。患者表现为胸闷、心绞痛、腹痛、寒战、低血压，严重者可导致昏迷。

【应对措施】

1. 立即停止血泵，夹住血路管道。

2. 溶解的血液中钾含量很高不能回输应丢弃。

3. 对症治疗高钾血症、低血压、脑水肿等并发症。

4. 给予氧气吸入。

5. 贫血较重者给予输新鲜血液。

6. 明确溶血原因后尽快恢复透析。

【预防措施】

1. 定期检测透析机，防止恒温器及透析液比例泵失灵，血泵松紧要适宜。

2. 防止透析液被化学消毒剂污染，透析器中的消毒剂要冲洗干净。

3. 血管路与穿刺针应配套使用。

4. 透析结束回输血液时不可用止血钳反复夹闭血管路。

5. 防止异型输血。

十六、透析中静脉血肿的风险与管理

【常见原因】患者血管纤细、硬化，末梢循环较差，操作者技术欠佳等造成透析过程中，静脉血管穿破或渗漏引起皮下淤血、肿胀。

【风险表现】透析进行中随着血流的加快，患者穿刺局部出现肿胀、淤血、疼痛等表现。

【应对措施】

1. 当透析过程中穿刺局部突然肿胀、疼痛时，立即停止血泵，将动、静脉针上的卡子夹闭，同时将动静脉管路用止血钳分别夹住并分离穿刺针，用无菌的连接器将动、静脉管路连接后打开止血钳，开血泵流速降至 100ml/min，关闭超滤（UF），将静脉壶下端的管路从空气监测夹中拉出，进行离体血液循环，可有效防止血液凝固。

2. 此时护士可以有充足的时间重新找血管进行穿刺，穿刺成功后，用生理盐水 50ml 快速推入，患者无疼痛感，局部无肿胀证实静脉血管通畅，关闭血泵连接动、静脉管路，恢复透析状态。此方法循环时间应＜10 分钟，因时间过长会造成部分红细胞破裂，有引起溶血的危险，应尽量避免。

【预防措施】

1. 对血管条件较差者应由熟练的护士进行穿刺。

2. 透析前用热水袋保暖（尤其冬天），使血管扩张，有利于穿刺。

3. 透析开始应缓慢提升血流速度，使静脉逐渐扩张。

十七、透析中低血压的风险与管理

【常见原因】

1. 血容量大量快速减少

（1）不使用容量超滤控制。

（2）透析间期体重增加过多。

（3）所要达到的干体重过低。

（4）使用不适当的低钠透析液。

2. 血管收缩不良

（1）抗高血压药物的应用。

（2）透析液过热。

（3）醋酸盐透析液。

3. 心源性低血压。

【风险表现】

1. 轻者 头晕、眼花、全身发热感、出汗、打哈欠、腰痛、有便意感。

2. 重者 面色苍白、呕吐、心律失常、抽搐、意识丧失，尿便失禁，甚至心搏骤停。

【应对措施】

1. 患者立即平卧，停止超滤，减慢血流量，并做生命体征监测。

2. 快速泵前输入生理盐水或静脉推注 50% 高渗糖。

3. 心前区不适者，给予吸氧。

4. 查找病因，对症治疗。

【预防措施】

1. 使用有超滤控制的透析机。

2. 指导患者限制体重增加，保持体重增加 <1kg/d。

3. 超滤后患者体重不低于干体重。

4. 透析液中钠浓度至少同血钠水平。

5. 每天服用降压药物时应在透析后服用，不应在透析前使用。

6. 使用高流量或高效透析器时用碳酸氢盐透析。

十八、透析中高血压的风险与管理

【常见原因】

1. 硬水综合征。

2. 透析液浓度异常。

3. 肾素－血管紧张素影响。

4. 失衡综合征。

【风险表现】当血压 >160/100mmHg 时，患者头痛难以忍受并焦躁不安。

【应对措施】监测血压，透析液钠浓度控制在近正常血钠水平，查找原因、对症治疗。

【预防措施】

1. 中断透析，待水处理装置功能正常后再行血液透析。

2. 更换透析液。

3. 应用血管紧张素转换酶抑制剂如卡托普利（开搏通）等。

4. 失衡患者应用高渗葡萄糖静脉注射。

5. 限钠摄入，盐摄入量 <2g/d。

十九、透析中出现凝血现象的风险与管理

【常见原因】

1. 抗凝剂剂量不足，或者抗凝剂使用方法不当。

2. 由于血流速度减慢或回输生理盐水不及时等原因，常发生透析器及管路的凝血现象。

【风险表现】静脉压升高、透析器颜色变深、静脉壶过滤网有凝块、外壳变硬、液面上有泡沫。

【应对措施】

1. 当无肝素透析 3 ~ 4 小时，静脉压逐渐升高达 300 ~ 400mmHg，在不

停血泵的情况下（防止因停血泵造成整个体外循环凝血），立刻打开动脉管路上的补液通路回输生理盐水，然后再将动脉管路夹住停止引血。

2. 用止血钳敲打透析器动、静脉两端，将血流逐渐降至于 100ml/min，当血液回输成功后停血泵。

3. 打开动脉管路，回输动脉端的血液，如果凝固，可拔管丢弃动脉管路上的少量血液。

【预防措施】

1. 用肝素盐水 100mg/1000ml 循环吸附，血泵速度 100ml/min，吸附 30～60 分钟后排空肝素盐水。

2. 再用生理盐水 500ml 重新预冲透析器及管路。

3. 根据凝血情况每天 30 分钟或 60 分钟一次阻断血流，用 100～200ml 生理盐水冲洗透析器及管路，冲洗量计算在超滤总量内。

4. 用高通量、高血流速透析。

二十、无肝素透析发生凝血的风险与管理

【常见原因】当尿毒症患者伴发脑出血、蛛网膜下隙出血时，常采用无肝素透析，由于血流速减慢或回输生理盐水不及时等原因，常发生透析器及管路的凝血现象。

【风险表现】静脉压升高、透析器颜色变深、静脉壶过滤网有凝块、外壳变硬、液面上有泡沫。

【应对措施】同"透析中出现凝血现象的风险与管理"。

【预防措施】同"透析中出现凝血现象的风险与管理"。

二十一、透析后深静脉留置导管内血栓的风险与管理

【常见原因】患者高凝状态、封管肝素用量不足或血液反流入导管腔内所致。

【风险表现】当导管内血栓形成时，用空针用力抽吸而无血液抽出。

【应对措施】

1. 先用空针用力抽尽管腔内残留的肝素封管液，接装与管腔容积等量的尿激酶溶液的注射器（2 万 U/ml），用力抽吸缓慢放手，如有阻力不可向管腔内推注。如此反复多次，使尿激酶缓慢进入管腔保留 1～2 小时，回抽出被溶解的纤维蛋白或血凝块。

2. 如果透析中经常出现血流中断（贴壁感），静脉造影显示导管侧口处有活瓣状絮状物，说明导管周围有纤维蛋白鞘形成，可用尿激酶 2ml（2 万

U/ml）缓慢注入管腔，保留 1～2 小时。或用尿激酶 25 万 U 溶于 200ml 生理盐水，每支管滴注 100ml，滴速 10～15 滴/分。

3. 如果溶栓失败应拔管或通过引导导丝更换新导管。

【预防措施】

1. 封管前用生理盐水冲至双管腔内透明。

2. 用肝素原液封管，剂量比管腔容积多 0.1～0.2ml，一边推一边关闭导管夹，确保正压封管，防止血液逆流回导管内发生凝血。

二十二、透析后深静脉留置导管感染的风险与管理

【常见原因】患者免疫缺陷、抵抗力下降、皮肤或鼻腔带菌、导管保留时间较长、操作频率较多等极易发生感染。

【风险表现】

1. 局部感染　导管出口处红肿、疼痛、脓性分泌物。

2. 全身感染　发热、寒战，甚至发展为心内膜炎及骨髓炎。

【应对措施】

1. 局部感染

（1）用医用汽油棉块擦去周围的胶布痕迹（询问有无汽油过敏史），再用清水纱布擦去汽油。

（2）插管切口及缝线处严格消毒，如有血痂用安尔碘或碘伏棉块湿敷半小时后剥去血痂。

（3）消毒后在切口及缝线处放 1 块注满庆大霉素的棉球或局部涂氧氟沙星（泰利必妥）、环丙沙星软膏等，用无菌纱布包扎。

（4）每日按上述方法消毒处置 1 次。

2. 全身感染

（1）留取血培养做细菌学检查。

（2）根据检验结果给予相应的抗生素治疗。

（3）如果发热、寒战不能控制，应拔掉静脉导管。

【预防措施】

1. 经常观察穿刺部位有无渗血、血肿及全身反应，并及时处理。

2. 活动和睡眠时避免压迫导管，防止血管壁损伤。

3. 颈内静脉置管的患者避免洗脸、洗头时水流至伤口发生感染。

4. 股静脉置管的患者下肢不得弯曲 90°，不得过多起床活动，保持局部清洁干燥，防止尿便污染伤口。

5. 用肝素盐水封管时，严格执行无菌操作（肝素帽最好一次性使用）。

6. 插管部位应每日进行消毒换药，必要时随时更换敷料。

二十三、透析后内瘘发生血栓的风险与管理

【常见原因】患者高凝、动脉硬化、内瘘肢体受压或感染、透析中发生低血压。

【风险表现】内瘘部位疼痛、塌陷或硬包块，触摸无震颤，听诊无杂音。

【应对措施】

1. 血栓发生在6小时之内者，用尿激酶溶栓（护士操作）。尿激酶25万U，用生理盐水12.5ml稀释（2万U/ml），用7号套管针在瘘口轻微搏动处向心方向穿刺，每隔15～20分钟缓慢注射尿激酶4万U，并用手指间断压迫吻合口上方静脉，同时根据血压情况适当给予低分子右旋糖酐扩容。

2. 侵入性血管内溶栓术，即在X线引导下将导管插入血栓部位，灌注溶栓剂（医生操作）。

3. 用带气囊的导管取栓术（医生操作）。

【预防措施】

1. 内瘘术后3～4周使用，不可过早穿刺。

2. 动静脉内瘘采用绳梯式穿刺法，并严格执行无菌操作，防止内瘘感染。

3. 避免内瘘侧肢体受压或过紧包扎，透析结束后压迫针孔15～30分钟，压力适中，以免内瘘堵塞（压迫的近心端可触及震颤）。

4. 透析中、后期防止低血压。

5. 根据患者凝血情况调整肝素用量，必要时给予双嘧达莫（潘生丁）、阿司匹林等药物。

6. 不能在内瘘肢体输液、采血、测量血压或悬挂重物，内瘘侧肢体发痒时不能用手抓，保持局部清洁卫生。

7. 经常听内瘘有无杂音，触摸有无震颤，观察有无疼痛、红肿、渗出，发现异常立即就诊。

8. 经常活动瘘肢体，如握拳运动，皮下有淤血、肿胀时擦洗患部2～3次/日。

二十四、透析后感染血液传染病的风险与管理

【常见原因】复用的透析器及管路消毒不充分，导致患者之间出现交叉感染。最常见的血液传染病为丙型肝炎、艾滋病等。

【风险表现】透析后一定时间内出现血液传染病的临床表现。

【应对措施】

1. 及时进行对症治疗。

2. 保存相应的医疗文件资料，对于没有销毁的可疑医疗器具、标本，进行封存、送检。

3. 通知医院医务部门，做好处理纠纷、应对诉讼的准备。

【预防措施】

1. 新患者被列入透析规划前行常规全套肝炎病毒抗体、艾滋病抗体、肝功能、梅毒检测；进入治疗后每 3 个月复查 1 次；有感染征象的要及时检查；乙肝易感者要接受疫苗注射。

2. 最大限度地减少血液及血液制品使用，确实需要使用的，使用前履行医疗告知程序，签署知情同意书。

3. 透析用品一次性使用，复用的透析器要严格按照《复用透析器消毒操作规程》的要求进行消毒处理。

4. 对于使用复用透析器的患者要履行知情同意手续，征得患者和（或）家属同意，签署《复用透析器知情同意书》。

5. 透析时应严格执行无菌技术。

6. 血液透析患者使用的透析器相对固定。

第十四节　供应中心护理风险与管理

一、物品包质量不合格的风险与管理

【常见原因】

1. 包内物品清洗处理不彻底，留有血渍、锈渍等。

2. 各种穿刺针有倒钩、弯曲，关节使用不灵活。

3. 各种器械不配套。

4. 外包装破损。

【风险表现】

1. 血渍、锈渍影响灭菌效果，如果使用容易增加院内感染机会。

2. 外包装破损，灭菌包已被污染。

3. 各种器械不配套，关节不灵活，各种穿刺针有倒钩、弯曲均影响正常操作，延误治疗，易引发纠纷。

【应对措施】

1. 操作前应检查无菌包是否符合标准，不符合标准应立即更换。

2. 无菌包内器械有问题，立即更换。

3. 安抚患者或家属，做好补救工作。

【预防措施】

1. 工作人员严格执行物品清洗规范要求。

2. 严格查对，仔细检查每件物品。

3. 配套机械安装后要反复检查其性能。

4. 每天检查外包布有无破损，如果破损或有严重污渍时应更换。

5. 注重环节质量管理，责任到人并有记录，建立追溯制度。

二、消毒柜内物品装载质量不合格的风险与管理

【常见原因】

1. 超载或者小剂量效应，造成残留空气影响灭菌效果。

2. 摆放不规范。

3. 包与包之间无空隙不利于灭菌。

【风险表现】消毒物品不达标，延误临床使用或误使用，造成临床感染。

【应对措施】

1. 对不达标的物品重新清洗、包装、消毒、灭菌。

2. 严格执行卫生部消毒柜内物品的装载质量规范，物品摆放符合要求。

【预防措施】

1. 下排气灭菌器的装载量不得超过柜室容积的 80%，预真空灭菌器的装载量不得超过柜室容积的 90%，同时预真空和脉动真空压力蒸汽灭菌器的装载量又分别不得少于柜室容积的 10% 和 5%。

2. 混合装载时，难灭菌的大包放在上层，较易灭菌的小包放在下层，敷料包放在上层，金属物品放在下层。

3. 物品装放时上、下、左、右需要有一定空间，以利于蒸汽流通。

4. 消毒员必须持证上岗，掌握消毒柜的使用原理和操作规程。

5. 手术器械包、硬式容器要平放，盆、盘、碗类物品斜放，玻璃瓶底部无孔的器皿类物品应倒立或侧放，纸袋、纸塑类包装应倒放，包内容器开口朝向一致。

三、无菌物品存放质量不合格的风险与管理

【常见原因】

1. 存放无菌物品的橱柜摆放不合格。

2. 消毒液擦拭不及时。

3. 紫外线空气消毒未按规定执行。

【风险表现】

1. 易出现过期无菌包或工作人员发错包。

2. 无菌物品易被污染。

【应对措施】

1. 根据不同的物品分类放置，按有效应用期顺序摆放，左放右取（左边有效期相对长的物品，右边有效期相对短的物品。）

2. 对空气、物体表面按消毒隔离规范要求重新消毒。

【预防措施】

1. 无菌物品存放橱应离屋顶 50cm，离地 20cm，距墙 5cm，防止来自屋顶、地面及墙壁的污染。

2. 消毒液浓度、擦拭时间及次数按规定执行。

3. 每日紫外线空气消毒 2 次，每次 1 小时。

4. 无菌物品存放应清洁室内专柜，专人管理。进入时必须洗手、戴口罩、帽子、更衣、换鞋。禁止非工作人员进入。

四、灭菌工艺质量不合格的风险与管理

【常见原因】

1. 生物、化学监测未按规定执行。

2. 灭菌锅损坏。

【风险表现】

1. 临床误用不达标的消毒物品。

2. 生物、化学监测均不达标。

【应对措施】

1. 立即召回下发可能不达标的消毒包。

2. 查找原因，及时与灭菌锅厂家联系维修。

3. 对不达标或疑似不达标的消毒包重新清洗、包装、灭菌。

【预防措施】

1. 每月进行嗜热脂肪杆菌、芽孢菌片生物学监测，每日消毒前进行

B－D试验监测，监测冷空气排除效果，用化学指示卡及 3M 化学指示胶带按规定进行严格监测。

2. 定期进行灭菌锅的保养和维修，并有记录。

五、器具清洁质量不合格的风险与管理

【常见原因】

1. 沟槽、关节处不易清洗。

2. 干燥的血渍不易清洗干净。

3. 清洗液使用不当。

【风险表现】影响灭菌效果，延误临床使用或造成院内感染。

【应对措施】

1. 重新刷洗带血渍、锈渍的器具。

2. 重新配制清洗液，浸泡刷洗污染的器具。

【预防措施】

1. 沟槽、关节等处要打开，仔细处理沟槽、关节、内芯等处污渍。

2. 用专用清洗液进行清洗。

3. 专人检查器械的清洗质量、数量、功能，并实施两人核对、签字制。

附录一　护理缺陷、事故判定标准

护理缺陷是指在护理活动中因违反医疗卫生法律、法规和护理规章与规范等，造成护理技术、服务、管理等方面的失误。从广义而言，凡是患者或家属对患者护理工作不满意，认为护理人员在护理过程中有失误，加重了患者痛苦，对患者造成不良后果、伤残或死亡等情况，要求卫生行政部门或司法机关追究责任或赔偿损失的事件，在未表明事实真相之前，统称护理缺陷。护理缺陷包括护理事故及护理差错。由于护理工作是医疗工作的一部分，所以护理事故和护理差错的分级及标准可借鉴医疗事故的分级及标准。

一、护理事故

护理事故是由护理人员在护理活动中，违反医疗卫生管理法律、行政法规、部门规章和诊疗护理规范、常规，过失造成患者人身损害的事故。

2002 年 9 月 1 日起开始执行的《医疗事故处理条例》中对医疗事故的分级做了具体规定。

一级医疗事故：是指对患者造成死亡，重度残疾的医疗事故。具体又分为一级甲等和一级乙等医疗事故两种：一级甲等医疗事故是指造成患者死亡；一级乙等医疗事故是指患者重要器官缺失或完全丧失，其他器官不能代偿，生活不能完全自理，例如植物人状态等。

二级医疗事故：是指对患者造成中度残疾、器官组织损伤导致严重功能障碍的医疗事故。具体分为甲、乙、丙、丁四个等级。

三级医疗事故：是指对患者造成轻度残疾、组织器官损伤导致一般功能障碍的医疗事故。具体分为甲、乙、丙、丁、戊五个等级。

四级医疗事故：是指造成患者明显人身损害的其他后果的医疗事故。在医疗事故中常见的造成患者明显人身损害后果的有 16 种情况，如拔除健康恒牙、剖宫产术引起胎儿损伤等。

二、护理差错

护理差错是指在护理工作中，护理人员虽有失职行为或技术过失，但未给患者造成死亡、残疾、组织器官功能障碍的不良后果。

（一）护理差错分级

一般差错：指未对患者造成影响，或对患者轻度影响但未造成不良后果的护理过失。

严重差错：指由于护理人员的失职行为或技术过失，给患者造成一定痛苦，延长了治疗时间。

（二）护理差错的评定标准

1．严重差错

（1）护理监护失误造成了不良后果者（如病情观察不周失时抢救、仪器监护违反操作规程者）。

（2）不认真执行查对制度，打错针、发错药、灌错肠等造成严重不良后果者。

（3）因护理不周，导致昏迷、坠床或绝对卧床患者自动下床并有不良后果者。

（4）擅离职守，延误护理、治疗和抢救，造成严重后果者。

（5）凡需要做皮试的注射药，未做皮试或标号不符即行注射，产生严重后果者。

（6）输液或静注外漏，造成组织坏死达 $3cm \times 3cm$ 以上者。

（7）执行医嘱错误造成严重后果者。

（8）因交接班不认真，延误治疗、护理工作，造成严重后果者。

（9）发生Ⅲ度压疮者。

2．一般护理差错

（1）执行查对制度不认真，发错药、打错针，给患者增加痛苦者。

（2）护理不周发生Ⅱ度压疮。

（3）实施热敷造成Ⅱ度烫伤面积不超过体表的0.2%者。

（4）未进行术前准备或术前准备不合格，而推迟手术，尚未造成严重后果者。

（5）各种护理记录不准确，影响诊断、治疗者。

（6）监护失误，对引流不畅未及时发现，影响治疗者。

（7）监护失误，致使静注外漏，面积达到 $3cm \times 3cm$ 者。

（8）患者入院无卫生处理又无补救措施。

附录二　常用临床护理技术服务规范

一、患者入院护理

（一）工作目标　热情接待患者，帮助其尽快熟悉环境；观察和评估患者病情和护理需求；满足患者安全、舒适的需要。

（二）工作规范要点

1. 备好床单位。根据患者病情做好准备工作，并通知医师。

2. 向患者进行自我介绍，妥善安置患者于病床。

3. 测量患者生命体征，了解患者的主诉、症状、自理能力、心理状况，填写患者入院相关资料。

4. 入院告知。向患者和（或）家属介绍主管医师、护士、病区护士长；介绍病区环境、作息时间、探视制度及有关管理规定等；鼓励患者和（或）家属表达自己的需要及顾虑。

5. 完成入院护理评估，与医师沟通确定护理级别，遵医嘱实施相关治疗及护理。

6. 完成患者清洁护理。

（三）结果标准

1. 物品准备符合患者需要，急、危、重患者得到及时救治。

2. 患者和（或）家属知晓护士的告知事项，对护理服务满意。

二、患者出院护理

（一）工作目标　患者和（或）家属知晓出院指导的内容，掌握必要的康复知识。

（二）工作规范要点

1. 告知患者。针对患者病情及恢复情况进行出院指导，包括出院后注意事项、带药指导、饮食及功能锻炼、复诊时间及地点等。

2. 听取患者住院期间的意见和建议。

3. 做好出院登记，整理出院病历。

4. 对患者床单位进行常规清洁消毒。

（三）结果标准

1. 患者和（或）家属能够知晓护士的告知事项，对服务满意。

2. 床单位清洁消毒符合要求。

三、生命体征监测技术

（一）工作目标 安全、准确、及时测量患者的体温、脉搏、呼吸、血压，为疾病诊疗和制定护理措施提供依据。

（二）工作规范要点

1. 告知患者，做好准备。测量体温前 30 分钟避免进食、进冷热饮、冷热敷、洗澡、运动、灌肠、坐浴等影响体温的因素。

2. 对婴幼儿、老年痴呆、精神异常、意识不清、烦躁和不合作者，护士应在床旁协助患者测量体温。

3. 测腋温时应当擦干腋下，将体温计放于患者腋窝深处并贴紧皮肤，防止脱落。测量 5～10 分钟后取出。

4. 测口温时应当将体温计斜放于患者舌下，用鼻呼吸，闭口 3 分钟后取出。

5. 测肛温时应当先在肛表前端涂润滑剂，将肛温计轻轻插入肛门 3～4 厘米，3 分钟后取出。用消毒纱布擦拭体温计。

6. 发现体温和病情不相符时，应当复测体温。

7. 用过的体温计应消毒。

8. 评估测量脉搏部位的皮肤情况，避免在偏瘫侧、形成动静脉瘘侧肢体、术肢等部位测量脉搏。

9. 测脉搏时协助患者采取舒适的姿势，以示指、中指、环指的指端按压桡动脉，力度适中，以能感觉到脉搏搏动为宜。

10. 一般患者可以测量 30 秒，脉搏异常的患者测量 1 分钟。

11. 发现有脉搏短绌，应两人同时分别测量，一人测心率，一人测脉搏。

12. 测量呼吸时患者取自然体位，护士保持诊脉手势，观察患者胸部或腹部起伏，测量 30 秒。危重患者、呼吸困难、婴幼儿、呼吸不规则者测量 1 分钟。

13. 观察患者呼吸频率、节律、幅度和类型等情况。

14. 危重患者呼吸微弱不易观察时，可用少许棉花置鼻孔前，观察棉花吹动情况，并计数。

15. 测量血压时，协助患者采取坐位或者卧位，保持血压计零点、肱动脉与心脏同一水平。

16. 驱尽袖带内空气，平整地缠于患者上臂中部，松紧以能放入一指为宜，下缘距肘窝 2 ~ 3 厘米。

17. 正确判断收缩压与舒张压。如血压听不清或有异常时，应间隔 1 ~ 2 分钟后重新测量。

18. 测量完毕，排尽袖带余气，关闭血压计。

19. 长期观察血压的患者，做到"四定"——定时间、定部位、定体位、定血压计。

20. 结果准确记录在护理记录单或绘制在体温单上。

21. 将测量结果告诉患者和（或）家属。如果测量结果异常，观察伴随的症状和体征，及时与医师沟通并处理。

（三）结果标准

1. 护士测量方法正确，测量结果准确。

2. 记录准确，对异常情况沟通及时。

四、导尿技术

（一）工作目标　遵医嘱为患者导尿，患者能够知晓导尿的目的，能够配合。

（二）工作规范要点

1. 遵循查对制度，符合无菌技术、标准预防原则。

2. 告知患者和（或）家属留置尿管的目的、注意事项，取得患者的配合。

3. 评估患者的年龄、性别、病情、导尿目的、合作程度、膀胱充盈度、局部皮肤等。根据评估结果，选择合适的导尿管。

4. 导尿过程中严格遵循无菌技术操作原则，避免污染，保护患者隐私。

5. 为男性患者插尿管时，遇有阻力，特别是尿管经尿道内口、膜部、尿道外口的狭窄部、耻骨联合下方和前下方处的弯曲部时，嘱患者缓慢深呼吸，慢慢插入尿管。

6. 插入导尿管后注入 10 ~ 15ml 无菌生理盐水，轻拉尿管以证实尿管固定稳妥。

7. 尿潴留患者一次导出尿量不超过 1000ml，以防出现虚脱和血尿。

8. 指导患者在留置尿管期间保证充足液体入量，预防发生感染和结石。

9. 嘱患者在留置尿管期间防止尿管打折、弯曲、受压、脱出等情况发生，保持通畅。

10．嘱患者保持尿袋高度低于耻骨联合水平，防止逆行感染。

11．指导长期留置尿管的患者进行膀胱功能训练及骨盆底肌的锻炼，以增强控制排尿的能力。患者留置尿管期间，尿管要定时夹闭。

（三）结果标准

1．患者和（或）家属知晓护士告知的事项，对操作满意。

2．操作规范、安全，未给患者造成不必要的损伤。

3．尿管与尿袋连接紧密，引流通畅，固定稳妥。

五、胃肠减压技术

（一）工作目标　遵医嘱为患者置胃管，患者能够了解有关知识并配合。

（二）工作规范要点

1．遵循查对制度，符合无菌技术、标准预防原则。

2．告知患者和（或）家属留置胃管的目的、注意事项，取得患者的配合。

3．评估患者病情、意识状态、合作程度，患者鼻腔有无分泌物阻塞、是否通畅。以及患者有无消化道狭窄或食管静脉曲张等，患者是否有以往插管的经验。根据评估结果选择合适的胃管。

4．准确测量胃管插入的长度。

5．插管过程中指导患者配合技巧，安全顺利地插入胃管。

6．昏迷患者应先将头向后仰，插至咽喉部（约15cm），再用一手托起头部，使下颌靠近胸骨柄，插至需要的长度。如插入不畅，应检查胃管是否盘在口腔中。插管过程中如发现呛咳、呼吸困难、发绀等情况，表示误入气管，应立即拔出，休息片刻后重插。

7．检查胃管是否在胃内。

8．调整减压装置，将胃管与负压装置连接，妥善固定于床旁。

9．告知患者留置胃肠减压管期间禁止饮水和进食，保持口腔清洁。

10．妥善固定胃肠减压装置，防止变换体位时加重对咽部的刺激以及胃管受压、脱出影响减压效果。

11．观察引流物的颜色、性质、量，并记录24小时引流总量。

12．留置胃管期间应当加强患者的口腔护理。

13．胃肠减压期间，注意观察患者水电解质及胃肠功能恢复情况。

14．及时发现并积极预防和处理与引流管相关的问题。

（三）结果标准

1. 患者和（或）家属能够知晓护士的告知事项，对服务满意。

2. 护士操作过程规范、准确、动作轻巧，患者配合。

3. 确保胃管于胃内，固定稳妥，保持有效胃肠减压。

六、灌肠技术

（一）工作目标 遵医嘱准确、安全地为患者灌肠；清洁肠道，解除便秘及肠胀气；降温；为诊断性检查及手术做准备。

（二）工作规范要点

1. 评估患者的年龄、意识，有无烦躁、焦虑及配合程度，有无灌肠禁忌证，对急腹症、妊娠早期、消化道出血的患者禁止灌肠；肝性脑病患者禁用肥皂水灌肠；伤寒患者灌肠量不能超过 500 毫升，液面距肛门不得超过 30 厘米。

2. 告知患者及家属灌肠的目的及注意事项，指导患者配合。

3. 核对医嘱，做好准备，保证灌肠溶液的浓度、剂量、温度适宜。

4. 协助患者取仰卧位或左侧卧位，注意保暖，保护患者隐私。

5. 按照要求置入肛管，置入合适长度后固定肛管，使灌肠溶液缓慢流入并观察患者反应。

6. 灌肠完毕，嘱患者平卧，保持 10～20 分钟后再排便并观察粪便性状。

7. 灌肠过程中，患者有便意，指导患者做深呼吸，同时适当调低灌肠筒的高度，减慢流速。嘱患者尽量坚持到有强烈的便意感。

8. 指导患者，如有心慌、气促等不适症状，立即平卧，避免发生意外。

9. 对患者进行降温灌肠时，灌肠后保留 30 分钟后再排便，排便后 30 分钟测体温。

10. 清洁灌肠应反复多次，首先用肥皂水，再用生理盐水，直至排出液澄清、无粪便为止。

11. 操作结束后，做好肛周清洁，整理床单位。

12. 观察排出粪便的量、颜色、性质及排便次数。

（三）结果标准

1. 患者和（或）家属能够知晓护士的告知事项，对服务满意。

2. 护士操作过程规范、准确。

3. 患者排空粪便及肠道内积气，无并发症发生。

七、氧气吸入技术

（一）工作目标　遵医嘱给予患者氧气治疗，改善患者缺氧状态，确保用氧安全。

（二）工作规范要点

1. 评估患者病情、呼吸状态、缺氧程度、鼻腔情况。

2. 告知患者安全用氧的重要性，做好四防，即防震、防火、防热、防油。告知患者不能自行调节氧流量。

3. 根据评估结果，选择合适的氧气治疗方法。

4. 遵医嘱根据病情调节合适的氧流量。

5. 使用氧气时，应先调节氧流量后应用。停用氧气时，应先拔出导管，再关闭氧气开关。

6. 密切观察患者氧气治疗的效果。

7. 严格遵守操作规程，注意用氧安全。

（三）结果标准

1. 患者和（或）家属能够知晓护士的告知事项，对服务满意。

2. 患者的缺氧症状得到改善。

八、雾化吸入疗法

（一）工作目标　遵医嘱准确为患者提供剂量准确、安全、雾量适宜的雾化吸入。

（二）工作规范要点

1. 遵循查对制度，符合标准预防、安全给药的原则。

2. 了解患者过敏史、用药史、用药目的、患者呼吸状况及配合能力。

3. 协助患者取合适体位。告知患者治疗目的、药物名称，指导患者配合。

4. 按雾化吸入的目的和要求准备药物和雾化装置，并检查装置性能。

5. 给患者戴上面罩或口含嘴，指导患者吸入。气管切开的患者，可直接将面罩置于气管切开造口处。

6. 观察患者吸入药物后的反应及效果。

7. 雾化吸入的面罩、口含嘴一人一套，防止交叉感染。

（三）结果标准

1. 患者和（或）家属能够知晓护士的告知事项，对服务满意。

2. 操作过程规范、安全，达到预期目的。

九、血糖监测

（一）工作目标 遵医嘱准确测量患者血糖，为治疗提供依据。

（二）工作规范要点

1. 遵循查对制度，符合无菌技术、标准预防原则。

2. 告知患者监测血糖的目的，做好准备。评估患者穿刺部位皮肤状况。

3. 确认血糖仪的号码与试纸号码一致，正确安装采血针，确认监测血糖的时间（如空腹、餐后 2 小时等）。

4. 确认患者手指 75% 乙醇干透后实施采血，采血量充足，应使试纸试区完全变成红色。

5. 指导患者穿刺后按压 1~2 分钟。

6. 将结果告诉患者和（或）家属，并通知医师。

7. 对需要长期监测血糖的患者，穿刺部位应轮换，并指导患者血糖监测的方法。

（三）结果标准

1. 患者和（或）家属能够知晓护士的告知事项，对服务满意。

2. 操作过程规范，结果准确。

十、口服给药技术

（一）工作目标 遵医嘱正确为患者实施口服给药，并观察药物作用。

（二）工作规范要点

1. 遵循标准预防、安全给药原则。

2. 评估患者病情、过敏史、用药史、不良反应史。如有疑问应核对无误后方可给药。

3. 告知患者和（或）家属药物相关注意事项，取得患者配合。

4. 严格遵循查对制度，了解患者所服药物的作用、不良反应以及某些药物服用的特殊要求。

5. 协助患者服药，为鼻饲患者给药时，应当将药物研碎溶解后由胃管注入。

6. 若患者因故暂不能服药者，暂不发药，并做好交班。

7. 对服用强心苷类药物的患者，服药前应当先测脉搏、心率，注意其节律变化，如脉率低于 60 次/分或节律不齐时，不可以服用。

8. 观察患者服药效果及不良反应。如有异常情况及时与医师沟通。

（三）结果标准

1．患者和（或）家属知晓护士的告知事项，对服务满意。

2．帮助患者正确服用药物。

3．及时发现不良反应，采取适当措施。

十一、密闭式输液技术

（一）工作目标　遵医嘱准确为患者静脉输液，操作规范，确保患者安全。

（二）工作规范要点

1．遵循查对制度，符合无菌技术、标准预防、安全给药原则。

2．告知患者，做好准备。评估患者过敏史、用药史及穿刺部位的皮肤、血管状况。

3．选择合适的静脉。老年、长期卧床、手术患者避免选择下肢浅静脉穿刺。

4．告知患者输注药物名称及注意事项。

5．在静脉配制中心或治疗室进行配药，配制化疗和毒性药物时应在安全的环境下配置。药物要现用现配，注意配伍禁忌。

6．协助患者取舒适体位，调节输液速度。根据病情、年龄、药物性质调节速度，嘱患者不要自行调节输液速度。

7．观察患者输液部位状况及有无输液反应，及时处理输液故障，对于特殊药物、特殊患者应密切巡视。

8．拔除输液后，嘱咐患者按压穿刺点 5～10 分钟，勿揉，凝血机制差的患者适当延长按压时间。

（三）结果标准

1．患者和（或）家属能够知晓护士的告知事项，对服务满意。

2．操作过程规范、准确。

3．及时发现不良反应，采取适当措施。

十二、密闭式静脉输血技术

（一）工作目标　遵医嘱为患者正确安全地静脉输血，操作规范，及时发现、处理并发症。

（二）工作规范要点

1．遵循查对制度，符合无菌技术、标准预防、安全输血原则。

2．告知患者，做好准备。评估患者生命体征、输血史、输血目的、合作能力、心理状态和血管状况。告知患者输血的目的、注意事项和不良反应。

3. 严格执行查对制度。输血核对必须双人核对，包括取血时核对，输血前、中、后核对和发生输血反应时的核对。核对内容包括：患者姓名、性别、床号、住院号、血袋号、血型、血液数量、血液种类、交叉试验结果、血液有效期、血袋完整性和血液的外观。发生输血反应时核对用血申请单、血袋标签、交叉配血试验记录及受血者与供血者的血型。

4. 建立合适的静脉通道，密切观察患者，出现不良反应，立即停止输血并通知医师及时处理。

5. 血制品应在产品规定的时间内输完，输入两个以上供血者的血液时，应在两份血液之间输入 0.9% 氯化钠注射液。

6. 开始输血时速度宜慢，观察 15 分钟，无不良反应后，将滴速调节至要求速度。

7. 输血完毕，贮血袋在 4℃ 冰箱保存 24 小时。

（三）结果标准

1. 患者和（或）家属能够知晓护士的告知事项，对服务满意。

2. 护士操作过程规范、准确。

3. 及时发现输血反应，妥善处理。

十三、静脉留置针技术

（一）工作目标　正确使用留置针建立静脉通道，减少患者反复穿刺的痛苦。

（二）工作规范要点

1. 遵循查对制度，符合无菌技术、标准预防原则。

2. 告知患者留置针的作用、注意事项及可能出现的并发症。

3. 评估患者病情、治疗、用药以及穿刺部位的皮肤和血管状况。

4. 选择弹性适当血管穿刺，正确实施输液前后留置针的封管及护理。

5. 严密观察留置针有无脱出、断裂，局部有无红肿热痛等静脉炎表现，及时处理置管相关并发症。

6. 嘱患者穿刺处勿沾水，敷料潮湿应随时更换，留置针侧肢体避免剧烈活动或长时间下垂等。

7. 每次输液前后应当检查患者穿刺部位及静脉走向有无红、肿，询问患者有关情况，发现异常及时拔除导管，给予处理。

（三）结果标准

1. 患者和（或）家属能够知晓护士的告知事项，对服务满意。

2. 护士操作过程规范、准确。

十四、静脉血标本的采集技术

（一）工作目标　遵医嘱准确为患者采集静脉血标本，操作规范，确保患者安全。

（二）工作规范要点

1. 遵循查对制度，符合无菌技术、标准预防原则。

2. 评估患者的病情、静脉情况，准备用物。若患者正在进行静脉输液、输血，不宜在同侧手臂采血。

3. 告知患者和（或）家属采血的目的及采血前后的注意事项。

4. 协助患者，取舒适体位。

5. 采血后指导患者压穿刺点 5~10 分钟，勿揉，凝血机制差的患者适当延长按压时间。

6. 按要求正确处理血标本，尽快送检。

（三）结果标准

1. 患者和（或）家属能够知晓护士的告知事项，对服务满意。

2. 护士操作过程规范、准确。

3. 采取标本方法正确，标本不发生溶血，抗凝标本无凝血，符合检验要求。

十五、静脉注射技术

（一）工作目标　遵医嘱准确为患者静脉注射，操作规范，确保患者安全。

（二）工作规规范要点

1. 遵循查对制度，符合无菌技术、标准预防、安全给药原则。

2. 告知患者，做好准备。评估患者过敏史、用药史以及穿刺部位的皮肤、血管状况。

3. 告知患者输注药物名称及注意事项。

4. 在静脉配制中心或治疗室进行配药，药物要现用现配，注意配伍禁忌。

5. 协助患者取舒适体位。

6. 根据病情及药物性质掌握注入药物的速度，必要时使用微量注射泵。

7. 静脉注射过程中，观察局部组织有无肿胀、严防药液渗漏，观察病情变化。

8. 拔针后，嘱咐患者按压穿刺点 5 ~ 10 分钟，勿揉，凝血机制差的患者适当延长按压时间。

（三）结果标准

1. 患者和（或）家属知晓护士的告知事项，对服务满意。

2. 护士操作过程规范、准确。

十六、肌内注射技术

（一）工作目标　遵医嘱准确为患者肌内注射，操作规范，确保患者安全。

（二）工作规范要点

1. 遵循查对制度，符合无菌技术、标准预防、安全给药原则。

2. 告知患者，做好准备。评估患者病情、过敏史、用药史以及注射部位皮肤情况。

3. 告知患者药物名称及注意事项，取得患者配合。

4. 选择合适的注射器及注射部位，需长期注射者，有计划地更换注射部位。

5. 协助患者采取适当体位，患者注射时勿紧张，肌肉放松。

6. 注射中、注射后观察患者反应、用药效果及不良反应。

7. 需要两种药物同时注射时，应注意配伍禁忌。

（三）结果标准

1. 患者和（或）家属知晓护士的告知事项，对服务满意。

2. 护士操作过程规范、准确。

十七、皮内注射技术

（一）工作目标　遵医嘱准确为患者进行皮内注射，确保患者安全。

（二）工作规范要点

1. 遵循查对制度，符合无菌技术、标准预防、安全给药原则。

2. 告知患者，做好准备。评估患者病情、过敏史、用药史以及注射部位皮肤情况。

3. 告知患者药物名称及注意事项，取得患者配合。

4. 备好相应的抢救药物与设备并处于备用状态。

5. 皮试药液要现用现配，剂量准确。

6. 告知患者皮试后 20 分钟内不要远离病房，不要按揉注射部位。

7. 密切观察病情，及时处理各种变态反应。

8. 正确判断试验结果。对皮试结果阳性者，应标记，并将结果告知医师、患者及家属。

（三）结果标准

1. 患者和（或）家属知晓护士的告知事项，对服务满意。

2. 护士操作过程规范、准确。

十八、皮下注射技术

（一）工作目标　遵医嘱准确为患者皮下注射，操作规范，确保患者安全。

（二）工作规范要点

1. 遵循查对制度，符合无菌技术、标准预防、安全给药原则。

2. 告知患者，做好准备。评估患者病情、过敏史、用药史以及注射部位皮肤情况。

3. 告知患者药物名称及注意事项，取得患者配合。

4. 选择合适的注射器及注射部位。需长期注射者，有计划地更换注射部位。

5. 注射中、注射后观察患者反应、用药效果及不良反应。

6. 皮下注射胰岛素时，嘱患者注射后 15 分钟开始进食，避免不必要的活动，注意安全。

（三）结果标准

1. 患者和（或）家属知晓护士告知的事项，对服务满意。

2. 护士操作过程规范、准确。

十九、物理降温法

（一）工作目标　遵医嘱安全地为患者实施物理降温，减轻患者不适。

（二）工作规范要点

1. 告知患者，做好准备。评估患者病情、意识、局部组织灌注情况、皮肤情况、配合程度、有无乙醇过敏史。

2. 告知患者物理降温的目的及注意事项。

3. 嘱患者在高热期间摄入足够水分。

4. 操作过程中，保护患者的隐私。

5. 实施物理降温时应观察局部血液循环和体温变化情况。重点观察患者皮肤状况，如患者发生局部皮肤苍白、发绀或者有麻木感时，应立即停止使用，防止冻伤发生。

6. 物理降温时，应当避开患者的枕后、耳郭、心前区、腹部、阴囊及足底部位。

7. 30分钟后复测患者体温，并及时记录患者的体温和病情变化，及时与医师沟通，严格交接班。

（三）结果标准

1. 患者和（或）家属能够知晓护士的告知事项，对服务满意。

2. 护士操作过程规范。

二十、经鼻/口腔吸痰法

（一）工作目标 保持患者呼吸道通畅，确保患者安全。

（二）工作规范要点

1. 遵循无菌技术、标准预防、消毒隔离原则。

2. 告知患者，做好准备，如有义齿应取出。

3. 评估患者生命体征、病情、意识状态、合作程度、氧疗情况、SpO_2、咳嗽能力、痰液的颜色、量和黏稠度、按需吸痰。

4. 选择粗细、长短、质地适宜的吸痰管。吸痰管应一用一换。

5. 吸痰前后给予高流量氧气吸入2分钟。

6. 调节合适的吸痰压力，成人为<200mmHg。

7. 吸痰时应旋转上提，自深部向上吸净痰液，避免反复上提。每次吸痰时间<15秒，间歇3~5分钟。

8. 吸痰过程中密切观察患者的痰液情况、心率和SpO_2，当出现心率下降或SpO_2<90%时，立即停止吸痰，待心率和SpO_2恢复后再吸，判断吸痰效果。

9. 吸痰过程中应鼓励患者咳嗽。

（三）结果标准

1. 清醒的患者能够知晓护士的告知事项，并配合操作。

2. 护士操作过程规范、安全、有效。

二十一、经气管插管/气管切开吸痰法

（一）工作目标 保持患者呼吸道通畅，确保患者安全。

（二）工作规范要点

1. 遵循无菌技术、标准预防、消毒隔离原则。

2. 告知患者，做好准备。

3. 评估患者生命体征、病情、意识状态、合作程度、呼吸机的参数、SpO_2、呼吸道压力、痰液的颜色、量和黏稠度，按需吸痰。

4. 选择粗细、长短、质地适宜的吸痰管。吸痰管应一用一换。

5. 吸痰前后给予100%氧气吸入2分钟。

6. 调节合适的吸痰压力，成人为 <200mmHg。

7. 吸痰过程中密切观察患者的痰液情况、心率和 SpO_2，当出现心率下降或 SpO_2 <90% 时，立即停止吸痰，待心率和 SpO_2 恢复后再吸。判断吸痰效果。

8. 吸痰过程中应鼓励患者咳嗽。

（三）结果标准

1. 清醒的患者能够知晓护士的告知事项，并配合操作。

2. 护士操作过程规范、安全、有效。

二十二、心电监测技术

（一）工作目标 遵医嘱正确监测患者心率、心律变化，动态评价病情变化，为临床治疗提供依据。

（二）工作规范要点

1. 评估患者病情、意识状态、皮肤状况。

2. 对清醒患者，告知监测目的，取得患者合作。

3. 正确选择导联，设置报警界限，不能关闭报警声音。

4. 嘱患者不要自行移动或者摘除电极片、避免在监测仪附近使用手机，以免干扰监测波形。

5. 密切观察心电图波形，及时处理异常情况。

6. 嘱患者电极片处皮肤出现瘙痒、疼痛等情况时，及时告诉医护人员。

7. 定时更换电极片和电极片位置。

8. 停用时，先向患者说明，取得合作后关机，断开电源。

（三）结果标准

1. 患者和（或）家属能够知晓护士的告知事项，对服务满意。

2. 护士操作规范。

二十三、输液泵/微量注射泵的使用技术

（一）工作目标 遵医嘱正确使用输液泵/微量注射泵。

（二）工作规范要点

1. 遵循查对制度，符合无菌技术、标准预防、安全给药原则。

2. 告知患者，做好准备。评估患者生命体征、年龄、病情、心功能等情况及药物的作用和注意事项、患者的合作程度、输注通路的通畅情况及有无药物配伍禁忌。

3. 告知患者输注药物名称及注意事项。

4. 告知患者使用输液泵/微量注射泵的目的、注意事项及使用过程中不可自行调节。

5. 妥善固定输液泵/微量注射泵，按需设定参数。

6. 随时查看指示灯状态。

7. 观察患者输液部位状况，观察用药效果和不良反应，发生异常情况及时与医师沟通并处理。

（三）结果标准

1. 患者和（或）家属能够知晓护士的告知事项，对服务满意。

2. 护士操作规范。

参 考 文 献

1. 孟宝珍. 医院护理管理规范及质量管理考核标准. 北京：化学工业出版社，2007.

2. 杨顺秋. 现代使用护理管理. 北京：军事医学出版社，2007.

3. 刘淑媛，陈永强. 危重症护理专业规范化培训教程. 北京：人民军医出版社，2006.

4. 叶任高，陆在英. 内科学. 6 版. 北京：人民卫生出版社，2006.

5. 吴在德，吴肇汉. 外科学. 6 版. 北京：人民卫生出版社，2006.

6. 乐杰. 妇产科学. 6 版. 北京：人民卫生出版社，2006.

7. 殷磊. 护理学基础. 3 版. 北京：人民卫生出版社，2006.

8. 唐维新. 实用临床护理"三基". 南京：东南大学出版社，2004.

9. 黄力毅. 儿科护理学. 北京：人民卫生出版社，2006

10. 蔡学联. 护理实务风险管理. 北京：军事医学科学出版社，2005.

11. 张连荣，池金凤. 护理质量与安全管理. 北京：军事医学科学出版社，2005.

12. 陈金波. 医院消毒供应中心管理与质量控制指南. 北京：中国卫生科技出版社，2006.

13. 占京. 现代护理质量安全控制规范与护理管理规章制度典范. 北京：中国知识出版社，2005.

14. 王景明，朱护峰. 医院管理新模式. 北京：人民军医出版社，2009.

15. 李继平. 护理管理学. 北京：人民卫生出版社，2008.

16. 李淑迦. 护理与法. 北京：北京大学医学出版社，2008.

17. 国务院第 351 号令. 医疗事故处理条例，2002.

18. 中华人民共和国卫生部通告（卫通 2009）10 号. 医院消毒供应中心管理规范，2009.

19. 中华人民共和国卫生部. 血液净化标准操作规程（2010 版），2010.